实用超声图解指南

PRACTICAL ULTRASOUND AN ILLUSTRATED GUIDE

（SECOND EDITION）

第二版

[英] 简·奥尔蒂　　[英] 爱德华·霍伊　　主编
Jane Alty　　　　　Edward Hoey

吴海鹰　钱传云　主译

世界图书出版公司
上海·西安·北京·广州

图书在版编目(CIP)数据

实用超声图解指南/(英)简·奥尔蒂,(英)爱德华·霍伊主编;吴海鹰,钱传云译.—上海:上海世界图书出版公司,2022.8
ISBN 978-7-5192-9448-9

Ⅰ.①实… Ⅱ.①简… ②爱… ③吴… ④钱… Ⅲ.①超声波诊断-图解 Ⅳ.①R445.1-64

中国版本图书馆CIP数据核字(2022)第034549号

Practical Ultrasound an Illustrated Guide, 2nd Edition
By Jane Alty and Edward Hoey/ISBN: 978-1-44416829-7
© 2014 by Taylor & Francis Group, LLC
CRC Press is an imprint of Taylor & Francis Group, an Informa business
Authorized translation from English language edition published by CRC Press, a member of the Taylor & Francis Group, LLC; All Rights Reserved
本书原版由Taylor & Francis出版集团旗下CRC Press出版公司出版,并经其授权翻译出版,版权所有,侵权必究。
World Publishing Shanghai Corporation is authorized to publish and distribute exclusively the Chinese (Simplified Characters) language edition. This edition is authorized for sale throughout Mainland of China. No part of the publication may be reproduced or distributed by any means, or stored in a database or retrieval system, without the prior written permission of the publisher.
本书中文简体翻译版授权由世界图书出版上海有限公司独家出版并仅限在中国大陆地区销售,未经出版者书面许可,不得以任何方式复制或发行本书的任何部分。
Copies of this book sold without a Taylor & Francis sticker on the cover are unauthorized and illegal.
本书贴有Taylor & Francis公司防伪标签,无标签者不得销售。

书　　名	实用超声图解指南(第二版)
	Shiyong Chaosheng Tujie Zhinan (Di-er Ban)
主　　编	[英]简·奥尔蒂　[英]爱德华·霍伊
主　　译	吴海鹰　钱传云
责任编辑	芮晴舟
出版发行	上海世界图书出版公司
地　　址	上海市广中路88号9-10楼
邮　　编	200083
网　　址	http://www.wpcsh.com
经　　销	新华书店
印　　刷	杭州锦鸿数码印刷有限公司
开　　本	889 mm × 1194 mm　1/16
印　　张	18.5
印　　数	1–2000
字　　数	520千字
版　　次	2022年8月第1版　2022年8月第1次印刷
版权登记	图字09-2018-1052号
书　　号	ISBN 978-7-5192-9448-9/R·618
定　　价	280.00元

版权所有　翻印必究
如发现印装质量问题,请与印刷厂联系
(质检科电话:0571-88855633)

译者名单

主　译　吴海鹰　钱传云
副主译　李朝中　李　波　李　坪
译　者（按姓氏笔画排序）
　　　　　马柳梅　王　莉　卢　昆　李美菊　杨　莉　杨方林
　　　　　何羽颜　张　杰　陈志坤　尚欣颖　罗吉利　赵　杰
　　　　　夏　婧　黄　晟　渠亚平　喻　雯　谭　漾

编者名单

简·奥尔蒂 博士 [**Dr Jane Alty** MB BChir MA（Cantab）MRCP]
英国利兹大学名誉高级讲师，利兹教学医院神经学家

爱德华·霍伊 博士（**Dr Edward Hoey** MB BCh BAO MRCP FRCR）
英国伯明翰大学荣誉高级讲师，英格兰心脏基金会，放射科顾问医师

合作者

史蒂芬·沃尔斯丹休姆 先生 [**Mr. Stephen Wolstenhulme** MHSc DMU DCR（R）FHEA]
利兹大学诊断影像学讲师，利兹教学医院高级放射科医师

菲奥娜·卡纳万 博士（**Dr Fiona Canavan** MB BChir MRCP FRCR）
北威尔士贝西卡德瓦拉德大学健康委员会放射学住院医师

亚伦·古普塔 博士（**Dr Harun Gupta** MD DNB MRCP FRCR）
利兹教学医院肌肉骨骼放射科顾问医师

迈克尔·韦斯顿 博士（**Dr Michael Weston** MB ChB MRCP FRCR）
利兹教学医院放射科顾问医师

献给多纳尔·迪瑞(Donal Deery)博士

第二版序言

我们很高兴第一版《实用超声图解指南》收到读者的积极反馈，获得 BMA 图书奖的高度评价并收到翻译版本的请求，虽然我们知道，这些都是对我们的褒奖，但到目前为止，最令我们满意的是来自学员的反馈，他们告诉我们，这本书帮助他们在超声领域从一个新手成长为一名熟练的超声医师。这一直是《实用超声图解指南》的目标：让受训者从此书中获取知识和实用技能，对从事超声工作的人员准确进行超声扫描充满信心。显然，没有一本书能够取代临床教学，向经验丰富的人学习，然后不断练习、反思和巩固这些技能。本书的目的是帮助受训者在终身学习的道路上，掌握解剖学、实践技能和病理学的基本知识，从而更加顺畅、熟练地掌握超声。

在第二版中，我们新增了乳腺、肌肉骨骼系统、创伤超声的重点评估（FAST）等内容，同时感谢我们的两位客座作者：菲奥娜·卡纳万和亚伦·古普塔，感谢他们对新增章节做出的贡献。此外，我们还对原始章节做了几次修订，以纳入最新的技术和方案。每一个章节都保留了第一版的原始格式，修订新增了相关的解剖内容，然后依步骤详细向读者展示了如何获取图像，最后附有相关的常见病理知识。我们希望本书是您学习超声路途上一个有用而愉快的伙伴。

简·奥尔蒂

(Jane Alty)

爱德华·霍伊

(Ednard Hoey)

史蒂芬·沃尔斯丹休姆

(Stephen Wolstenhulvne)

迈克尔·韦斯顿

(Michael Weston)

第一版序言

如果您是第一次接触临床超声，那么您现在可能会感到有点不知所措，这是可以理解的，但别担心，这本书正是为您而著的。这是圣詹姆斯大学附属医院利兹放射科首次将超声从辅助检查搬到了接诊室，所以我们非常理解您面对这个陌生领域的感觉。

本书出版的目的是帮助您学习超声及实践，通过带您学习所有常见部位的超声及实践，让您对繁忙的超声工作有个大致的了解。本书中的章节是根据人体解剖部位划分的，每一章节包含一个实用解剖学概述、一个详细的超声操作步骤和一个常见的病理改变。我们尽可能地让本书简明易懂，因而我们没有详细介绍超声相关的物理学原理。虽然全书结构很简单，但是在阅读过程中，您将获得大量的知识。我们期望您从本书中学到的知识和技能能成为您未来知识体系的基石。

我们建议您在进行超声检查操作之前先阅读相关章节，然后尝试按照您已经阅读过的内容和步骤进行操作。当您对患者进行快速超声检查时，请将本书带在身边，它将会帮助到您。一旦您掌握了基础知识，您就会发现自己在进行操作时很少需要去参照书本，您只需按照扫描步骤来检查，以确保涵盖了所有必要的区域。

在每一章节中，我们都列出了一些临床常见的病例，并对这些疾病的显著特征进行了注释。我们没有罗列出所有的病理改变，但是突出介绍了学习超声扫描时需要重点注意的常见病理改变。

简·奥尔蒂
(Jane Alty)
爱德华·霍伊
(Ednard Hoey)
史蒂芬·沃尔斯丹休姆
(Stephen Wolstenhulvne)
迈克尔·韦斯顿
(Michael Weston)

致谢

感谢家人和朋友在此书写作过程中给予我们的支持；尤其感谢卡斯滕·格林博士设计的多个探头位置图，以及在全文中为我们提供的计算机技术；非常感谢圣詹姆斯大学医院和海岸医院的超声科医师：伊恩·恩特威斯尔先生、帕特·杜芬女士、奥兰·麦吉尼斯女士、罗杰·拉帕姆先生、迈克·柯克先生，黛比·凯尔女士和艾莉森·麦金托什女士，感谢他们提供的技术和耐心指导；最后，感谢圣詹姆斯大学医院医学插画部的工作人员，感谢他们为本书图片编辑提供的热心帮助；感谢理查德·福勒博士、齐拉格·帕特尔博士、琳达·阿拉戴尔博士和乔安娜·莱维斯女士为我们提供的珍贵图片，大大丰富了本书的内容。最后，尤其感谢来自霍德阿诺德的米沙·巴雷特和弗朗西斯卡·奈什，来自 Taylor & Francis 的卡罗琳·梅克皮斯、克莱尔·邦纳特和玛莎·赫克特，如果没有你们提供的专业帮助、效率和努力，此书的出版不可能实现。

前言

正如我在第一版序言中预言的，这本《实用超声图解指南》对超声学员具有巨大的价值，因此，出版商要求作者出版第二版，在第一版的基础上扩大范围和更新内容。

第二版新增了乳腺和肌肉骨骼系统的内容，并对第一版内容进行了更新和补充。

临床对超声成像的需求不断增加，对训练有素的操作员的需求也在不断增加，我坚信这本书将继续对有理想抱负的超声医师提供极大的帮助，其他临床学科的医师亦可从本书中获益。

亨利·C. 欧文 博士

(Dr Henry C Irving)

利兹教学医院放射科顾问医师

英国医学超声学会前任会长

缩略词表

AA	Arch of the Aorta，主动脉弓
AAL	Anterior Axillary Line，腋前线
AC	Acromioclavicular，肩锁关节
ACA	Anterior Cerebral Artery，大脑前动脉
Ao	Aorta，主动脉
AP	Anteroposterior，前后的
AT	Acceleration Time，加速时间
BCA	Brachiocephalic Artery，头臂动脉
β-hCG	β-human chorionic gonadotrophin，β-人绒毛膜促性腺激素
CA	Coeliac Artery，腹腔动脉
CBD	Common Bile Duct，胆总管
CCA	Common Carotid Artery，颈总动脉
CCF	Congestive Cardiac Failure，充血性心力衰竭
CF	Cystic Fibrosis，囊性纤维化
CIA	Common Iliac Artery，髂总动脉
COPD	Chronic Obstructive Pulmonary Disease，慢性阻塞性肺疾病
CRF	Chronic Renal Failure，慢性肾功能衰竭
CRL	Crown-Rump Length，顶臀长
CT	Computed Tomography，计算机断层扫描
DVT	Deep Vein Thrombosis，深静脉血栓形成
EBV	Epstein-Barr Virus，EB病毒
ECA	External Carotid Artery，颈外动脉
ECG	Electrocardiogram，心电图
EDF	End-Diastolic Flow，舒张末期血流
EDV	End-Diastolic Velocity，舒张末期速度
EIA	External Iliac Artery，髂外动脉
ERCP	Endoscopic Retrograde Cholangiopancreatography，内镜逆行胰胆管造影
FOV	Field of View，视野
GB	Gallbladder，胆囊
HA	Hepatic Artery，肝动脉
HAT	Hepatic Artery Thrombosis，肝动脉血栓形成

HC	Head Circumference，头围
HCC	Hepatocellular Carcinoma，肝细胞癌
HRT	Hormone Replacement Therapy，激素替代治疗
HV	Hepatic Vein，肝静脉
ICA	Internal Carotid Artery，颈内动脉
ICS	Intercostal Space，肋间隙
ICU	Intensive Care Unit，重症监护病房
IHD	Ischemic Heart Disease，缺血性心脏病
IHF	Interhemispheric Fissure，纵裂池
IIA	Internal Iliac Artery，髂内动脉
IJV	Internal Jugular Vein，颈内静脉
IMA	Inferior Mesenteric Artery，肠系膜下动脉
IUD	Intrauterine Device，宫内节育器
IVC	Inferior Vena Cava，下腔静脉
IVDU	Intravenous Drug Use，静脉注射毒品
LHA	Left Hepatic Artery，肝左动脉
LHB	Long Head of Biceps，肱二头肌长头
LHV	Left Hepatic Vein，肝左静脉
LIF	Left Iliac Fossa，左髂窝
LMP	Last Menstrual Period，末次月经
LPV	Left Portal Vein，门静脉左支
LRA	Left Renal Artery，左肾动脉
LRV	Left Renal Vein，左肾静脉
LS	Longitudinal Section，纵切面
LSC	Left Subclavian Artery，左锁骨下动脉
LSV	Long Saphenous Vein，大隐静脉
LUQ	Left Upper Quadrant，左上象限
MCA	Middle Cerebral Artery，大脑中动脉
MCL	Midclavicular Line，锁骨中线
MHA	Main Hepatic Artery，肝总动脉
MHV	Middle Hepatic Vein，肝中间静脉
MHz	Mega Hertz，兆赫兹
MI	Mechanical Index，机械指数
MPV	Main Portal Vein，门静脉主干
MRA	Main Renal Artery，肾动脉主干

MRI	Magnetic Resonance Imaging，磁共振成像
MRV	Main Renal Vein，肾静脉干
MSD	Mean Sac Diameter 平均孕囊直径
MSK	Musculoskeletal，肌肉骨骼系统
OA	Osteoarthritis，骨关节炎
OCP	Oral Contraceptive Pill，口服避孕药
PACS	Patient Archive Communication System，患者档案通信系统
PBC	Primary Biliary Cirrhosis，原发性胆汁性肝硬化
PCA	Posterior Cerebral Artery，大脑后动脉
PCKD	Polycystic Kidney Disease，多囊肾
PCOS	Polycystic Ovarian Syndrome，多囊卵巢综合征
PID	Pelvic Inflammatory Disease，盆腔炎性疾病
PN	Pyelonephritis，肾盂肾炎
PLiSK	Pancreas，Liver，Spleen，Kidneys（见第 7 章）
PRF	Pulse Repetition Frequency，脉冲重复频率
PSC	Primary Sclerosing Cholangitis，原发性硬化性胆管炎
PSV	Peak-Systolic Velocity，收缩期峰值流速
PTLD	Post-Transplant Lymphoproliferative Disorder，移植后淋巴增殖性疾病
PV	Portal Vein，门静脉
RA	Right Atrium，右心房
RAS	Renal Artery Stenosis，肾动脉狭窄
RCC	Renal Cell Carcinoma，肾细胞癌
RHA	Right Hepatic Artery，肝右动脉
RHV	Right Hepatic Vein，肝右静脉
RI	Resistance Index，阻力指数
RIF	Right Iliac Fossa，右髂窝
RPOC	Retained Products Of Conception，流产后的滞留物
RPV	Right Portal Vein，门静脉右支
RRA	Right Renal Artery，右肾动脉
RRV	Right Renal Vein，右肾静脉
RSV	Right Subclavian Artery，右锁骨下动脉
RSI	Repetitive Strain Injury，重复性劳损
RUQ	Right Upper Quadrant，右上象限
RV	Right Ventricle，右心室
SCM	Sternocleidomastoid Muscle，胸锁乳突肌

SMA	Superior Mesenteric Artery，肠系膜上动脉
SMV	Superior Mesenteric Vein，肠系膜上静脉
SNR	Signal-to-Noise Ratio，信噪比
SSV	Short Saphenous Vein，小隐静脉
SV	Splenic Vein，脾静脉
SCV	Superior Vena Cava，上腔静脉
TA	Transabdominal，经腹的
TCC	Transitional Cell Carcinoma，移行细胞癌
TGC	Time Gain Control，时间增益控制
TS	Transverse Section，横切面
TV	Tricuspid Valve，三尖瓣；Transvaginal，经阴道
US	Ultrasound，超声
WRULD	Work-Related Upper-Limb Disorder，与工作相关的上肢功能障碍

参考值表

系统 / 器官	结构 / 测量	正常值 / 范围
腹部	肠壁厚度 胆囊壁厚度 胰管 胆总管直径 胆总管直径（胆囊切除术后） 下腔静脉前后径 脾脏长度	< 6 mm < 3 mm < 2 mm < 6 mm < 9 mm < 2 cm < 13 cm
腹主动脉	腹主动脉前后径 髂总动脉前后径	< 2 cm < 1 cm
乳腺	淋巴结皮质厚度	< 2.3 mm
颈动脉	颈总动脉平均内膜中层厚度 0~49% 狭窄 50%~69% 狭窄 > 70% 狭窄	0.8 mm < 1.5 m/s 1.5~2.3 m/s > 2.3 m/s
妇科	卵巢体积 多囊卵巢体积 单纯性卵巢囊肿直径 子宫内膜厚度： ● 绝经前 ● 绝经后	< 10 cm^3 > 10 cm^3 < 30 mm < 15 mm < 5 mm
肠系膜血管	肠系膜上动脉收缩期峰值流速 肠系膜上动脉舒张末期血流速度 腹腔动脉收缩期峰值流速 腹腔动脉舒张末期血流速度 门静脉血流速度	< 2 m/s < 0.45 m/s < 2 m/s < 0.55 m/s > 0.1 m/s
肾脏	肾脏长度（纵轴） 肾脏皮质厚度 肾脏实质厚度 排尿后残余膀胱容积 膀胱壁厚度（充盈时） 肾动脉阻力指数 肾动脉狭窄时肾动脉主干血流速度： ● 自体肾 ● 移植肾	9~12 cm 0.5~1.5 cm 1.5~2.5 cm < 100 cm^3 < 5 mm < 0.7 < 1.8 m/s < 2.5 m/s
睾丸	睾丸体积	> 10 cm^3
甲状腺	甲状腺纵轴长度 甲状腺结节 甲状旁腺纵轴长度	< 4 cm < 7 mm < 6 mm

目录

1 超声检查的一般原理 　　　　　1

2 超声检查仪器使用指南 　　　　3

3 腹部 　　　　　　　　　　　　7

4 肾，包括肾移植 　　　　　　　49

5 腹主动脉 　　　　　　　　　　79

6 肝移植 　　　　　　　　　　　87

7 睾丸 　　　　　　　　　　　　107

8 下肢静脉 　　　　　　　　　　121

9 颈动脉多普勒超声 　　　　　　137

10 女性盆腔 　　　　　　　　　　149

11 早孕 　　　　　　　　　　　　173

12 甲状腺 　　　　　　　　　　　191

13 创伤超声的重点评估（FAST）　201

14 乳腺 　　　　　　　　　　　　209

15 肌肉骨骼系统 　　　　　　　　233

索引 　　　　　　　　　　　　　　271

1 超声检查的一般原理

以下是一些有助于提高超声扫描质量的建议，以便从中获取更多的信息。以下还有一些关于如何预防重复性劳损（repetitive strain injury，RSI）/ 与工作相关的上肢疾病（work-related upper-limb disorder，WRULD）的建议。

1. 确保探头使用正确的方向以获得标准的超声图像。当在纵切面（longitudinal/coronal，LS）扫描时，一个标记端（在一些探头上用隆起或光标标记）应指向患者的头部，然后，再逆时针旋转90°进入横切面（transverse/axial，TS）时，此端应指向患者的右侧。

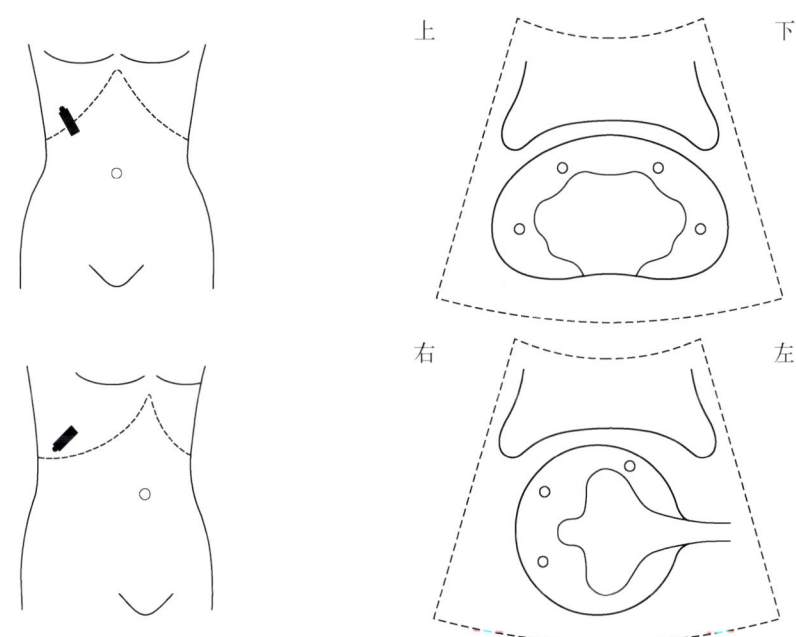

提示：手指沿着探头面滑动会在屏幕上产生微弱的波纹，很明显这是正确的圆弧轨迹！

2. 为了避免遗漏器官周围的病变，需要完整扫描结构——例如，在肾脏的纵切面和横切面上进行完整的或超过平面的扫描。
3. 为了改善图像质量，尝试各种可能获得完整的隔声窗口——例如，通过经腹盆腔扫描获得一个完整的膀胱图像。
4. 在检查囊性病变时，寻找有助于将其定性为良性（例如，简单的囊肿）或潜在恶性的特征。

   良性特征：
   - 边缘光滑
   - 薄壁
   - 无回声
   - 后回声增强

   恶性特征：
   - 边缘不规则
   - 厚壁
   - 内部回声/厚厚的隔膜
   - 通过传输声束不良
   - 内部有血流

5. 超声通常用于寻找器官和邻近组织内的恶性病变。通常，这些变化可能很微小，特别是如果病变与周围组织具有相似的回声。一个线索是寻找"占位效应"，这通常见于恶性肿瘤，由此它们引起正常解剖结构的破坏——例如，肝转移瘤常常破坏肝脏和门静脉的解剖结构。
6. 采用彩色多普勒技术帮助区分血管与其他结构——例如胆总管与门静脉/肝动脉对比。

7 比较腹部器官的回声性质时，使用助记符"PLiSK"。胰腺通常比肝脏回声更强，而肝脏通常比脾脏略强，而脾脏又比肾脏更强。PLiSK 是一种快速简便的方法，可以记住正确的序列，并提醒你存在某些疾病——例如，脂肪肝回声增强（见后文）。

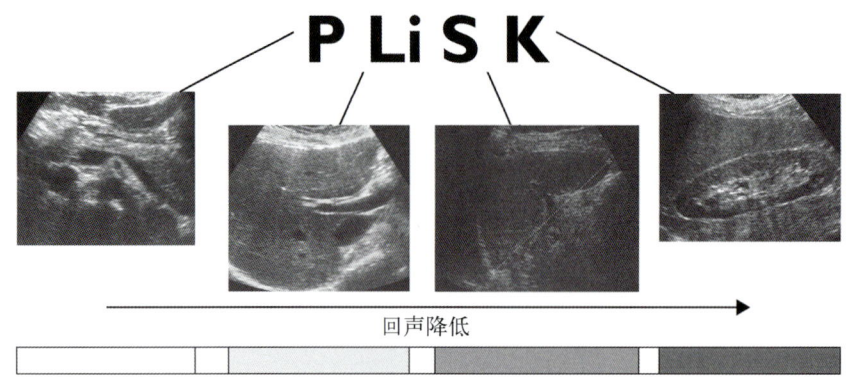

回声降低

8 测量血管口径时，在横切面中，探头垂直于血管；测量内壁间距离。当你更倾向于在倾斜截面中成像血管时，这比在纵切面中测量重复性更强。这种方法的例外是在评估腹主动脉时应用纵切面和横切面测量。
9 如果肠道气体使脏器结构（例如，胰腺）变得模糊，则尝试操作时将其移开——例如指导患者"通过胃排气"或在移动患者后重新检查。如果患者不是"禁食"，那么用水充盈胃以充当隔声窗口也可以使中线结构可视化。
10 当观察充满液体的结构（例如，胆结石）中的异常时，请务必在患者改变体位后尝试获取图像。这将有助于区分固定在壁上的病变（例如，息肉）和移动的病变（例如，结石）。这也使得能够区分结石与肠气是在轴外还是切面内。
11 检查时始终要考虑患者安全。机械指数（MI）是超声波组织效应的量度，应始终保持在允许获得图像的最低水平。当扫描图像敏感结构诸如孕育中的胚胎时尤其如此。规定允许MI最高为0.9。

预防重复性劳损/与工作相关的上肢疾病障碍（RSI/WRULD）

这是在定期使用超声的医疗保健专业人员的常见问题。它通常影响操作臂的上肢，被认为是由于不良姿势而引起的，而这种不良姿势是由于工作站设置不当和过度扭转及压迫探头引起的持续的静态力引起。以下措施将有助于缓解此问题。
- 尽量保持均衡的扫查时间，不要检查过长时间。
- 调整床高，以避免在扫描过程中过度向上或向下的拉伸——让你的眼睛与显示器顶部保持水平，以避免颈部过度移动。
- 坐着进行扫描时尽量保持良好的姿势——符合人体工程学设计的凳子可以帮助解决这个问题。
- 尝试将操作的肘部轻轻放在患者身上以得到休息。
- 靠近患者，以避免在扫描过程中过度外展手臂。
- 放置控制台，使其不必在患者身上过度伸展。
- 当检查肝脏，肾脏或脾脏时，将患者移至侧卧/仰卧测量。这可以防止前臂过度旋转。
- 使用探头仅使用轻微的皮肤压力。
- 在检查不同患者时记得伸展并定期休息。
- 考虑站立位以评估左肾或进行经阴道超声检查。
- 考虑左右手互换扫描。

2 超声检查仪器使用指南

1. 确认患者姓名、出生日期和地址。
2. 再次确认患者检查的目的。
3. 将患者的详细信息输入机器(通常通过"患者数据按钮")。如果使用患者档案信息系统,请使用工作清单选择患者。
4. 选择探头:
   - 腹部/肾脏/经腹妇科扫描:具有低频率的凸阵探头(3~5 MHz)。
   - 经阴道妇科扫描:具有高频率(5~8 MHz)的阴道内宽带探头。
   - 睾丸/甲状腺/血管/乳房/肌肉骨骼扫描:具有高频率(6~17 MHz)的线阵宽带探头(选择允许穿透结构的最高频率)和高质量图像。
5. 选择应用程序或"预设"(要扫描的部位)。然后机器调整后处理相应的算法——例如"颈动脉"将增加边缘清晰度和对比度并减少帧平均值。
6. 如果使用激光打印存储系统,请输入患者的详细信息(例如,患者ID号)。
7. 调整房间内的环境光线强度。
8. 在扫描区域涂上含水凝胶(作为耦合介质)。
9. 继续使用本书中列出的准则进行扫描。
10. 使用以下功能优化图像质量

    (a) **深度**。增加或减少此值,以便要观察区域填满屏幕。

    (b) **总体收益**。向上或向下转动将调整整体图像的"亮度"。

    (c) **焦点**。将焦点位置(在屏幕一侧的小标记指示)放在要观察区域的底部。通过选择两个或三个"聚焦区",可以改善扫描的横向分辨率(例如,对睾丸、乳房、肌肉骨骼或横切面肾脏有益)。然而,代价是帧速率减慢(较慢的图像更新)。

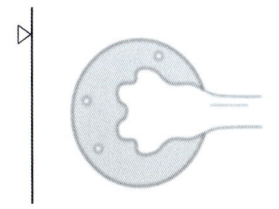
一个聚焦区——深度不够

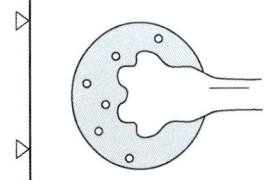
两个设置正确的聚焦区

   (d) **时间增益控制(TGC)**。这可以通过放大不同深度的微弱回波来实现。它可以增强或降低这些亮度的级别。从TGC开始在刻度中间画一条垂直线,并从此处进行调整——例如,对于膀胱成像,可以调整它以去除前壁人为回声的影响:

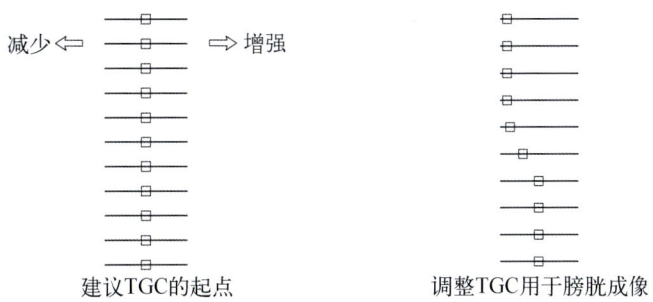

建议TGC的起点　　　　调整TGC用于膀胱成像

(e) 视野(FOV)。通过将其减小到所需的最小区域,帧频将最大化,从而增加线密度,以提高图像分辨率。

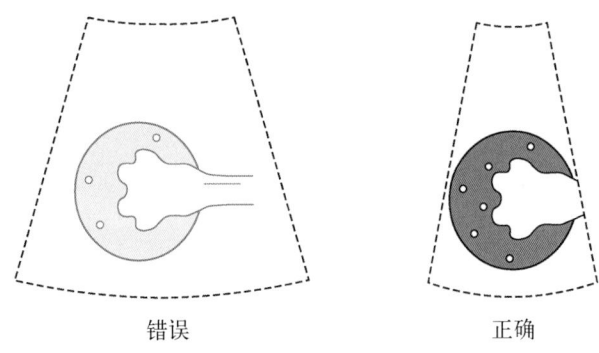

错误　　　　　正确

(f) 频率。使用多频换能器,可以使用以下选项。
   (i) 增加频率以观察浅表结构/消瘦的患者。这将改善分辨率。
   (ii) 减少频率以观察深层结构/肥胖的患者,这将改善穿透力。

(g) 分辨率/速率。在一些机器上,这是可以调整的。比例范围从1到5,并通过设置在4或5时,图像中的细节将得到改善——但是这是以降低帧频为代价,例如:
   分辨率/速率为1=17帧/s图像更新
   分辨率/速率为5=10帧/s图像更新

(h) 组织谐波。它通常可以通过减少来自脂肪层的信号和改善边缘清晰度(就是大家熟知的按钮!)使图像更清晰化,但是,它会降低帧频,并且在某些机器上它会显著降低穿透力。对于某些身体部位,特别是体表结构,我们不建议这样做。

(i) 复合成像。它通常通过减少伪影和强化边缘清晰度来改善图像质量,但是,它会降低帧频。

(j) 放大。它可以放大屏幕图像,这对于观察像卵巢这样的小型结构非常有用。它可以在动态扫描期间或静态图像时使用。它对帧频没有影响。

(k) 平行。某些机器上可以使用此功能。它通过并排发送两个信号来提高分辨率,从而提高帧频并允许使用多个聚焦区域,以最终提高分辨率。如果此功能可用,大多数操作员会始终使用它。

(l) 声波(输出)功能。如果总增益和时间增益控制(TGC)处于最大值而仍然无法以期望的频率穿透结构(例如,肝脏),则尝试增加这一点,但是,安全性是必须要考虑的,机械指数(MI)和热指数(TI)应始终保持在允许获得图像的最低水平。

(m) 多普勒功能。多普勒超声提供血流信息。有几种不同的方式可以使用它。
   (i) 彩色多普勒。选择此项后,将出现一个"取样框",可以显示你要观察区域内血管内流动的彩色图像。使用的颜色通常是红色和蓝色,分别表示血流方向和背离探头——但操作者可以调整它。
   (ii) 能量多普勒。它类似于彩色多普勒,因为血流显示在要观察的区域上;但是,没有给出血流方向信息。它对于检测低流速更敏感,因为它总结了来自所有频移的信号。
   (iii) 频谱多普勒。当选择此项时,会出现一个"取样线",操作员将其置于要观察的血管上。然后,详细分析这个区域内的流速,并显示它们作为基线上方和下方的波形,分别表示朝向和背离探头的血流——如果需要,操作员可以通过选择"频谱反转"功能将其反转。频谱多普勒轨迹线通常可以将"静态"图像或"实时"图像一起显示在屏幕上。实时图像的帧频比常规彩色图像慢,但在试图定位随呼吸运动的小血管(例如,肾叶间动脉)时仍然有用。在实践中,大多数操作员在两者之间进行调整。

优化彩色多普勒
(1) 首先选择能够充分穿透到要观察区域的探头。如果无法看到血流,请考虑更换为低频探头(更好的穿透力)。
(2) 确保正在检查的区域的"预设"(见上文)正确,因为机器会根据此调整颜色设置和颜色处理算法。
(3) 将焦点位置放在要观察的血管水平,并减小取样框的大小,使其仅覆盖此区域。
(4) 如果颜色信号较弱,请尝试增加颜色增益并减小取样框,并在线阵探头上尝试增加整个扇区宽度。
(5) 调整频率/脉冲重复频率(PRF)。这样可以控制从探头发送脉冲以检测血流:
● 对于缓慢的血液(例如,静脉),选择低频率/脉冲重复频率PRF。
● 对于快速的血液(例如,动脉),选择高频率/脉冲重复频率PRF。
如果频率/脉冲重复频率设置不正确,可能会出现混叠,其中高流速会被错误解读,导致波形缠绕,或者可能会失去对低流速的敏感度。
(6) 根据需要调整滤波器设置。滤波器可以设置为切断低于某个频谱的所有信号(这有利于消除噪声),但是,当试图检测低流速血流时,基线的位置需要调整到较低的水平或过滤器完全关闭——例如,在怀疑睾丸扭转的情况下。
(7) 调整探头位置/角度校正功能,直到光束与感兴趣的血管之间的角度介于0°和60°(见下文)。

优化能量多普勒。以上所有要点都适用,但不需要测量速度或方向时,因此第5点和第7点并不重要。

优化频谱多普勒。上面列出的关于彩色多普勒非常重要。此外,为确保准确估算流速:
(1) 确保声束-血流角度在0°和60°之间,因为如果取样线以直角或接近直角走行,计算的速度是不可靠的(因为cos 90°=0)。通过以下方式调整角度。
● 探头定位
● 角度校正功能

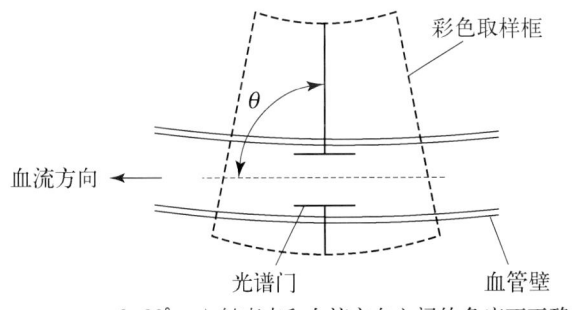

$\theta=90°$:入射声束和血流方向之间的角度不正确

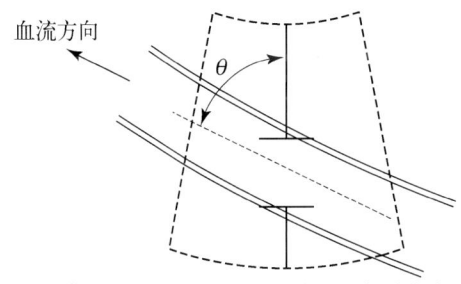

$\theta<60°$:改善入射声束和血流方向之间的角度

提示:当使用线阵探头时(例如,当对下肢静脉或颈动脉进行成像时),重要的是沿着血管中的流动方向操纵彩色取样框。再次确保声束-血流角度 < 60°进行精确的速度计算。

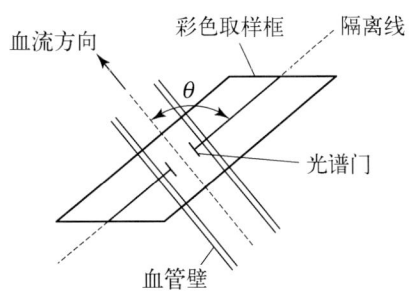

彩色取样框转向不正确:$\theta>60°$,将会导致流速过高

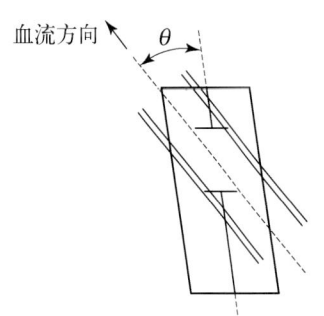

正确的彩色取样框转向:$\theta<60°$,准确评估流速

（2）应调整取样容积以覆盖整个血管——例如，如果取样容积太大，则可能包括来自附近血管的信号。

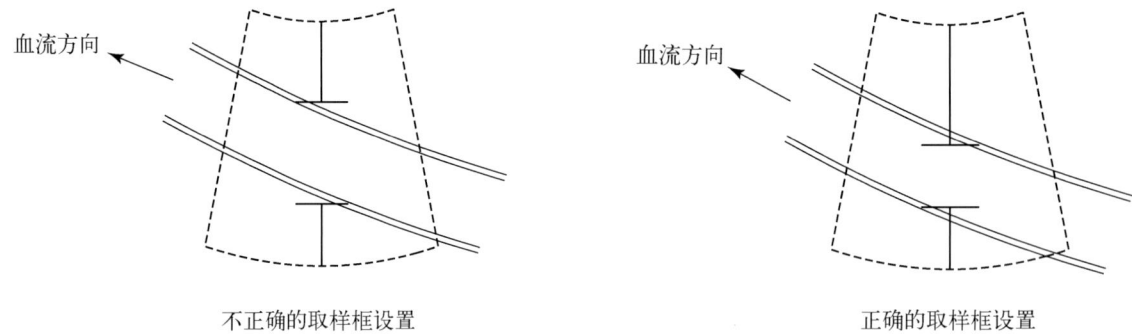

不正确的取样框设置　　　　　　　正确的取样框设置

(n) M模式功能。当选择此选项后，将显示一条线，操作员将该线放在感兴趣的区域上。然后显示屏仅显示来自这一条线的回声，但是相对于时间绘制。这揭示了该位置结构朝向和背离探头的运动。它用于早孕检查（见第11章）。

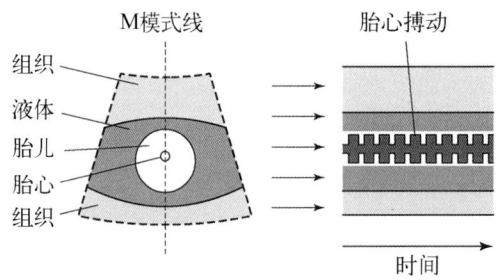

当图像看起来令人满意时，记录图像。

11 按冻结按钮以获取静止图像。

12 某些系统允许通过"影像循环"查看此前的最后几秒图像。

13 可通过测量功能和轨迹球标记距离。

14 通过身体标记或打字标记图像是一种很好的做法。

15 检查完成后，根据部门的设置结束对机器的研究并存储/打印图像——例如，PACS，硬盘拷贝等。

16 确保在患者使用之间用适当的清洁溶液/喷雾彻底清洁探头。

3 腹部

实用腹部解剖

尽量不要因腹部解剖结构的复杂性而恐惧。没有必要同时学习每个动脉的每个分支和每个器官之间的关系——首先学好基础知识,然后在此基础上建立更详细的知识。在这里,我们总结了重要椎体水平的3个横切面和3个有用的纵切面。从这些示意图中了解重点,然后通过扫描经验,记住腹部内容的三维结构及其之间的重要关系。扫描时,应寻找下面列出的关键解剖结构。随着时间的推移,通过获取解剖学知识,你将逐渐形成正常和不正常结构的思维模式。

TS:T12 水平

探头位置(胸骨剑突略低位置)

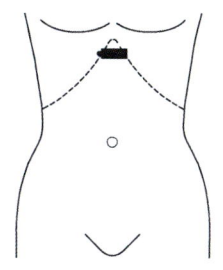
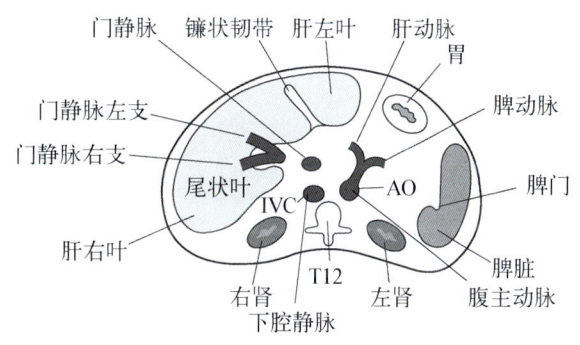

● 要点

1 在T12水平主动脉发出腹腔干。
2 腹腔干发出脾动脉和肝动脉——当在横切面中观察时,分支呈"海鸥"形状。
3 镰状韧带将肝脏分成解剖学上的左右叶。
4 脾静脉和肠系膜上静脉在T12/L1处形成门静脉。
5 门静脉在肝门处分为左右分支。

TS:L1 水平

探头位置(胸骨剑突与脐部之间)

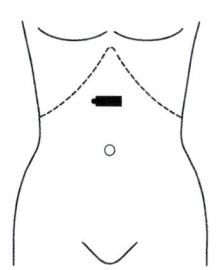
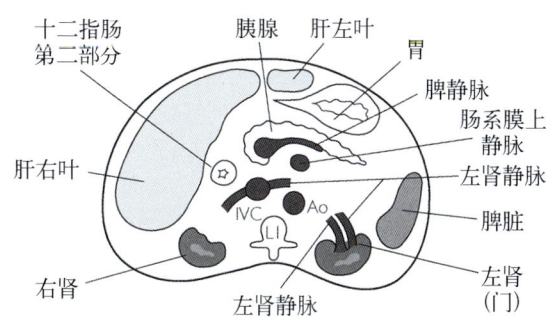

● 要点

1 左肾门比右肾门高约 2 cm。
2 左肾静脉通过主动脉前方。
3 右肾动脉通过下腔静脉后方。
4 胰腺位于脾静脉的前方。当在横切面中成像时，脾静脉是"蝌蚪"形的——例如，蝌蚪"头部"是门静脉汇合处，"尾部"是脾静脉。

TS:L2 水平

探头位置（平脐）

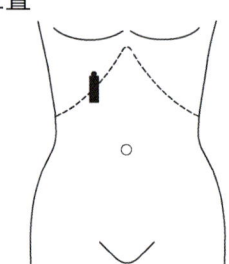

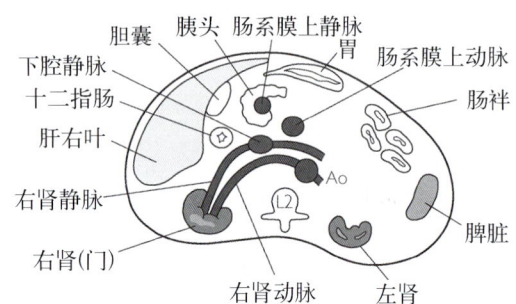

● 要点

1 在L2水平主动脉分出肾动脉。
2 肾静脉位于肾动脉前方。
3 在胰腺颈后肠系膜上静脉和脾静脉汇合形成门静脉。
4 主动脉分叉在L3/4处低于此水平面。

LS: 右锁骨中线

探头位置

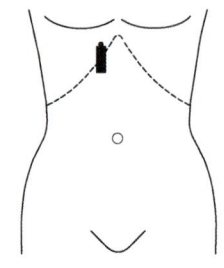

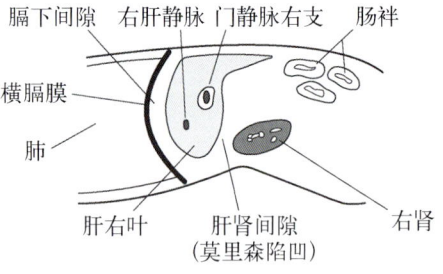

LS: 正中线右侧

探头位置

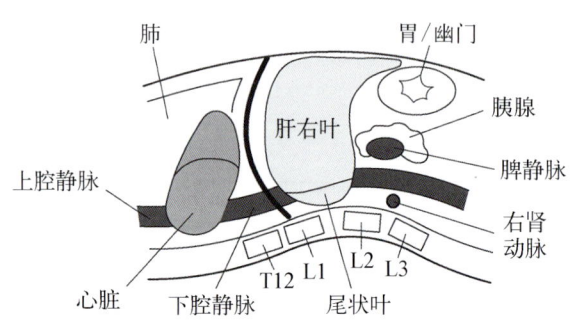

LS: 正中线左侧

探头位置

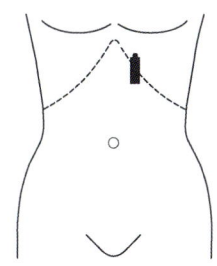
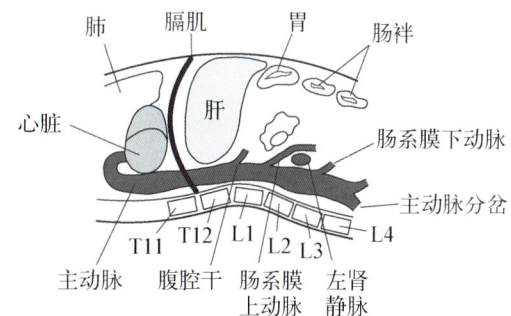

腹膜间隙

TS

探头位置：L1

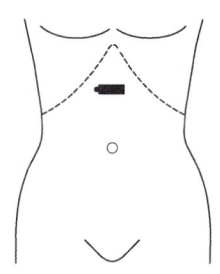
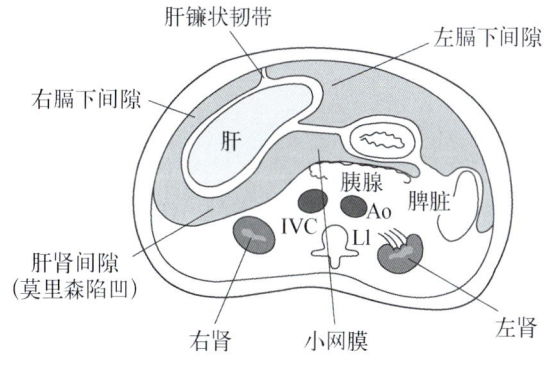

LS

探头位置：右锁骨中线

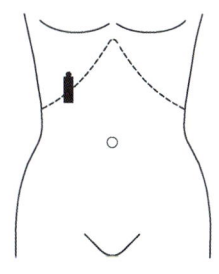
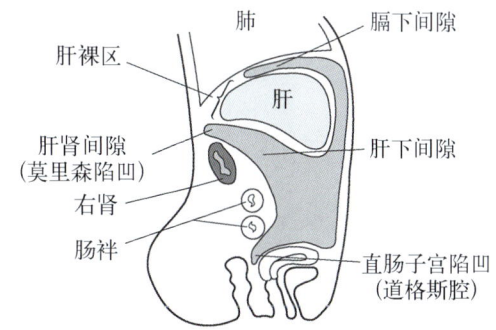

● 要点

1 在腹膜褶皱之间形成空间。

2 自由流动的液体会积聚在这些空间。当患者仰卧位时，肝肾间隙是腹膜腔最低点，因此，应该在这里探查腹腔积液。

肝门、胆道系统解剖

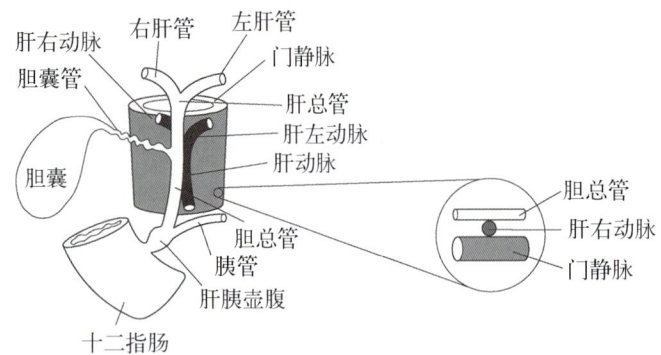

● **要点**

1. 90%的患者肝右动脉位于胆总管和门静脉之间。
2. 左和右肝管在肝门处连接形成肝总管。
3. 肝总管与胆囊管汇合,形成胆总管。
4. 胆总管连接胰管,形成肝胰壶腹部进入十二指肠。

腹部器官超声

当比较腹部器官超声时,请记住PLiSK助记符(见第1章)。

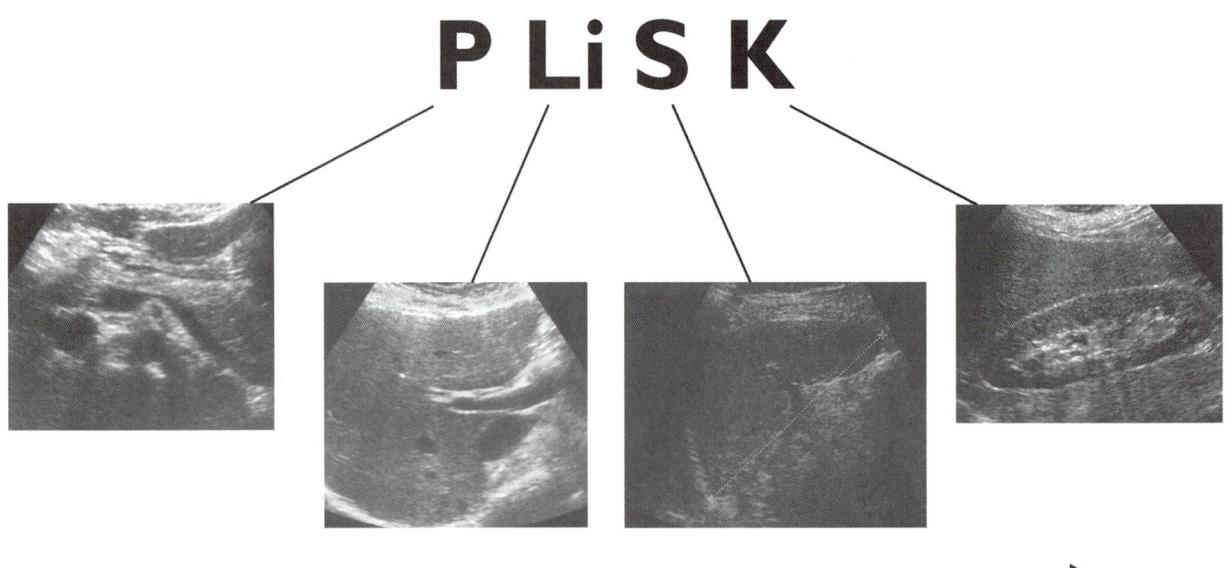

回声逐渐减弱

肝脏分段

开始,可将异常位置描述为左叶或右叶。

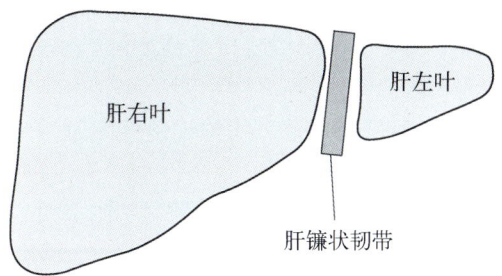

然而,最终,为了更准确地描述任何异常,有必要学习肝脏的外科分段。

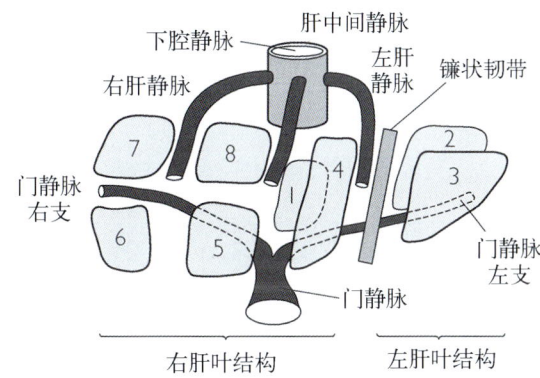

从上面看,外观如下。

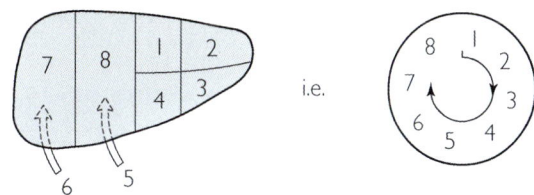

● 要点

1. 如上图所示,肝脏由门静脉和肝静脉的分支分为8个手术节段。
2. 当从上方看时,8个肝段按顺时针编号为1—8。
3. S1是尾状叶。
4. S4是寻找局灶性脂肪缺失或局灶性脂肪浸润的绝佳位置。
5. S6在肝大时会延伸超出右肾下缘。
6. 75%的肝脏血流来自门静脉,25%来自肝动脉。
7. 肝脏血流通过3条肝静脉汇入下腔静脉
8. 肝内门静脉可见回声增强的血管壁。

进行扫描

- **患者位置**：仰卧位。
- **准备**：禁食或禁饮 8 h。
- **探头**：低频（3~5 MHz）凸阵探头。
- **机器**：选择腹部预设模式。如果信噪比差或肥胖的患者，则使用组织谐波和复合成像。
- **方法**：如果找到病灶，则获取每个步骤的代表性图像。

探头位置　　　　　　　　　　**操作说明**

1 中线-TS：胰腺

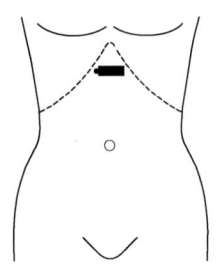

- 将探头垂直放在上腹部中线位置。寻找脾静脉（尾部）和门静脉汇合处（头部）的"蝌蚪"形状，然后在此前方找到胰腺。
- 探头通过向头侧或足侧摇倾来扫描整个胰腺
  注意以下胰腺特征：
  — 大小：肿胀（急性胰腺炎）？
  — 回声（增强＝脂肪浸润）
  — 任何肿块/囊肿？
  — 扩张的胰管（＞2 mm）？
  — 任何钙化（慢性胰腺炎）？
- 获取具有代表性的图像。

2 中线-LS：胰腺

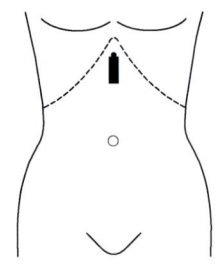

- 顺时针旋转探头90°，以便在纵切面下扫描。寻找脾静脉，然后在此前方寻找胰腺。
- 通过左右摇摆倾斜探头扫描整个胰腺。
- 如果找不到胰腺，请尝试扫描：
  — 再次扫描复查
  — 用水填充胃后
  — 患者在侧卧位移动避免肠管遮盖
  — 患者坐直
- 记下步骤1中列出的特征。
- 获取具有代表性的图像。

3 中线-TS：主动脉

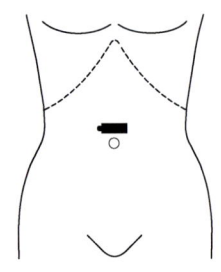

- 将探头逆时针旋转90°，以便再次在横切面扫描。
- 增加深度并寻找主动脉。
- 如果难以找到主动脉（尤其是肥胖患者），请打开彩色多普勒。
- 沿着主动脉的走形向下到主动脉分叉处，寻找任何动脉瘤或动脉粥样硬化。
- 在最宽的位置测量主动脉的前后径（内径到内径）。
- 获取具有代表性的图像。

图像解析 超声图像

1

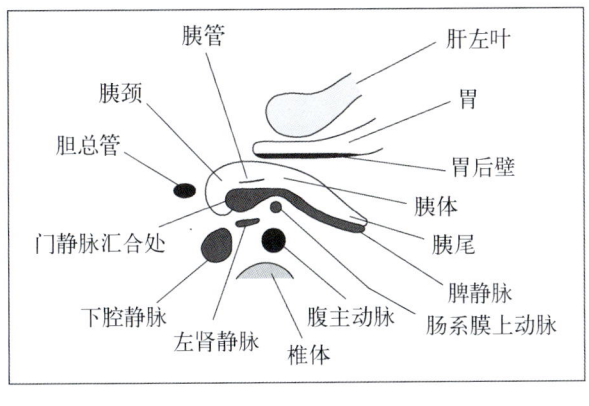
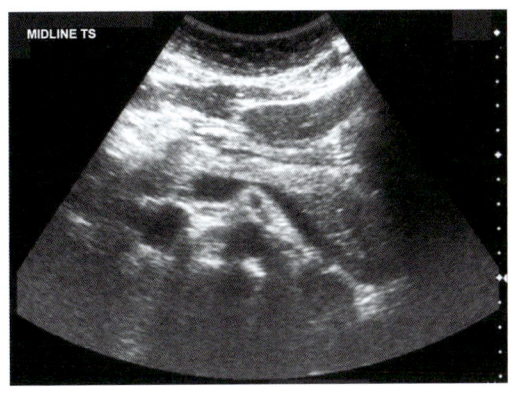

蝌蚪头：门静脉汇合
蝌蚪尾巴：脾静脉
提示：不要把胃后壁误认为扩张的胰管。

2

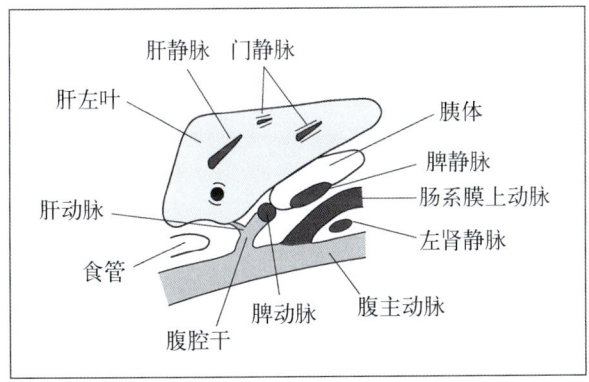
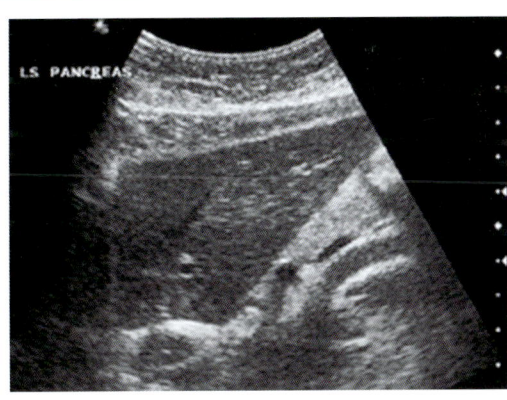

3

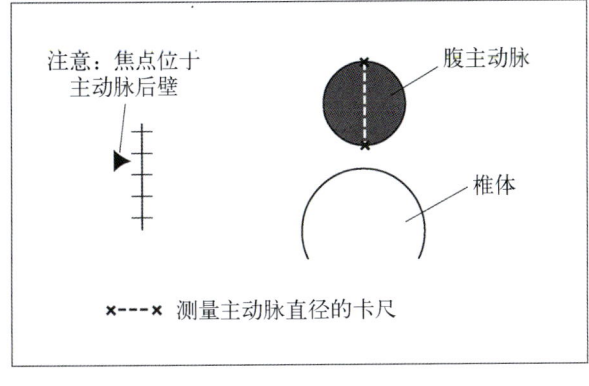
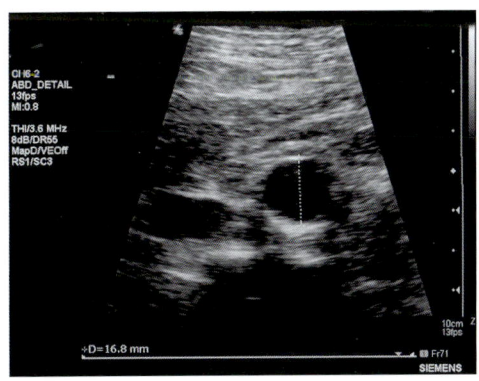

| 探头位置 | 操作说明 |

4 中线—TS：肝左叶

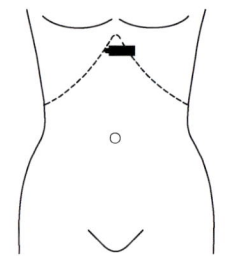

- 在中线保持探头形成水平切面。通过头、尾部倾斜探头来扫描整个肝左叶。
- 注意：
  — 回声特性：弥漫性和局灶性
  — 大小
  — 表面：是光滑还是结节，是否为肝硬化？
  — 胆管：是否扩张？
  — 任何病变：是否有占位效应？
  — 肝静脉和门静脉
- 如果难以清楚地观察肝脏，请让患者深呼吸以将肝脏向下推。
- 获取具有代表性的图像

5 LS：主动脉和肝左叶

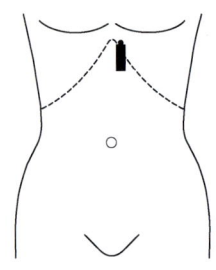

- 将探头顺时针旋转90°至纵切面并将其放置在中线左侧。
- 根据需要增加深度，并在纵切面中寻找主动脉。
- 特别查看肠系膜上动脉（SMA）分支并通过左肾静脉（LRV）。
- 将探头滑动至左上区（LUQ），检查肝脏的左叶。
- 确保完全扫描肝脏边缘，因为这是转移性肿瘤"隐藏"的常见位置。
- 注意步骤4中列出的肝脏特征。
- 获取具有代表性的图像。

6 LS：下腔静脉与尾状叶

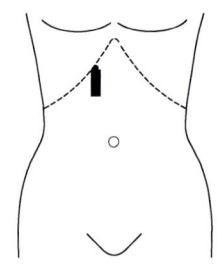

- 将探头保持在纵切面中并向中线右侧移动一点。
- 寻找在尾状叶前和后通过肝脏的下腔静脉IVC。
- 注意步骤4中列出的肝脏特征。
- 检查下腔静脉IVC：
  — 呼气扩张（正常）
  — 内径［充血性心力衰竭（CCF）时前后径（AP）内径＞2 cm］
- 获取具有代表性的图像。

图像解析 超声图像

4

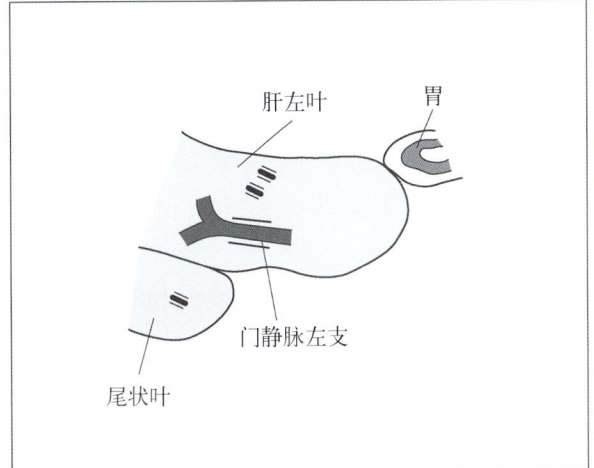
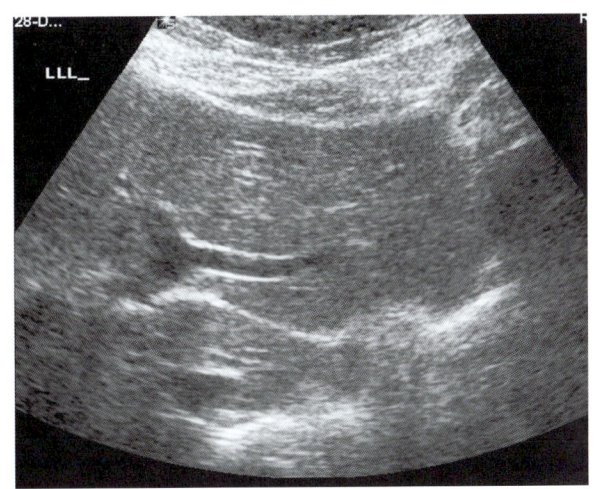

5

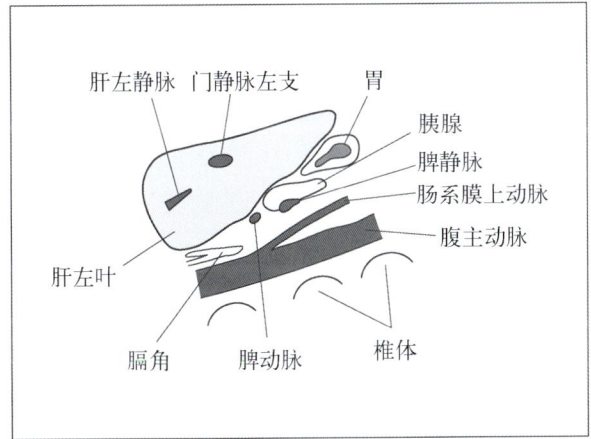
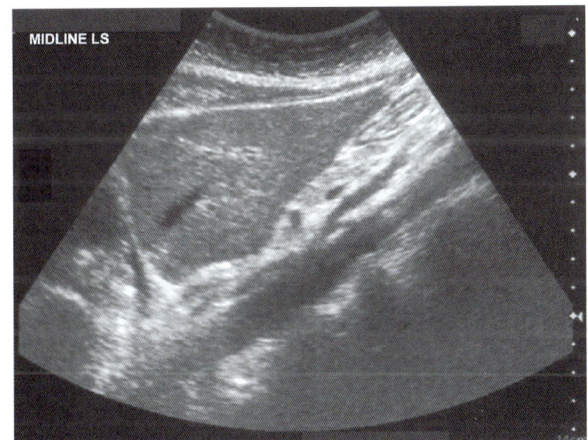

6

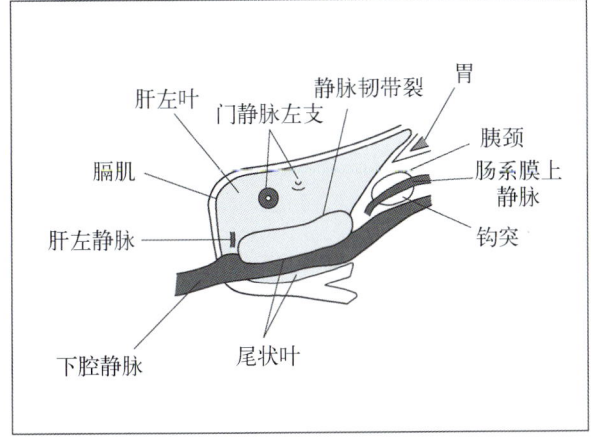
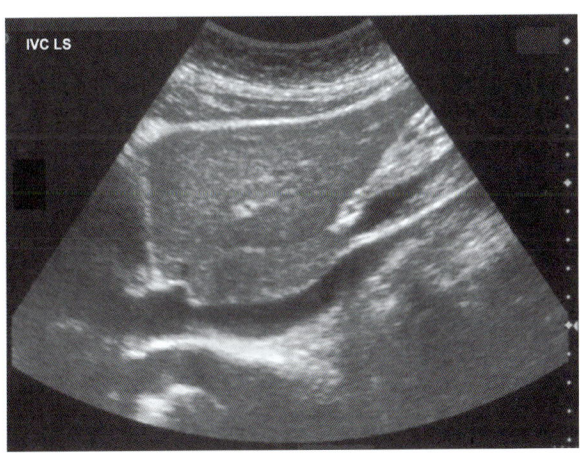

| 探头位置 | 操作说明 |

7 LS：肝门和胆总管测量

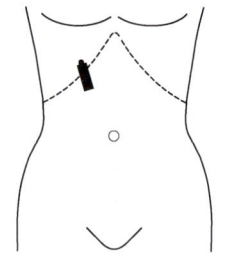

- 保持在纵切面下探查，并将探头进一步移动到患者右侧。
- 注意步骤4中列出的肝脏特征。
- 寻找门静脉并遵循其走形进入肝脏。肝门是静脉进入肝脏的区域。此时，通过稍微逆时针旋转探头并观察门静脉前方来寻找胆总管。肝动脉通常走形于胆总管和门静脉之间。
- 定位胆总管：
  — 打开彩色多普勒：胆总管没有血流信号；记得多普勒角度 < 60°
  — 通过减少扇形角度和探查深度来增加超声束密度
  — 使用缩放功能放大区域
- 沿着胆总管走形寻找结石或阻塞病变。
- 在最宽处测量胆总管直径。它应 < 6 mm（或胆囊切除术后 < 9 mm）。
- 记得还要特别注意肝门部的淋巴结。
- 获取具有代表性的图像。

8 TS：右肝内侧至右肾

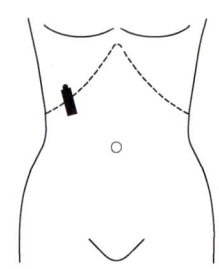

- 保持在纵切面下扫描，并将探头进一步移动到患者右侧。从左向右横向扫描，检查肝右叶。
- 注意步骤4中列出的肝脏特征。
- 在此步骤中，请记住在膈肌上方和下方查看任何胸腔积液/自由液体/膈下聚集物。
- 获取具有代表性的图像。

9 TS：右肾/肝

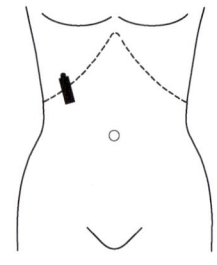

- 保持在纵切面下探查，并将探头进一步向右移动（通常至锁骨中线）同时显示右肾和肝右叶的图像。
- 横向扫描朝向右上区，检查肝脏特征。确保完全扫描肝脏的右缘。
- 比较肝实质和肾皮质的回声（肝脏回声应该更高一点——记住 PLiSK！）。
- 寻找肝大：
  — 肝脏的S6是否延伸到肾脏下方？
  — 肝脏的角度 > 45°，即圆形？
- 寻找肝肾间隙是否有积液。
- 获取具有代表性的图像。

图像解析 **超声图像**

7

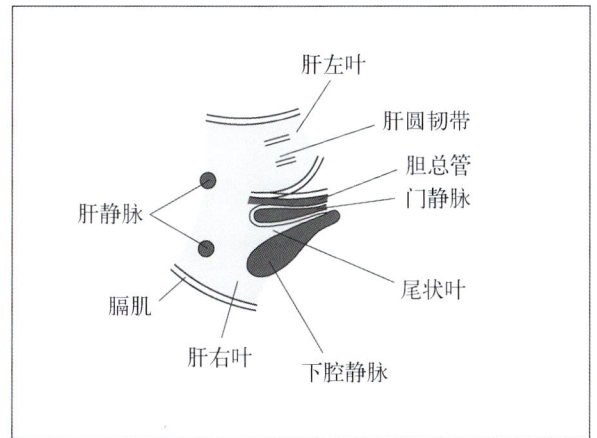
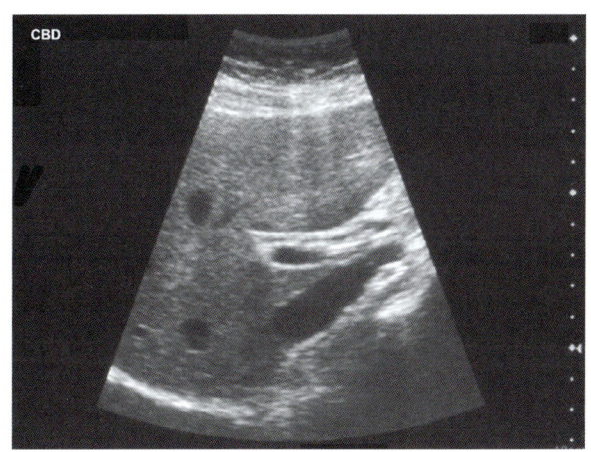

8

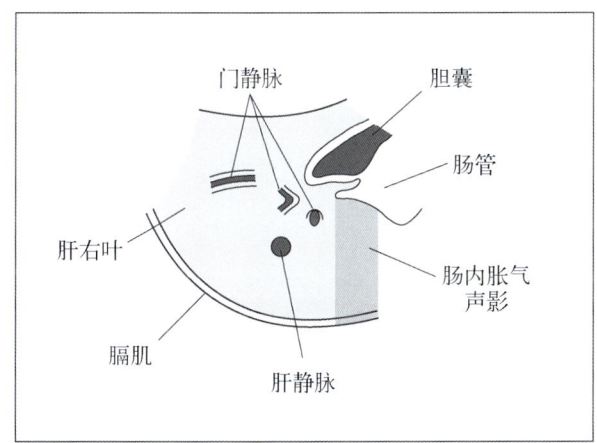
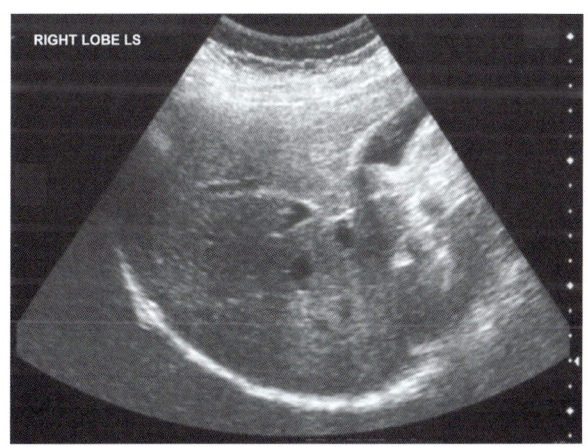

9

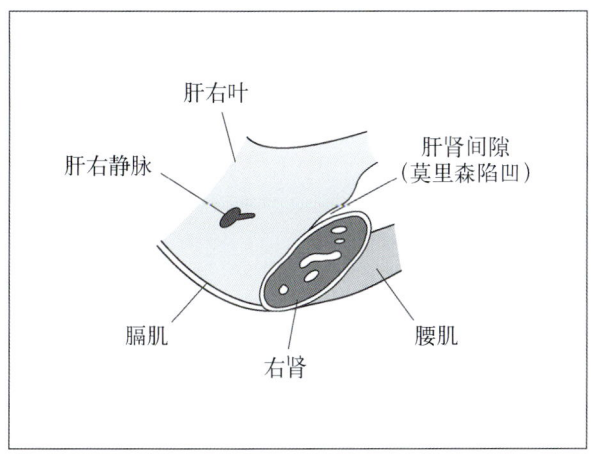
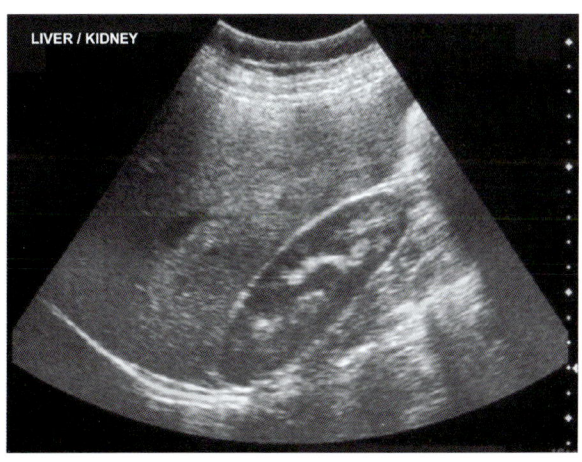

记住 PLiSK 助记符——即胰腺通常是回声最高的器官，然后是肝脏，其次是脾脏，最后是肾脏。

| 探头位置 | 操作说明 |

10 TS：肝脏—肝静脉水平

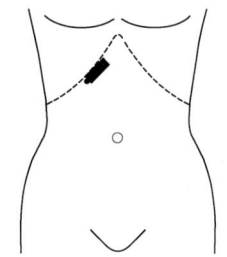

- 将探头平行放置在右肋缘下方，以便在水平切面下扫描肝脏。
- 嘱患者深吸气，同时将探头在肋缘下向头侧倾斜，以扫描肝脏。
- 注意步骤4中列出的肝脏特征。
- 特别查看肝静脉及其与下腔静脉汇合处。
- 获取右肝静脉，左肝静脉和中肝静脉的具有代表性图像。

11 TS：肝脏—肝门水平

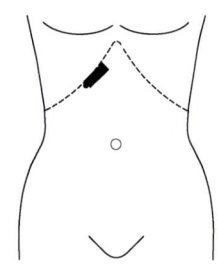

- 保持探头平行于右侧肋缘。
- 让患者再次深吸气。同时，将探头在肋缘下向头侧倾斜，然后在水平切面下从头到尾扫描整个肝脏。
- 注意步骤4中列出的肝脏特征。
- 特别检查肝门区域的淋巴结。
- 获取具有代表性的图像。

12 TS：肝脏—右肾水平

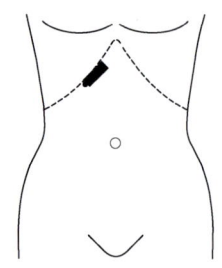

- 保持探头平行于右侧肋缘。
- 让患者再次深吸气。同时，将探头在肋缘下向头侧倾斜，然后在水平切面下从头到尾扫描整个肝脏。
- 注意步骤4中列出的肝脏特征。
- 特别检查右肾水平的肝脏。
- 确保从下方完全扫描肝脏。
- 获取具有代表性的图像。

3 腹部

图像解析　　　　　　　　　　　　　　　**超声图像**

10

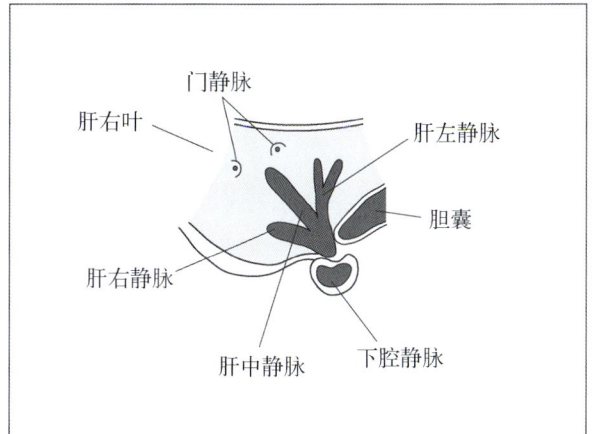
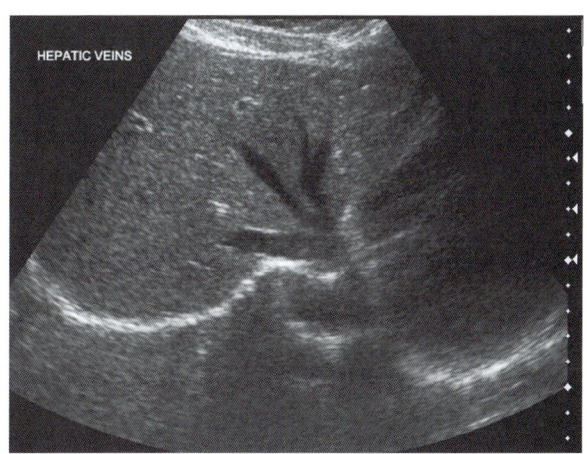

11

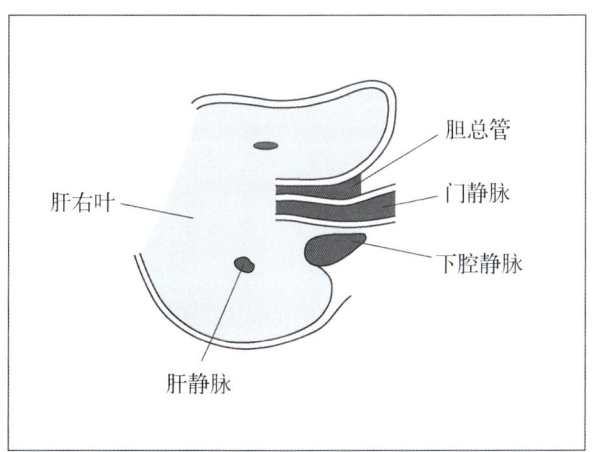
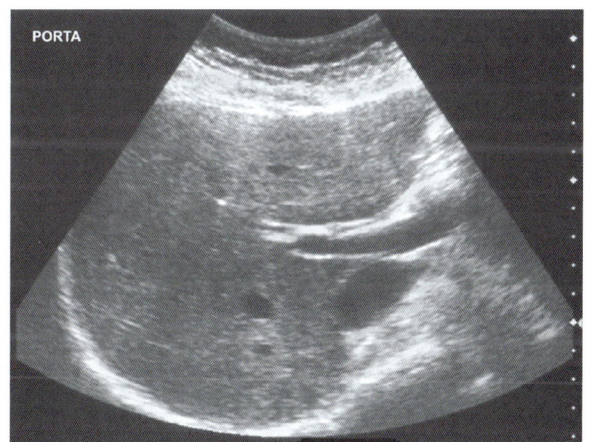

12

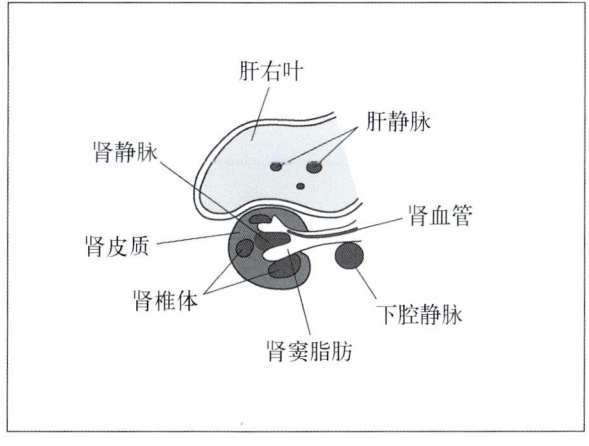
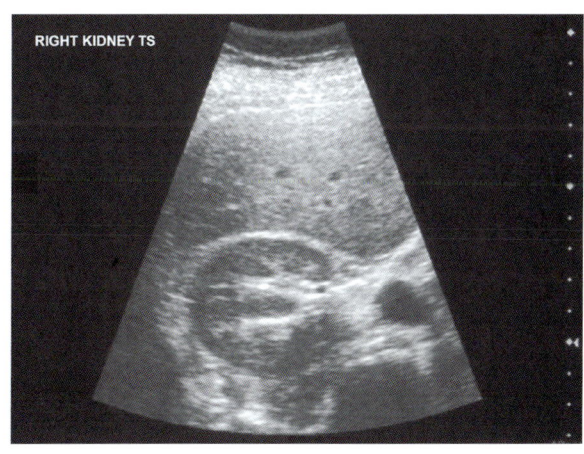

探头位置

操作说明

13 LS：胆囊

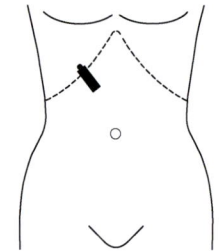

- 在腹部右上区扫描以查找胆囊——不同患者的位置不同。
- 旋转探头，使胆囊在其长轴上成像。
- 现在，将探头面保持在皮肤的同一区域上，但探头要向后和向前倾斜以扫描整个胆囊。
- 缩小扇区宽度并使用带或不带缩放的多个聚焦区域来改善细节处显像。
- 注意：
  — 胆囊腔内：结石，胆泥，息肉，气体，肿瘤？
  — 胆囊壁厚（＜3 mm？）
  — 胆囊周围积液
  — 局部压痛（墨菲征）
- 如果在胆囊内可以看到某些东西，请患者改变体位后重新扫描，看它是否随着移动（结石/泥沙样 vs. 息肉/肿瘤）。
- 测量所见的任何异常情况。
- 至少获取3个具有代表性的图像。

14 TS：胆囊

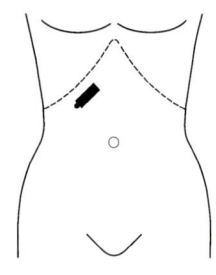

- 在水平切面下扫描胆囊：要执行此操作，首先在纵切面下找到胆囊，然后逆时针旋转探头90°至水平切面下成像。
- 现在将探头面保持在相同的皮肤区域上，但是在水平切面下前后倾斜探头角度扫描整个胆囊。
- 缩小扇区宽度并使用带或不带缩放功能的多个聚焦区来改善细节处显像。
- 记下步骤13中列出的胆囊特性。
- 如果在胆囊内可以看到某些东西，请患者改变体外后重新扫描，看它是否随着重力移动（结石/泥沙样 vs. 息肉/肿瘤）。
- 测量所见的任何异常情况。
- 至少获取3个具有代表性的图像。

3 腹部

图像解析　　　　　　　　　　　　　　**超声图像**

13

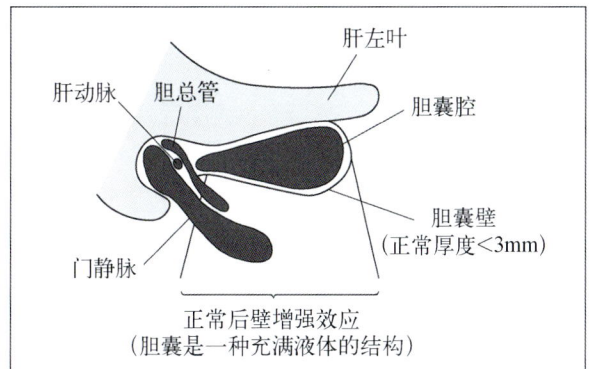
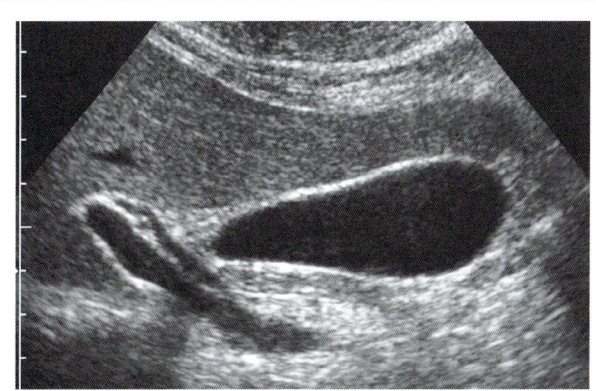

14

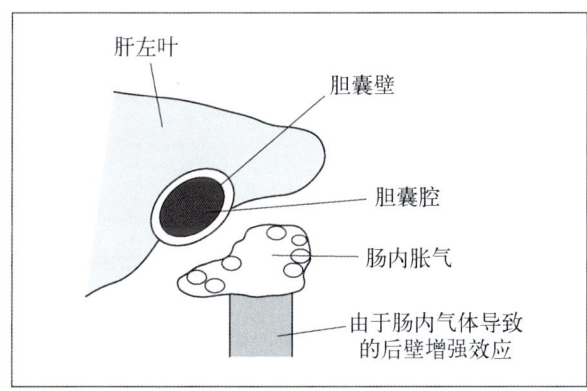
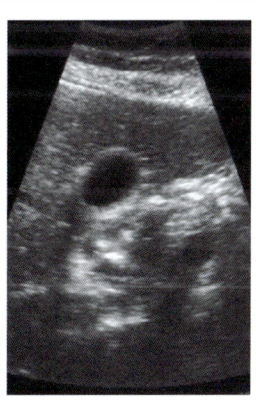

| 探头位置 | 操作说明 |

15 LS：右肾

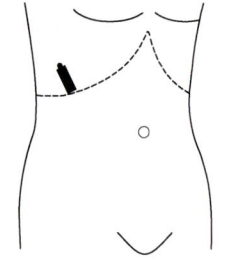

- 嘱患者向左转45°。
- 将探头放在右上区并让患者深吸气后屏住呼吸。
- 在纵切面下中找到右肾。如果寻找困难，请尝试往后外侧方探查。如果肋骨阴影干扰，请使探头与肋骨呈角度来扫描。
- 在纵切面下扫描肾脏，观察：
  — 皮质厚度和回声
  — 髓质肾锥体
  — 肾盂系统
- 是否有肿块、囊肿、结石或肾积水？
- 测量所见的任何异常。
- 测量最大的肾脏长径（肾上极到肾下极）。
- 获取至少2个具有代表性的图像。

16 TS：右肾

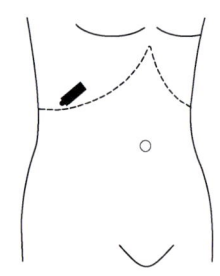

- 逆时针旋转探头90°至水平切面下扫描。
- 缩小视野FOV并使用两个聚焦区，第2个聚焦区位于肾脏的后方。
- 嘱患者深吸气并屏住呼吸。
- 在水平切面下扫描右肾并注意步骤15中列出的肾脏特征。
- 如果肠气声影干扰，请让患者用手推腹部或操作者用空闲的手向上压肾脏以排出肠气。
- 测量所见的任何异常情况。
- 获取至少2个具有代表性的图像。

17 LS：脾脏

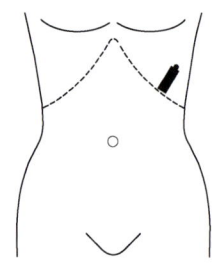

- 让患者躺向右侧转45°或仰卧。患者平静轻柔呼吸下扫描脾是最好的。要找到脾脏，将探头放在腋前线上第9肋间。
- 在纵切面下向前向后扫描整个脾脏。
- 注意：
  — 与左肾对比回声强度（脾脏回声更高）
  — 质地（细腻均匀=正常）
  — 任何肿块/梗死/静脉曲张
- 从两端间测量脾脏大小。
- 获取具有代表性的图像

图像解析	超声图像
15	

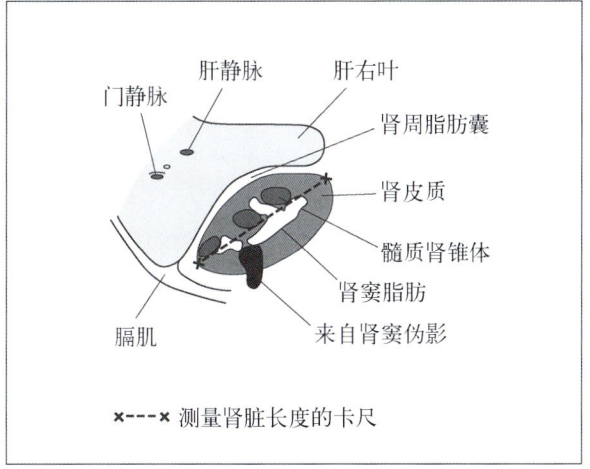 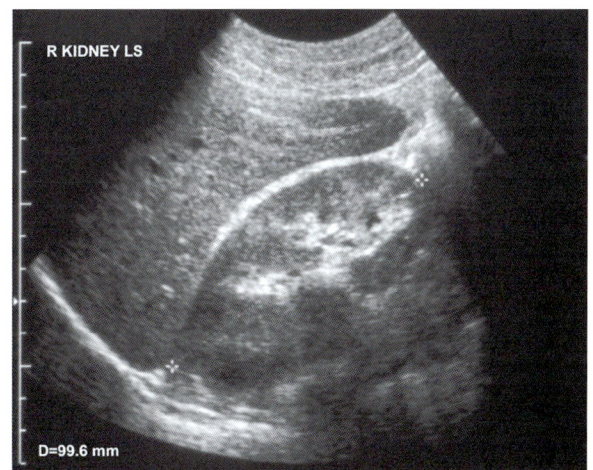

16

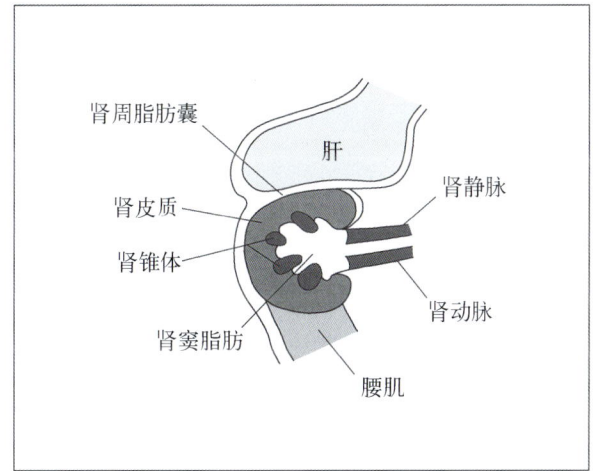 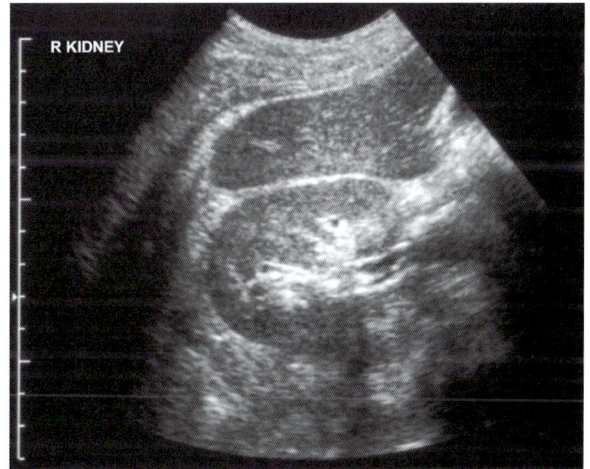

17

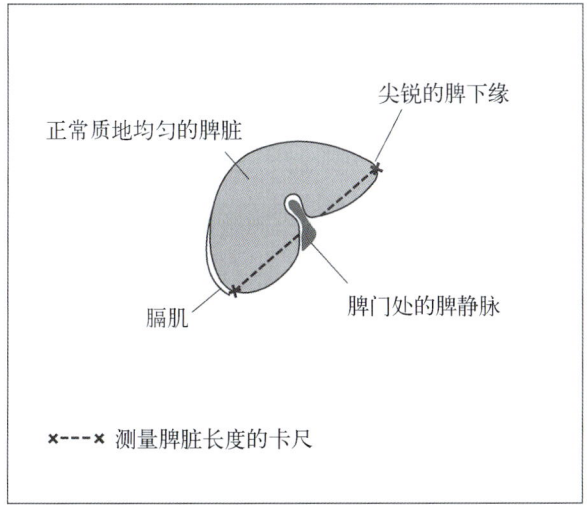 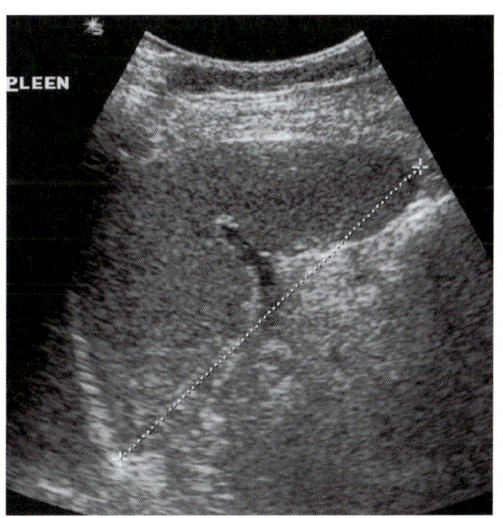

探头位置

操作说明

18 TS：脾脏

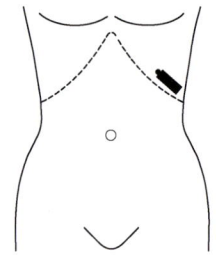

- 在纵切面中找到脾脏然后逆时针旋转探头 90° 至横切面中成像。
- 探头从上至下扫描整个脾脏。
- 注意步骤 17 中列出的脾脏特征。
- 测量所见的任何异常情况。
- 获取具有代表性的图像。

19 LS：左肾

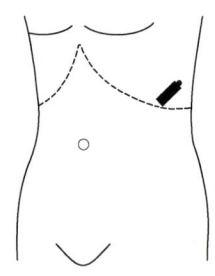

- 嘱患者向右侧转 45°。
- 将探头倾斜地放在左上区，嘱患者深吸气并屏住呼吸。
- 在纵切面下寻找与脾脏比邻的左肾，以比较回声强度（脾回声更强）。
- 提示：左肾位置比右肾更高，更靠后——第 11 肋间是一个很好的体表标志。
- 纵切面下扫描整个左肾，观察：
  — 皮质厚度和回声
  — 髓质肾锥体
  — 肾盂系统
- 是否有肿块、囊肿、结石或肾积水？
- 测量所见的任何异常情况。
- 测量最大的肾脏长度（上下级之间）。
- 至少获取 2 个具有代表性的图像。

20 TS：左肾

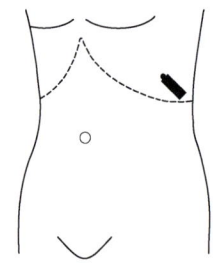

- 逆时针旋转探头 90° 至横切面下扫描。
- 缩小视野并使用两个聚焦区，第 2 个位于肾脏后部。
- 让患者深吸气并屏住呼吸。
- 在横切面下扫描整个左肾并如步骤 19 中列出的记录肾脏特征。
- 如果肠气声影干扰，请让患者推动腹部或操作者用自己空闲的手向上按压肾脏以排出肠气。
- 测量所见的任何异常情况。
- 至少获取 2 个具有代表性的图像。

| 图像解析 | 超声图像 |

18

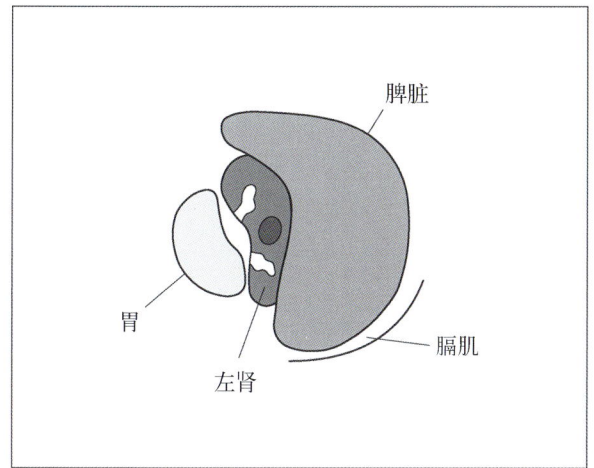

脾脏
胃
左肾
膈肌

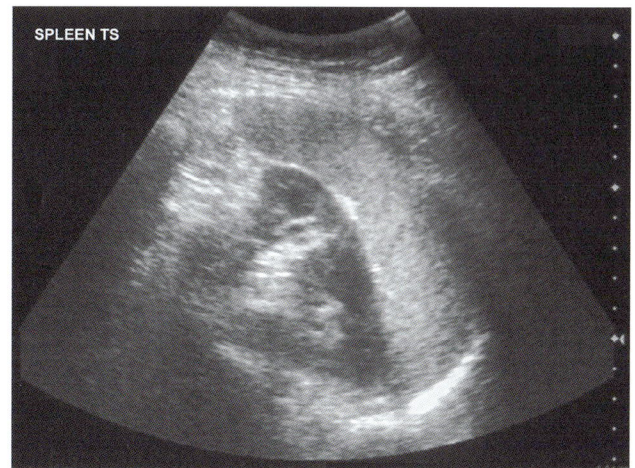

19

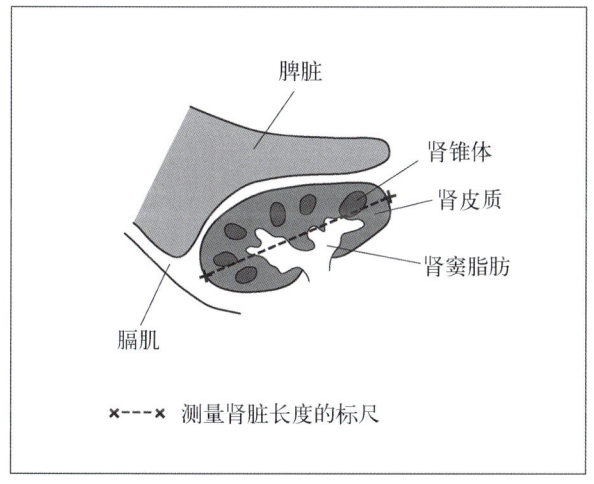

脾脏
肾锥体
肾皮质
肾窦脂肪
膈肌

×---× 测量肾脏长度的标尺

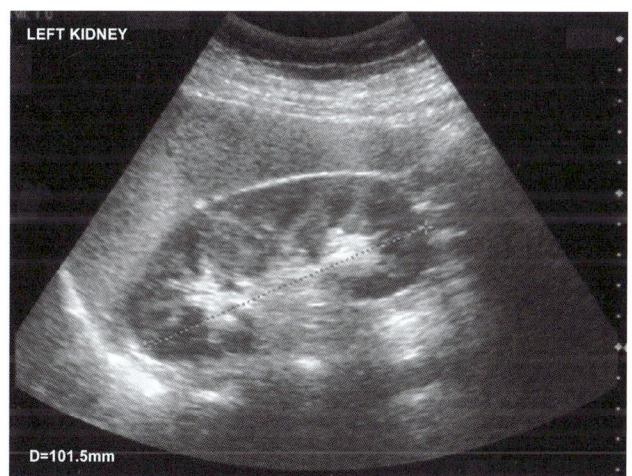

20

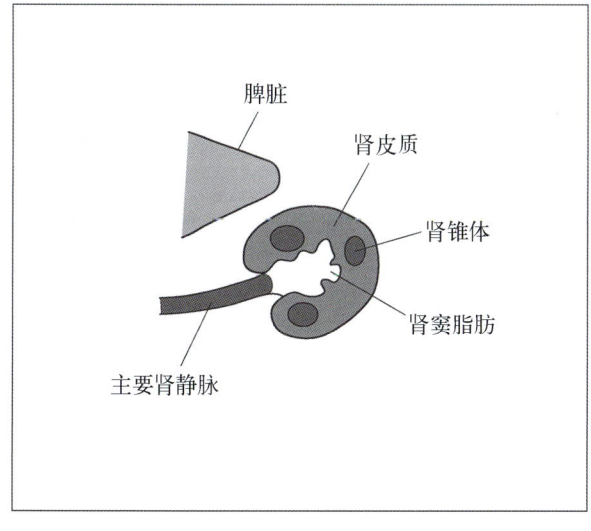

脾脏
肾皮质
肾锥体
肾窦脂肪
主要肾静脉

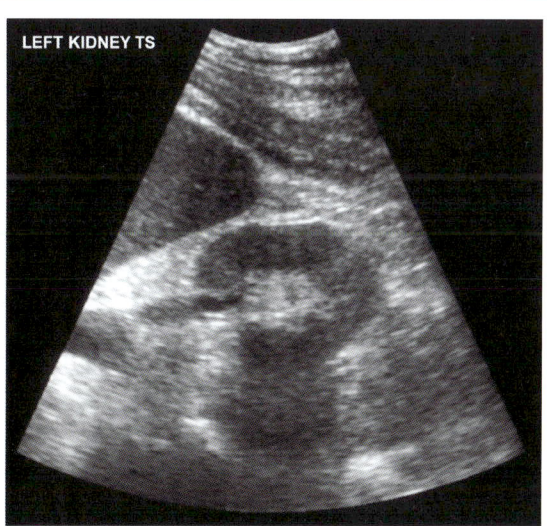

腹部扫描方案

以下是本章描述的腹部扫描方案总结——方案A的摘要。这只是可以使用的许多不同方案中的一种，并且总结了其他的腹部扫描建议方案，每个方案列出了优缺点。它们在图像序列上不同，但它们都包括在至少两个平面中对腹部的整体检查。我们建议操作员选择其中一种方案，然后学习它并坚持下去——这样就不会错过任何东西。最重要的是，只要您有条不紊，坚持不懈，使用哪种方案并不重要。

腹部扫描方案A

中线	1	TS：胰腺
	2	LS：胰腺
	3	TS：主动脉
	4	TS：肝左叶
LS：扫描整个右上区	5	LS：主动脉和肝左叶
	6	LS：下腔静脉和尾状叶
	7	LS：肝门和胆总管
	8	LS：肝右叶内侧至右肾
	9	LS：右肾/肝
TS：肝脏	10	肝静脉水平
	11	肝门水平
	12	右肾水平
胆囊	13	LS
	14	TS
右肾	15	LS
	16	TS
脾	17	LS
	18	TS
左肾	19	LS
	20	TS

腹部扫描方案B

纵切面下在右上区扫描	1	肝/右肾
	2	肝脏内侧至右肾
	3	肝门
	4	胆总管（和测量）
	5	下腔静脉和尾状叶
	6	主动脉和肝左叶
中线	7	LS：肝左叶
	8	LS：胰腺
	9	LS：主动脉
	10	TS：胰腺
	11	TS：主动脉
TS：肝脏	12	肝左叶
	13	肝静脉/下腔静脉水平
	14	肝门水平
	15	右肾水平
胆囊	16	LS
	17	TS
右肾	18	LS
	19	TS
脾	20	LS
	21	TS
左肾	22	LS
	23	TS

腹部扫描方案C

胰腺	1	TS
	2	LS
肝：LS	3	LS：肝左叶
	4	LS：下腔静脉和尾状叶
	5	LS：肝门和胆总管
	6	LS：肝右叶
右肾	7	LS
	8	TS
肝脏：TS	9	肝静脉水平的肝右叶

	10	肝门水平的肝右叶
	11	肝左叶
胆囊	12	TS
	13	LS
脾	14	LS
	15	TS
左肾	16	LS
	17	TS
主动脉	18	TS

腹部扫描方案评估

评 估	优 点	缺 点
A	<ul><li>中线结构的可视化可能性更大</li><li>确认观察到的胰腺</li><li>少量腹水可以在肝肾间隙探测到</li></ul>	无法设置系统来评估肝脏回声质地——尤其是有"脂肪肝"的患者，这时肝左叶可能回声增强。在这种情况下，可以降低总增益来评估这个肝叶。然后，当评估肝右叶时，总增益必须增加。因此，可能无法确定哪个肝叶异常
B	<ul><li>立即知道肝脏的大小</li><li>扫描计划——可以做到扫描右侧肝叶所有的肋间或肋间与肋骨的组合</li><li>立即记录中/大量腹水</li></ul>	<ul><li>重复吸气和屏气技术可能导致中线结构被肠道气体遮挡</li><li>少量腹水可能没有时间聚集至肝肾间隙</li></ul>
C	<ul><li>提高探查到胰腺的机会（信心加速器）</li><li>首先在纵切面下看到所有右侧结构，然后在水平切面下很容易记住</li><li>不需要旋转太多次探头，这可以加快扫描时间</li><li>少量腹水有时间在肝肾间隙积聚</li></ul>	<ul><li>对肝脏回声结构的细微异常不敏感</li><li>扫描右肾时，对肝脏的扫描中断，有了不连续的扫描，在肝脏纵切面成像上反复查看任何可疑部位是很重要的</li></ul>

肝脏：病理学

● 1 肝大

常见的原因是恶性肿瘤、感染和右心衰竭。

超声特征
- 肝脏的第 6 段 S6 延伸到右肾的下极（在纵切面下）
- S6 具有圆形边缘（即角度＞45°）
- 左右叶有增大趋势

提示：不要将肝大与里德耳叶（先天性 S6 增大）混淆。

里德耳叶的超声特征
- 肝 S6 延伸到右肾的下极（在纵切面下）
- S6 有一个尖锐的边缘（即角度＜45°）
- 肝左叶可能变小

● 2 脂肪肝（肝脂肪变性）

肝脏的脂肪浸润非常常见。原因包括肥胖、酗酒和糖尿病。它可以是弥散的或局部的。如果是局部的，通常可在 S4 发现，与肝门毗邻。

超声特征
- 肝脏较大
- 肝脏回声更强（即高于肾皮质）
- 门静脉壁模糊
- 脂肪变性后结构回声衰减

| 图像解析 | 超声图像 |

Ia 肝大

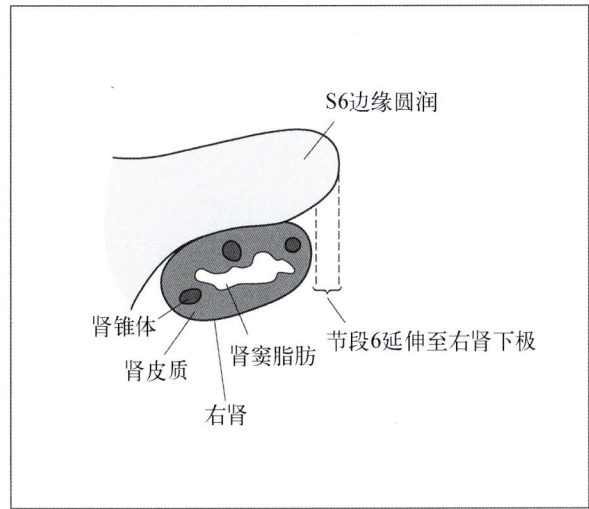

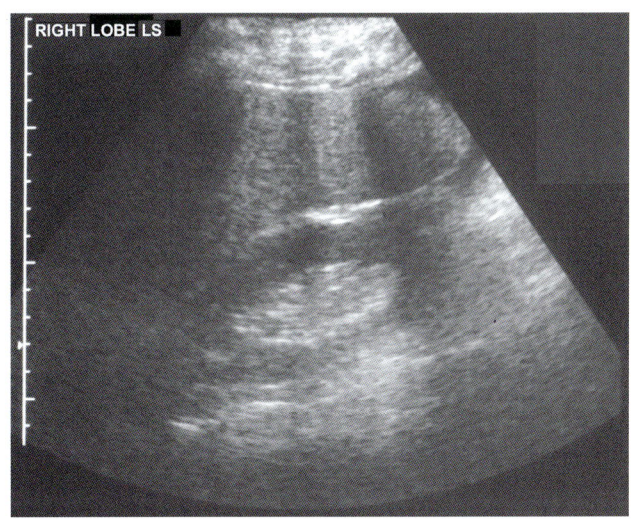

Ib 里德耳叶

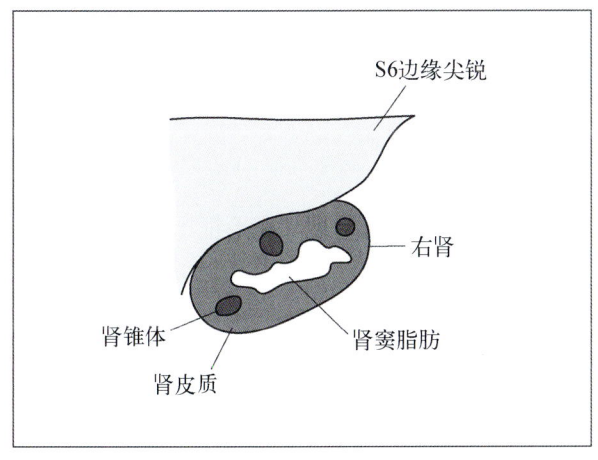

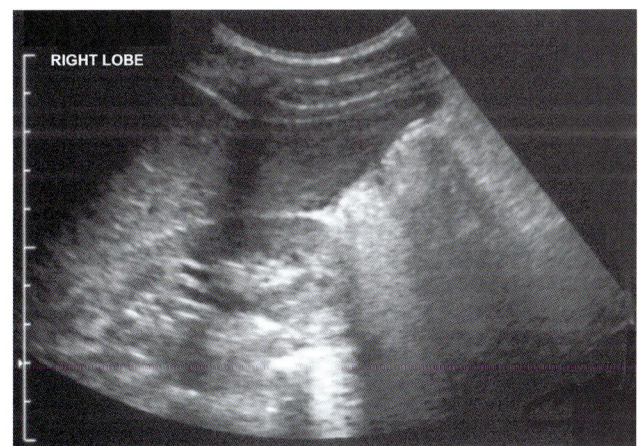

2 脂肪肝

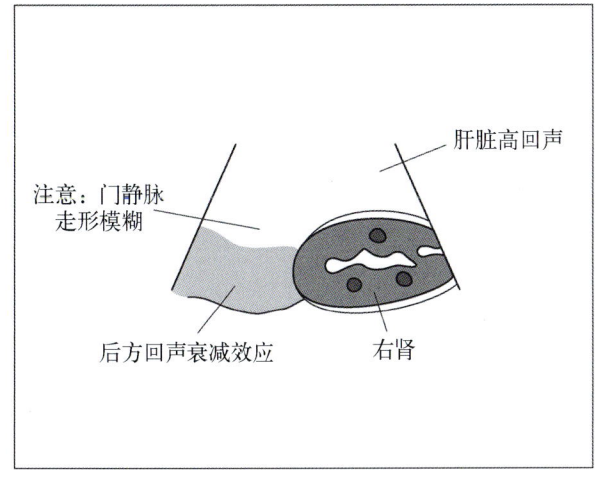

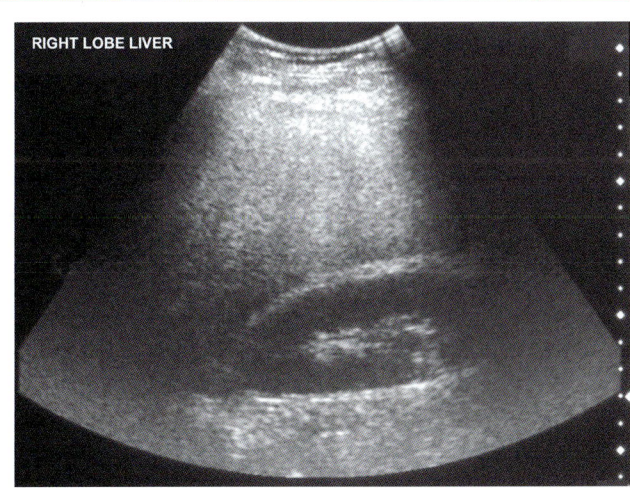

3 局灶性脂肪缺失

正如正常肝脏可能具有局灶性脂肪浸润一样，有时弥漫性脂肪肝可以有局灶性的保留。

超声特征
- 通常影响 S1 或 S4
- 相对低回声区
- 边缘不规则
- 无占位效应
- 可以类似于囊肿

4 肝转移癌

肝转移癌通常来自结肠、胃、乳腺或肺的原发性恶性肿瘤。

超声特征
- 外观变化差异大
- 可以是单个或多个，囊性或实性
- 低回声、高回声或大量混合回声
- 胃肠道原发性肿瘤通常会出现高回声转移癌。由于周围低回声水肿暗带，可呈现"靶形征"
- 表现出占位效应，破坏正常的解剖结构
- 偶尔有新生血管形成（彩色多普勒显示迂曲的新生血管）

图像解析 **超声图像**

3 肝局部脂肪缺失

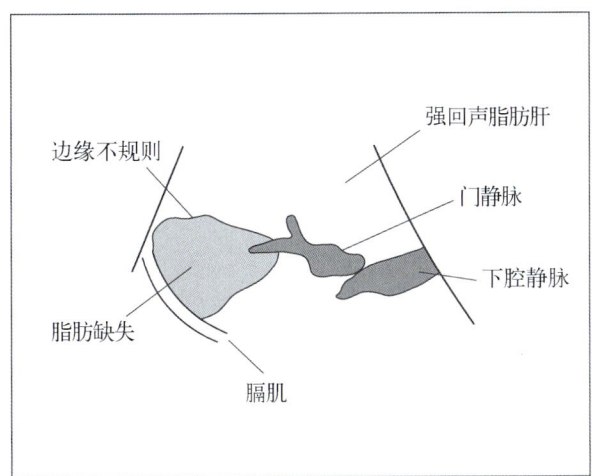
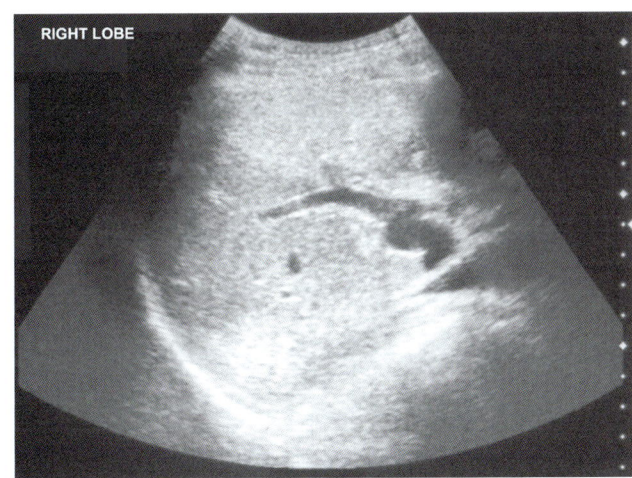

4a 肝转移癌

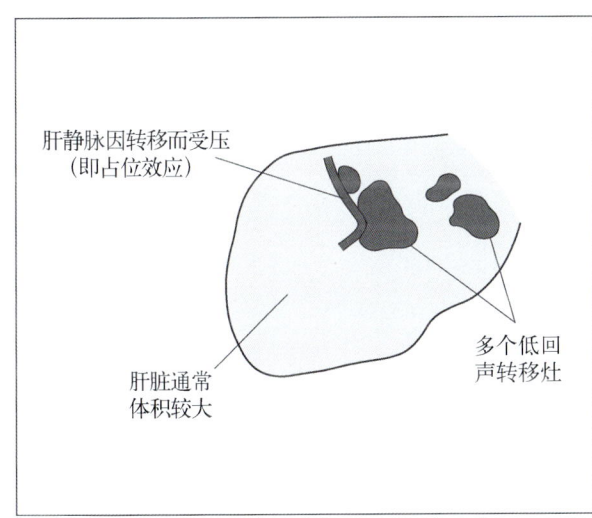
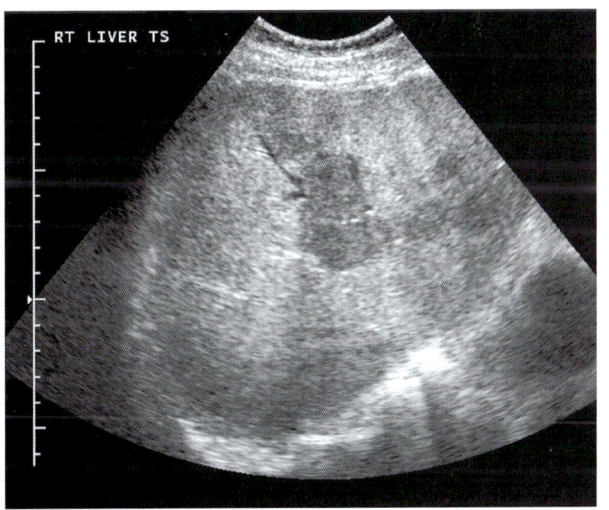

4b 肝转移癌

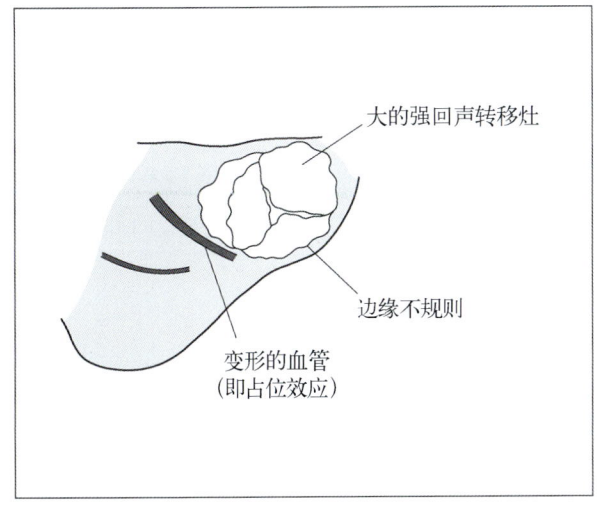
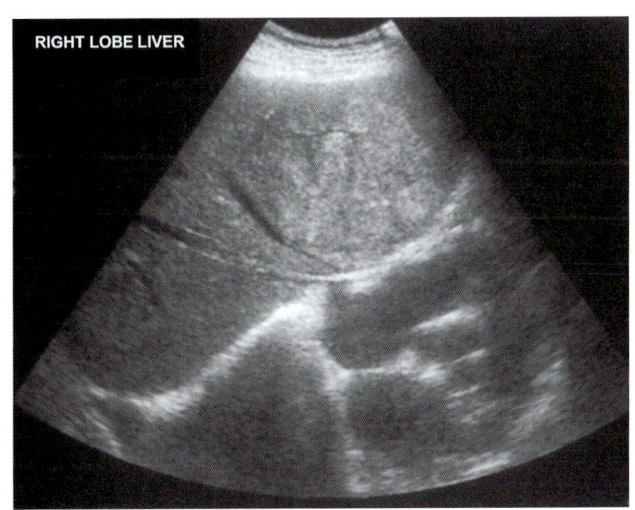

5 肝硬化

肝硬化是一种慢性肝病，以肝实质纤维化和结节样变为特征。最常见的病因是酒精性，其次是慢性乙肝和丙肝感染。

超声特征

- 肝脏体积缩小
- 肝脏表面不光滑或呈结节状

  肝实质回声增强，表现为：

  — 粗糙颗粒状，即小结节性肝硬化

  — 含有不连续的低回声结节＞1 cm：即大结节性肝硬化

- 注意：

  — 门脉高压的证据：腹水；脾肿大；静脉曲张

  — 与肝细胞癌相关的超声表现

图像解析　　　　　　　　　　　　　　　　　　　超声图像

5a 早期肝硬化

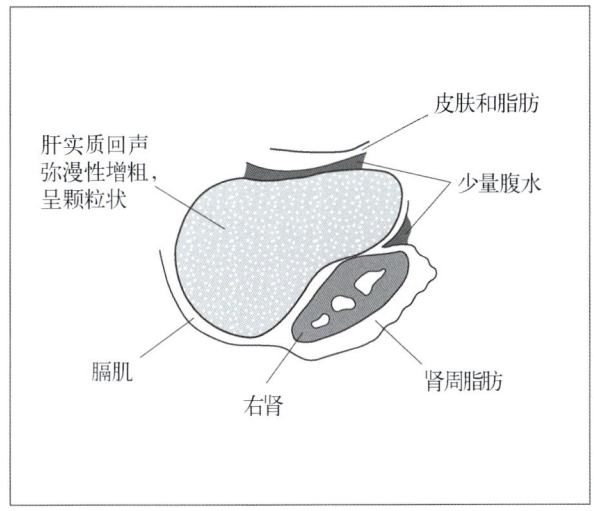 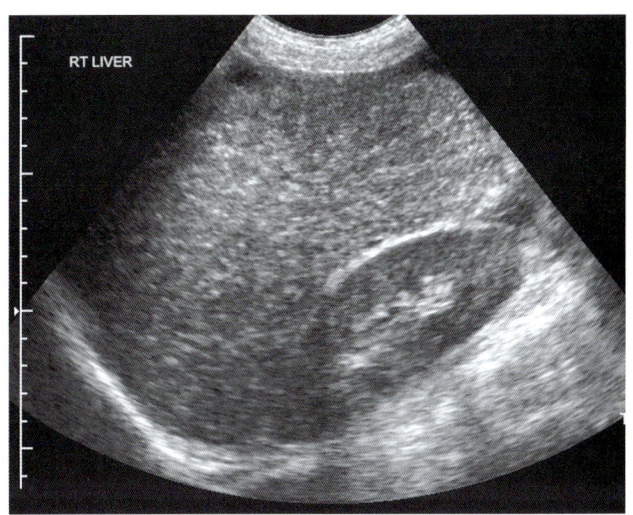

5b 进展期肝硬化

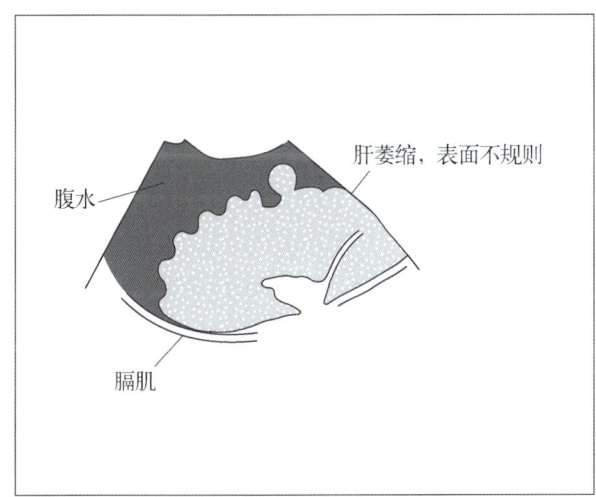 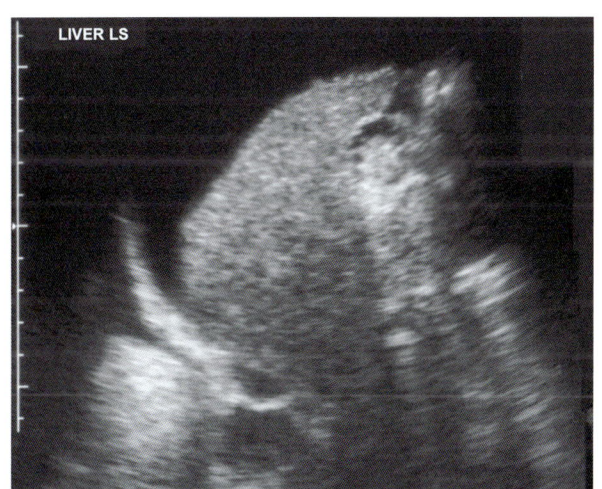

5c 终末期肝硬化

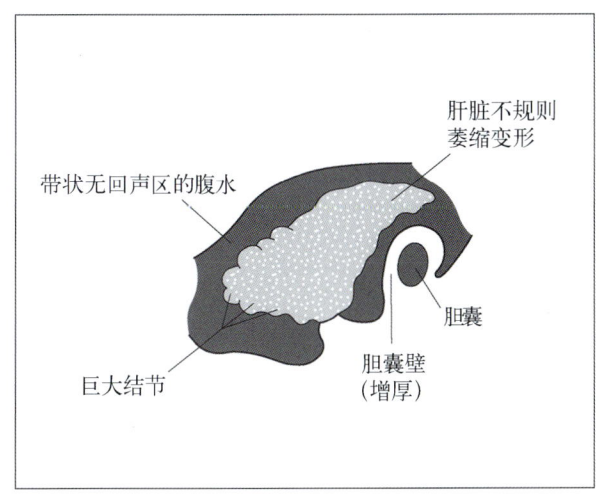 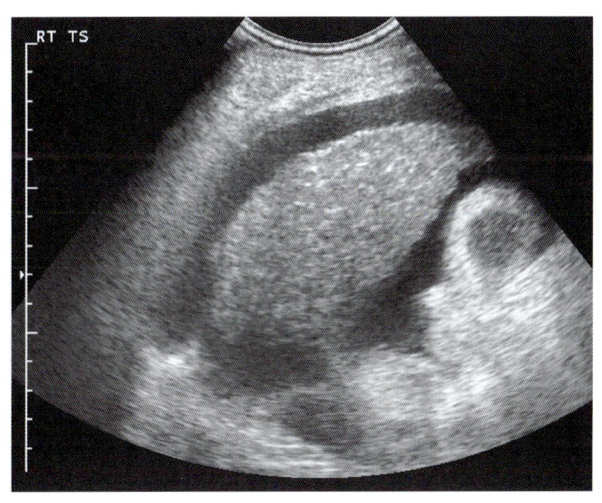

6 肝细胞癌

肝细胞癌是最常见的原发性肝癌。大多数肝细胞癌是由肝硬化导致,而肝硬化的不同病因是不易被超声探测甄别出来的(见第32页)。

超声特征
- 通常见于肝硬化的肝脏中
- 小的肝细胞癌表现为低回声
- 由于肿瘤内部出血和坏死,较大的肝细胞癌表现为强回声
- 弥漫性肝细胞癌,表现为普遍的异常回声,容易被忽略
- 寻找肿瘤的间接证据,如局部的表面隆起

提示:也可以寻找门静脉和肝静脉内的肿瘤血栓,检查这些血管内血流的通畅性(60%侵入门静脉;25%侵入肝静脉)。

7 肝囊肿

这些可能是先天的,也可能是后天的。除非与多囊性肾脏病相关,否则无临床意义。

超声特征
- 光滑的边缘
- 壁薄
- 无回声的内容物
- 后方回声增强

| 图像解析 | 超声图像 |

6a 单个的肝细胞癌

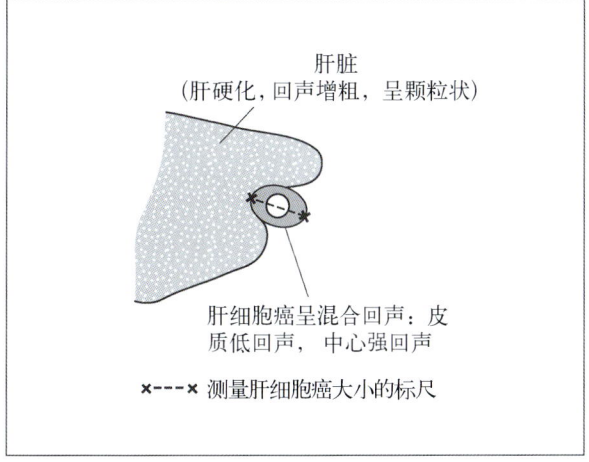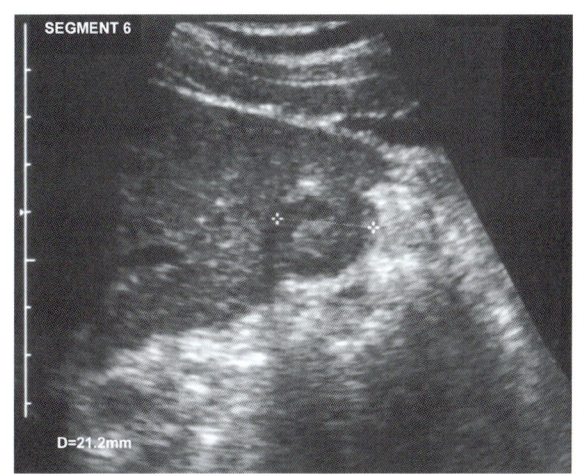

6b 复合型肝细胞癌

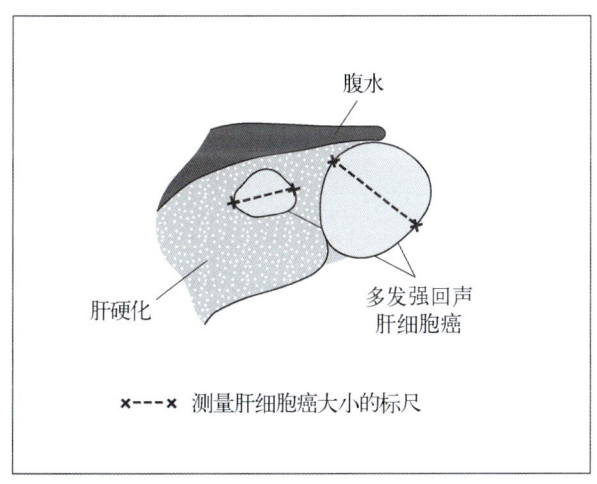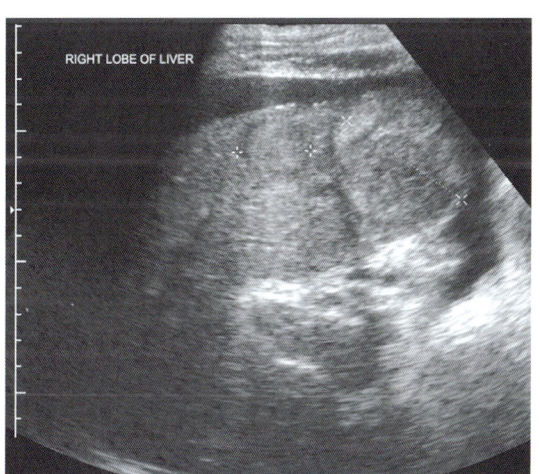

7 单发的肝囊肿

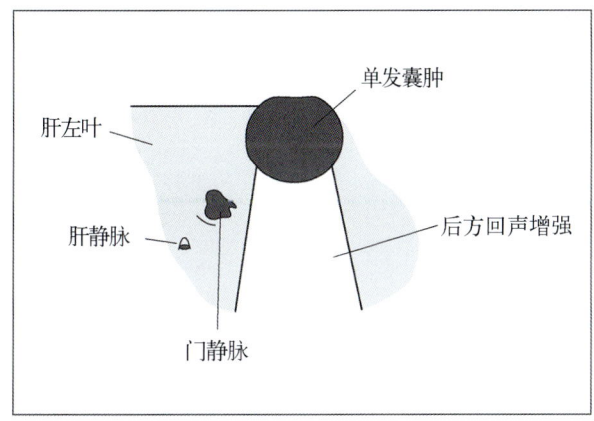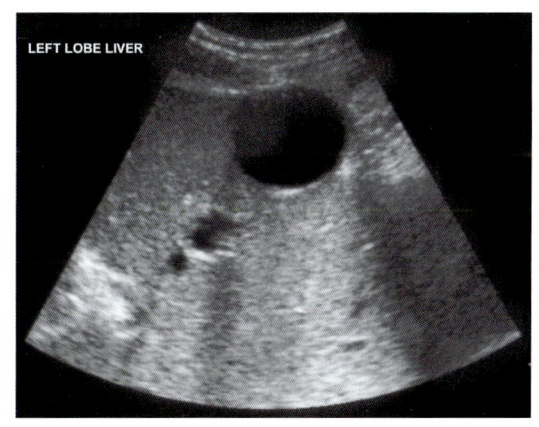

8 肝脓肿

肝脓肿是肝脏内局部的脓液集合。大多以化脓性炎症为主，继发于上行感染，如胆管炎、憩室炎等。它们也可能由血源性败血症引起，如心内膜炎。极少部分是由阿米巴原虫或包虫病引起。

超声特征
- 不规则的脓肿壁
- 低回声病灶
- 脓腔内含有"块状"强回声碎片
- 表现为可变的后方回声增强
- 如果脓肿中含有气体，可见光点反射

9 肝血管瘤

肝血管瘤是由多个微小血管组成的良性血管病变，是肝脏最常见的良性肿瘤（占人群的5%），80%发生在女性。

超声特征
- 通常体积小（＜4 cm）、边界清楚的强回声病灶
- 可出现低回声
- 后方回声增强常见
- 血流缓慢——因此彩色多普勒显示无血管

10 充血性心力衰竭（或仅右心衰竭）

最常见的原因是缺血性心脏病、肺动脉高压和慢性阻塞性肺疾病。

超声特征
- 扩张的肝静脉
- 扩张的下腔静脉（下腔静脉直径＞2 cm）
- 下腔静脉呼吸变异度消失

| 图像解析 | 超声图像 |

8 肝脓肿

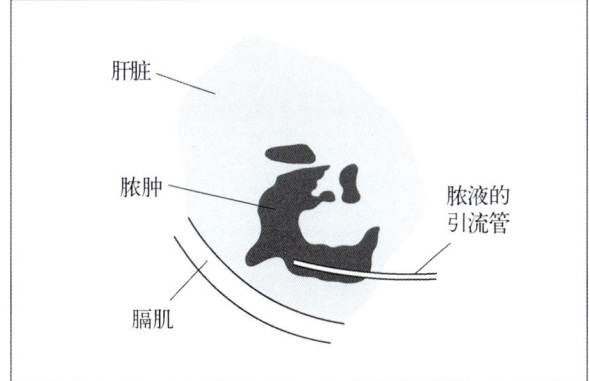 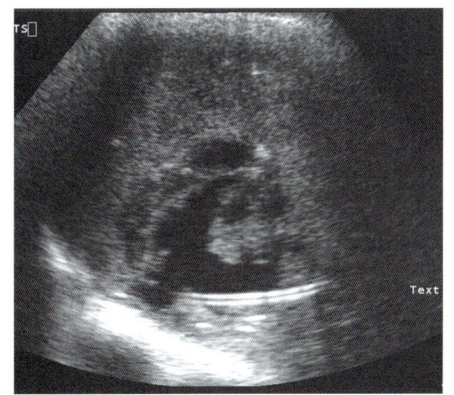

9 肝血管瘤

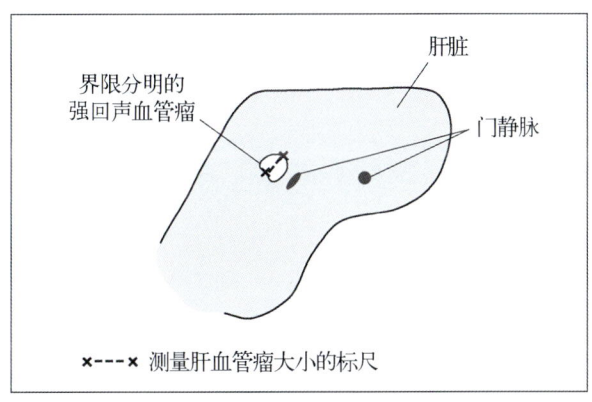 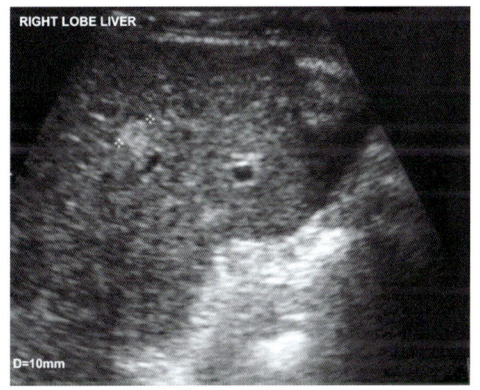

10 充血性心力衰竭

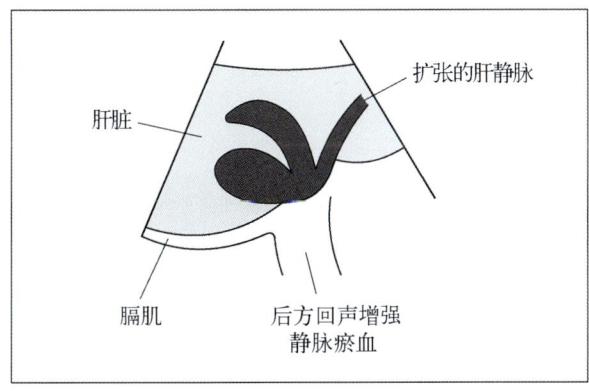 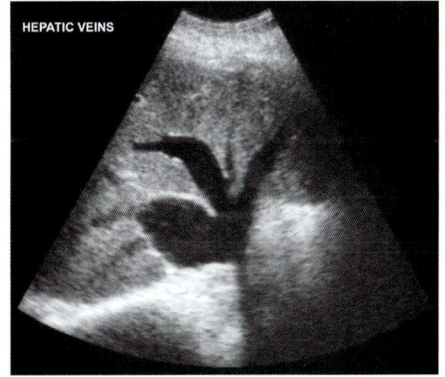

胆囊与胆道系统：病理学

● 1 胆结石

胆固醇结石
- 危险因素："女性、肥胖、年龄40岁以上"
- 特点：大的孤立性结石

色素结石
- 危险因素：溶血（如镰状细胞疾病的患者）
- 特点：小、不规则、多发

超声特征
- 强回声
- 界限清楚
- 后方伴声影
- 结石随体位改变而移动（参阅：息肉）

如何鉴别结石周围胆囊塌陷与肠腔胀气
- 十二指肠壁的回声与胆囊壁相似,肠腔内的空气可引起远端阴影
- 胆囊结石特有的特征是胆囊壁回声,即两条平行曲线（近线=胆囊壁；远线=胆囊结石）被一条细的低回声腔（胆汁）分开,后方伴声影
- 肠蠕动是肠道特有的特征

● 2 胆囊炎

胆囊炎是胆囊的感染。95%的胆囊炎有胆结石；5%为胆囊内泥沙样沉积物；无结石的胆囊炎（ICU中的患者）是罕见的。

超声特征
- 纤细的胆囊
- 墨菲征阳性——患者深吸气,屏住呼吸时胆囊下降推挤探头而出现疼痛
- 存在结石或泥沙状物质（＞95%的病例）
- 胆囊壁厚度＞3 mm
- 胆囊壁水肿,轮廓不清
- 胆囊周围积液边缘无回声［也可寻找莫里森陷凹（肝肾隐窝）是否有游离积液］

胆囊壁增厚的原因
- 胆囊炎
- 腹水
- 肝炎
- 艾滋病

| 图像解析 | 超声图像 |

Ia 胆石症

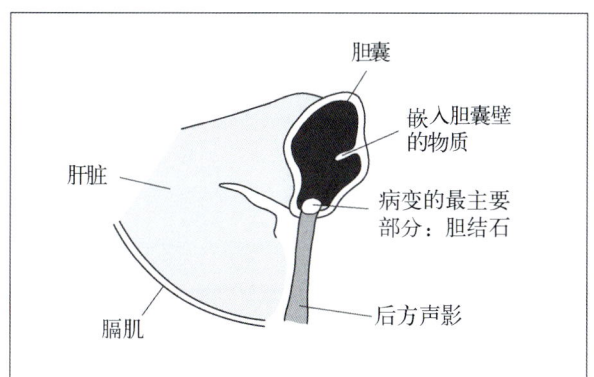
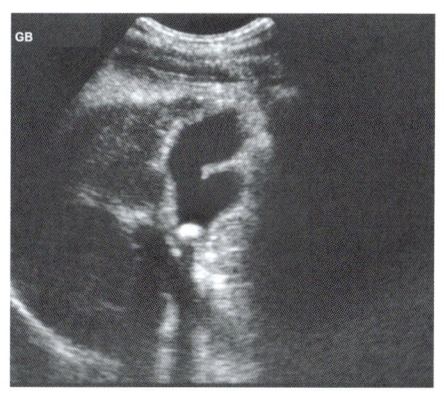

Ib 胆汁淤积

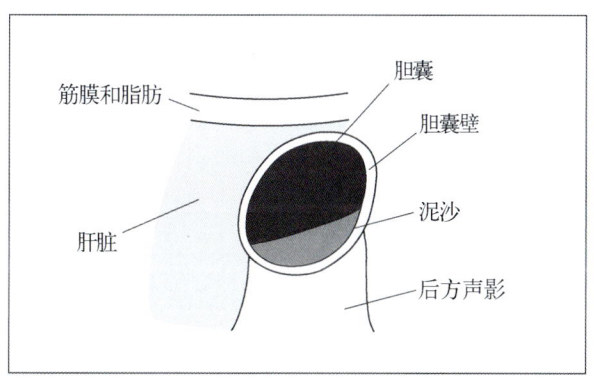
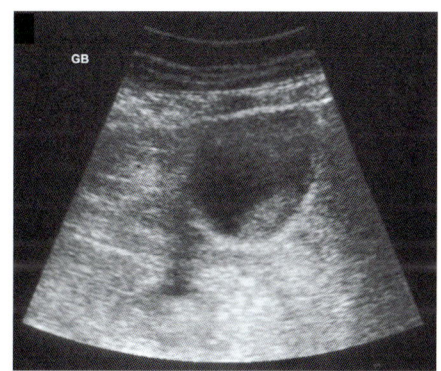

2 胆囊炎

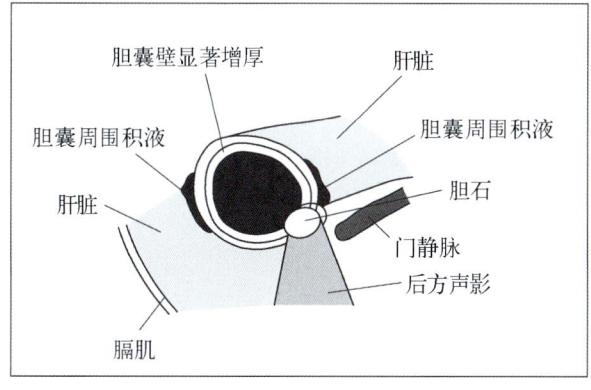
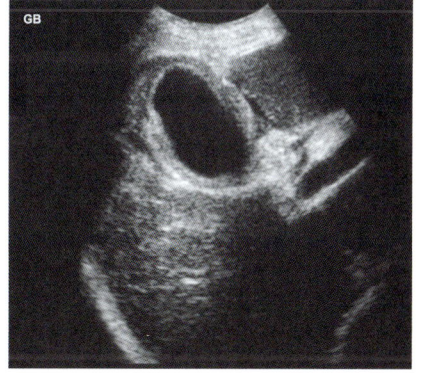

● 3 胆道梗阻

最常见的原因
- 内源性：胆结石、胆管癌、狭窄、硬化性胆管炎
- 外源性：急性胰腺炎、淋巴结、胰头癌

超声特征
- "双管征"表现为扩张的胆管与肝内门静脉分支平行
- 靠近梗阻处胆管扩张
- 如果梗阻位于胆总管末端，胆总管也会扩张（胆总管＞6 mm 或胆囊切除术后胆总管＞9 mm）
- 壶腹梗阻（如胰腺癌）导致"双管"征，表现为胆总管扩张和胰管扩张（胰管＞2 mm）
- 仔细检查梗阻的原因，如胆结石、肿瘤

提示：左侧位扫描，以胆囊为窗口，可提高胆总管远端的可视度。

● 4 胆囊息肉

胆囊息肉发病率为5%，通常无症状。胆囊息肉通常为良性。由于较大的息肉有恶变的风险，因此需要定期监测。

超声特征
- 界限清楚，强回声
- 后方无声影
- 有时在胆囊管上
- 不随体位改变而移动（例如胆结石，随体位改变而移动）

提示1：让患者坐起来，重新扫描息肉/结石等，观察是否移动。

提示2：胆囊息肉＞8 mm，被认为是癌前病变，需要手术治疗。

图像解析	超声图像

3a 胆道梗阻：胆总管结石

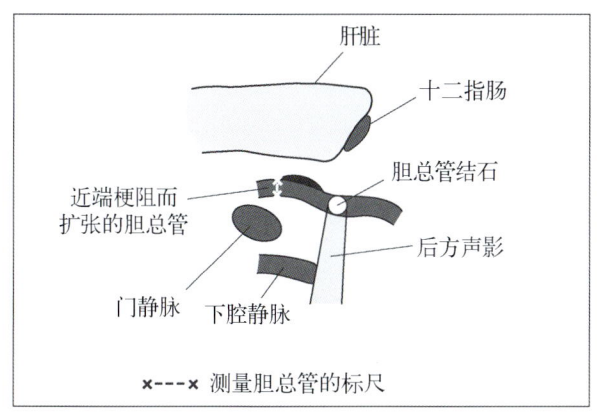 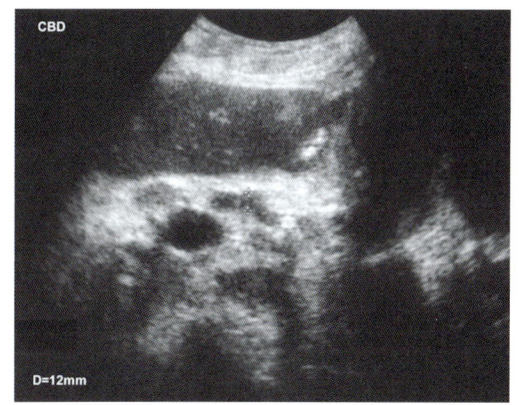

3b 胆道梗阻：胆总管扩张

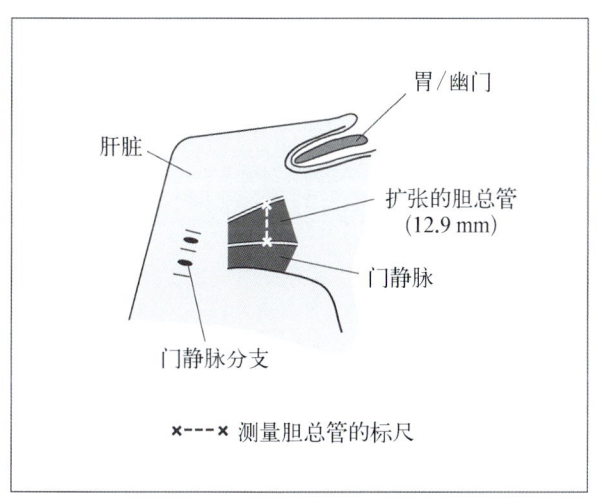 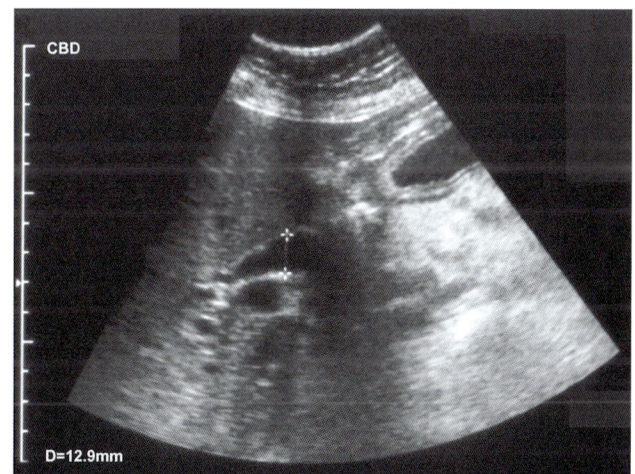

4 胆囊息肉

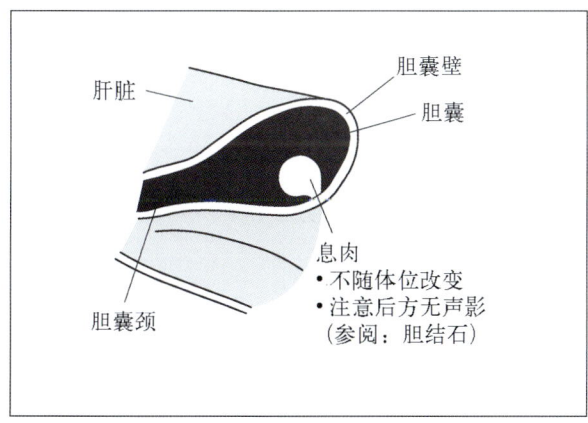 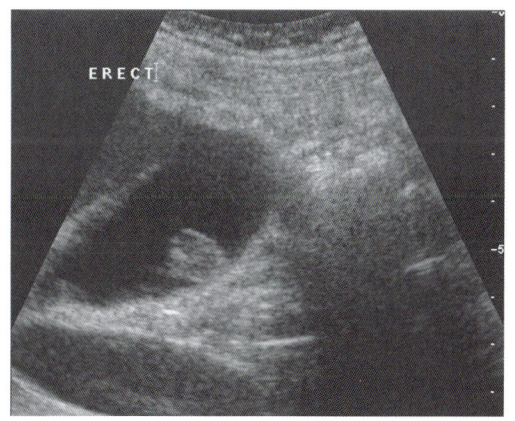

5 胆囊腺肌瘤病

这种良性疾病与胆结石有关。胆囊壁上皮增生导致黏膜憩室延伸至肌层。憩室在壁内被视为充满液体或晶体的囊腔。

超声特征
- 胆囊壁呈弥漫性或局灶性增厚
- 含胆汁的憩室呈低回声
- 含有石头/泥沙样的憩室，表现为"彗尾"征

6 胆囊癌

胆囊癌是一种罕见的胃肠道恶性肿瘤，但在女性和老年人中越来越普遍。

超声特征
- 常与胆结石有关
- 疾病早期，胆囊壁增厚
- 疾病晚期，胆囊被大量的混合回声取代

7 胆道积气

气体在胆道系统内，称为胆道积气。最常见的原因是医源性因素（手术、经内镜逆行性胰胆管造影术等）、胆囊肠瘘和胆结石性肠梗阻。

超声特征
- 胆道内反射性线性回声
- 在气体之后可以看见界面不清的反射声影

| 图像解析 | 超声图像 |

5 胆囊腺肌瘤病

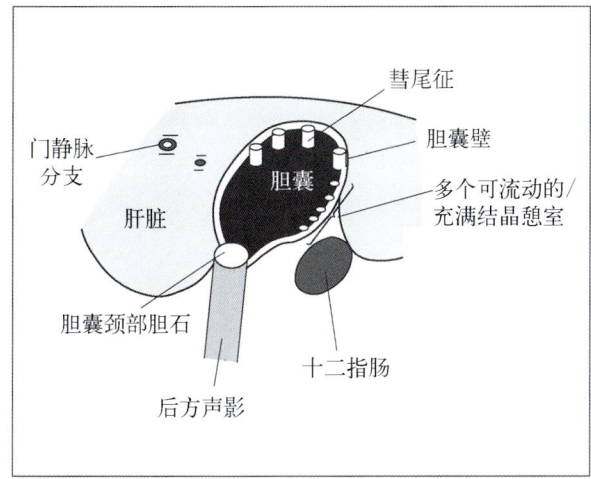
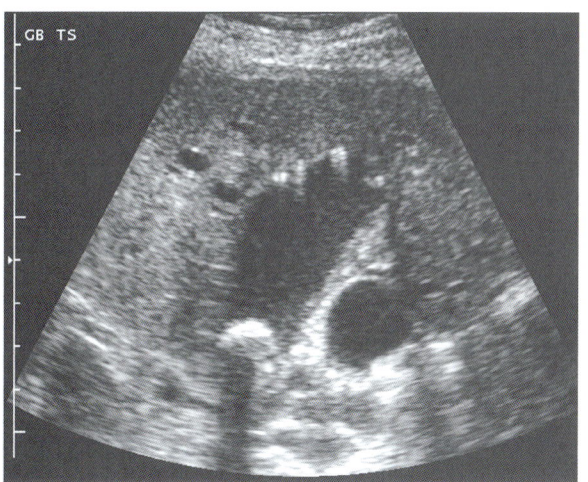

6 胆囊癌

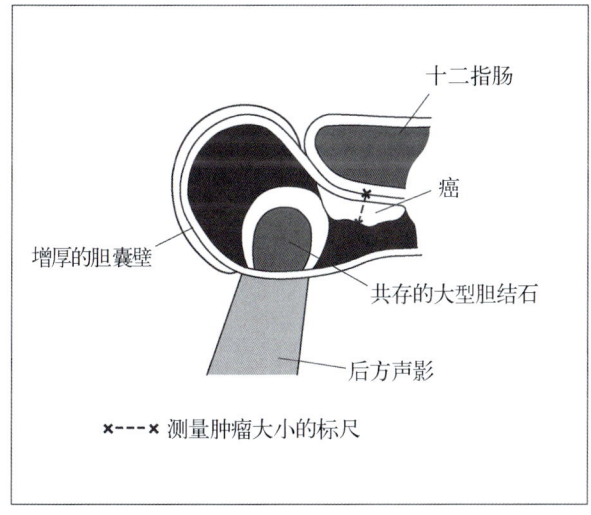
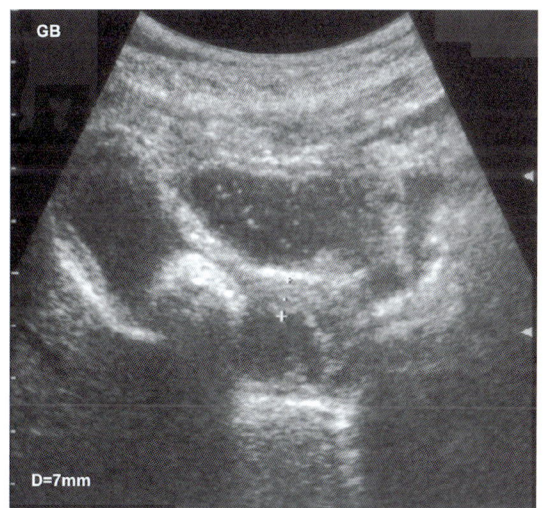

7 胆道积气

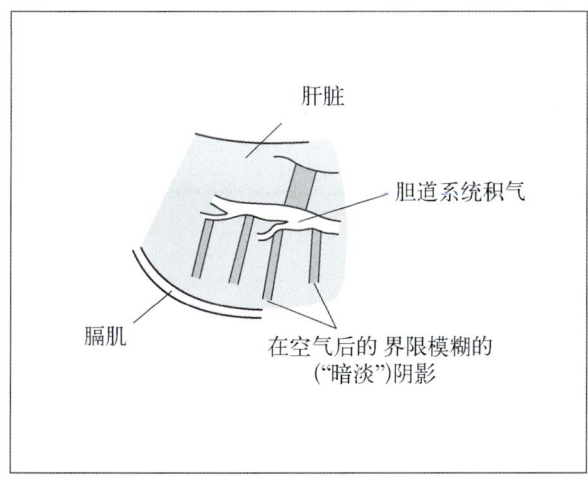
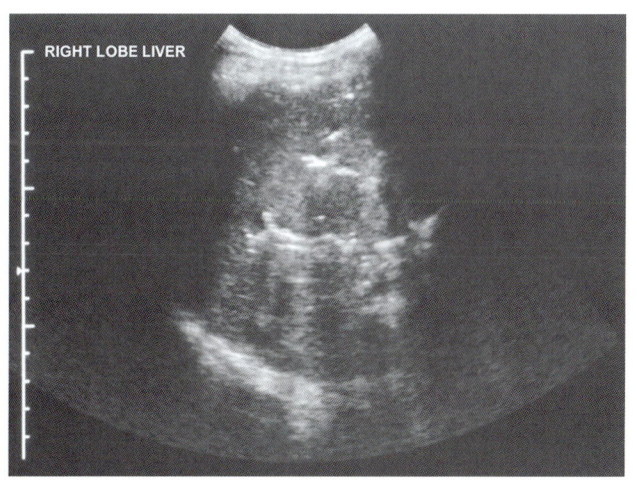

胰腺：病理学

● 1 急性胰腺炎

最常见的原因有酒精、胆结石、类固醇、自身免疫性疾病和创伤。

超声特征
- 水肿/肿大的胰腺
- 低回声，难以显像
- 中线以上纤细
- 周围有积液

提示：由于壶腹部结石患者适用于经内镜逆行性胰胆管造影术取石，应仔细检查壶腹部是否有结石。

● 2 慢性胰腺炎

最常见的原因是长期酗酒。较少见的原因包括胰管阻塞（结石、癌）、囊性纤维化、血色素沉着和家族性遗传疾病。

超声特征
- 胰腺内少量萎缩的强回声光点
- 斑点样钙化灶
- 胰管扩张（占60%）

胰腺强回声的三个原因
- 高龄
- 囊性纤维化
- 慢性胰腺炎

● 3 胰腺癌

胰腺癌通常见于40岁以上的患者。其表现为腹部疼痛向背部放射，伴或不伴黄疸。65%的胰腺癌位于胰头（其次是胰体，胰尾次之）。

超声特征
- 不规则的团块
- 通常为低回声
- 正常解剖结构破坏
- 双管征（即扩张的胆总管和胰管）

图像解析　　　　　　　　　　　　　　　　超声图像

1 急性胰腺炎

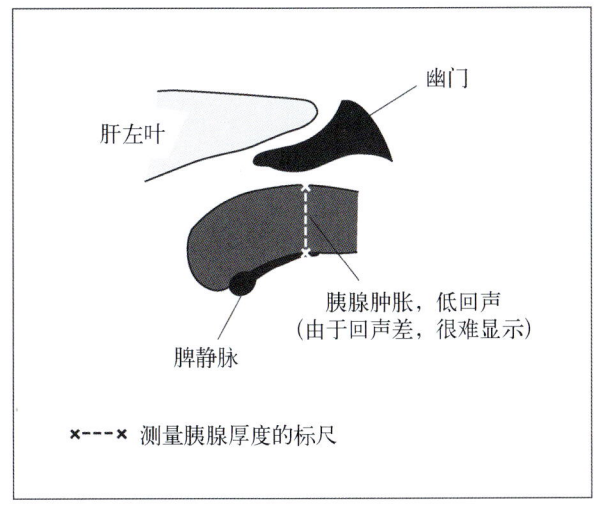
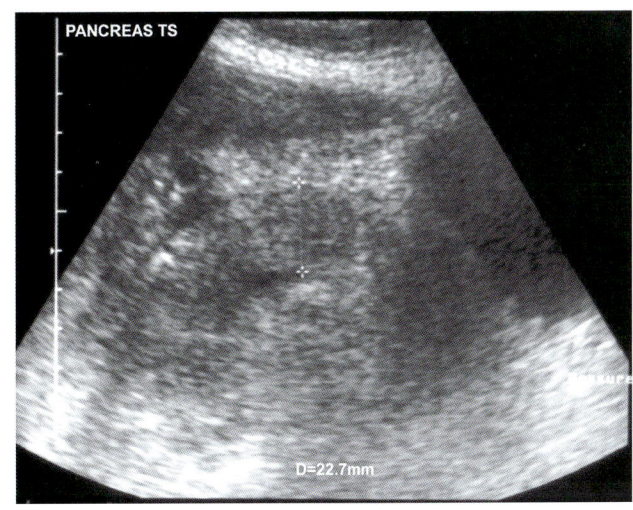

2 慢性胰腺炎

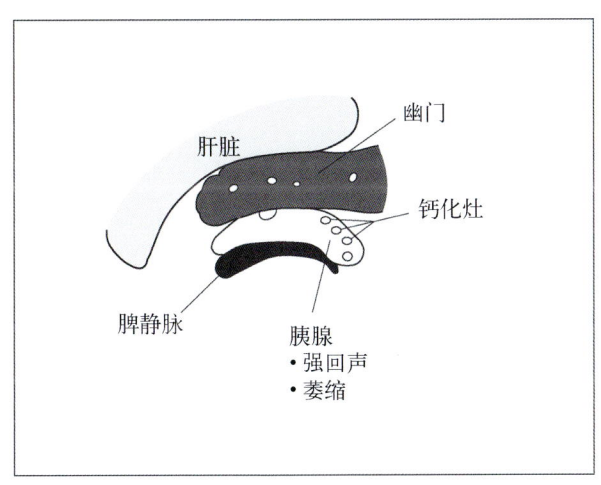
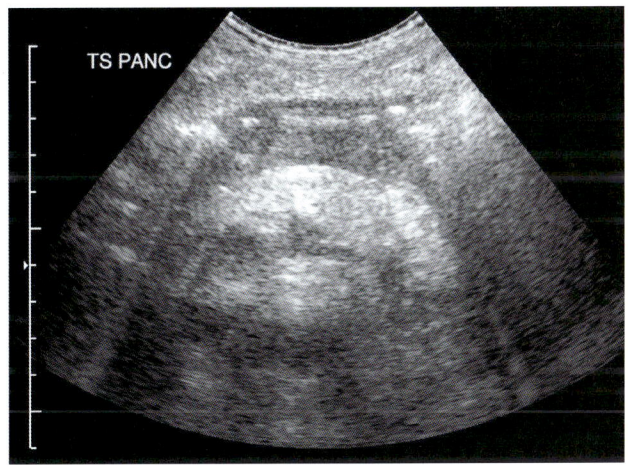

3 胰腺癌

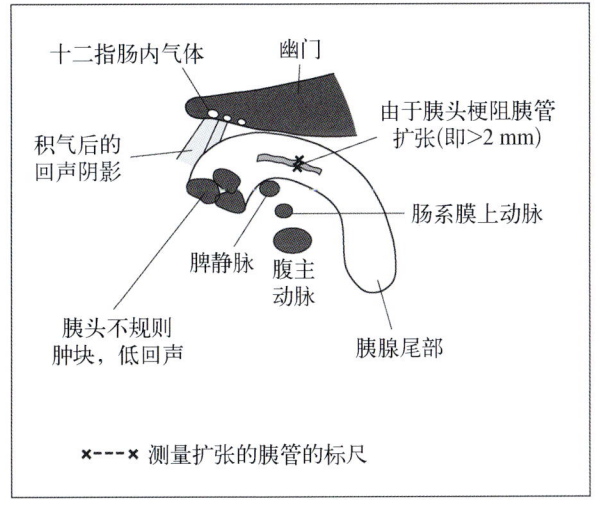
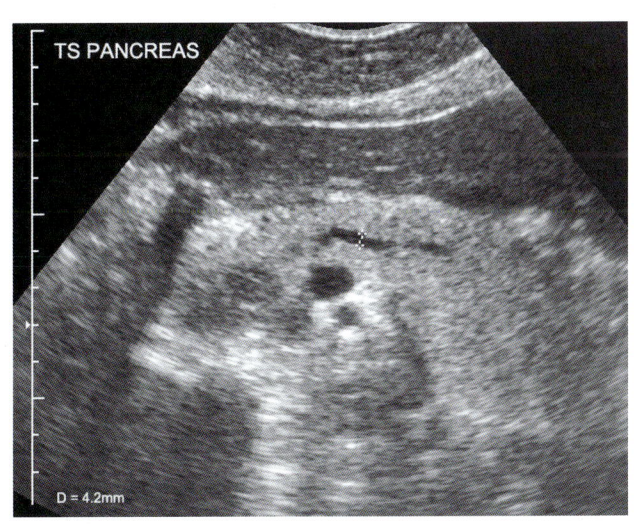

脾脏：病理学

● 1 副脾

副脾，发生率占人群10%，易被发现，没有临床意义。

超声特征
- 球形
- 轮廓清晰，边缘光滑
- 与脾脏具有相同的回声强度和特征
- 通常见于脾门位置

● 2 脾肿大

在英国最常见的原因是门静脉高压、恶性肿瘤（淋巴瘤、白血病、骨髓纤维化）和感染。

超声特征
- 从脾脏下极到上极测量脾脏直径＞13 cm
- 下缘变圆钝
- 寻找病因，如腹水、肝硬化、淋巴结等

提示：请患者将左臂置于头后，扩大肋间间隙，从而扩大开放扫描窗口，更容易评估脾脏。

● 3 淋巴瘤

淋巴瘤是脾脏最常见的恶性肿瘤。

超声特征
- 脾肿大
- 腹部相关的淋巴结肿大
- 脾脏实质单发或多发低回声的病灶

图像解析　　　　　　　　　　　　　　超声图像

1 副脾

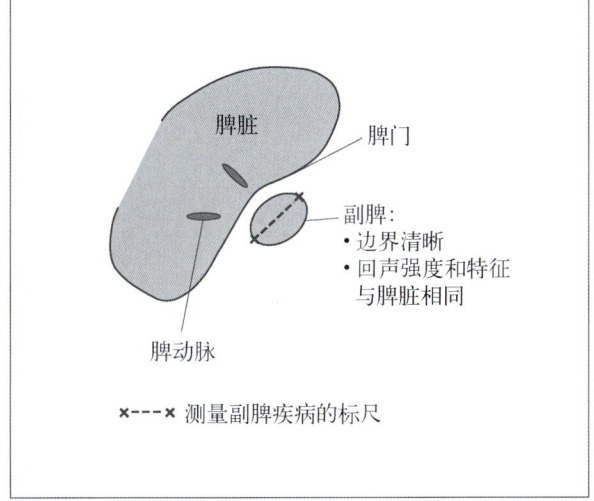
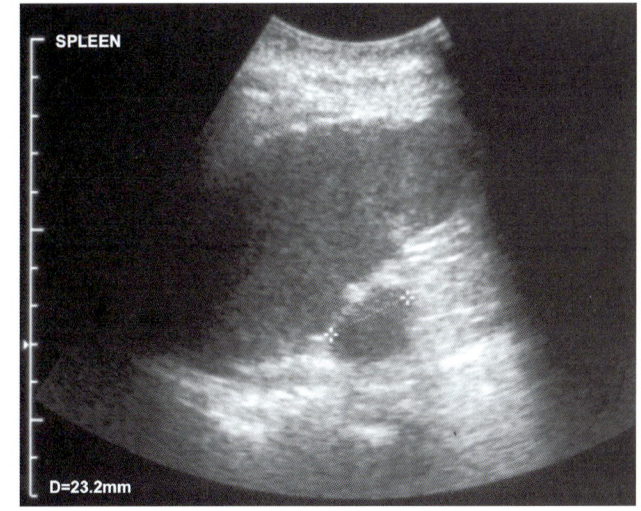

2 脾肿大

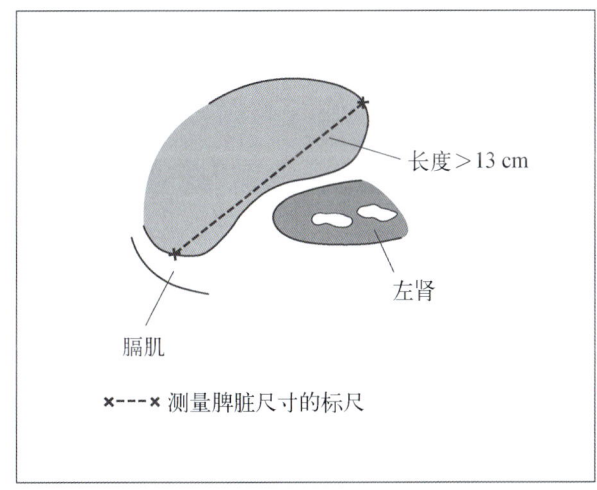
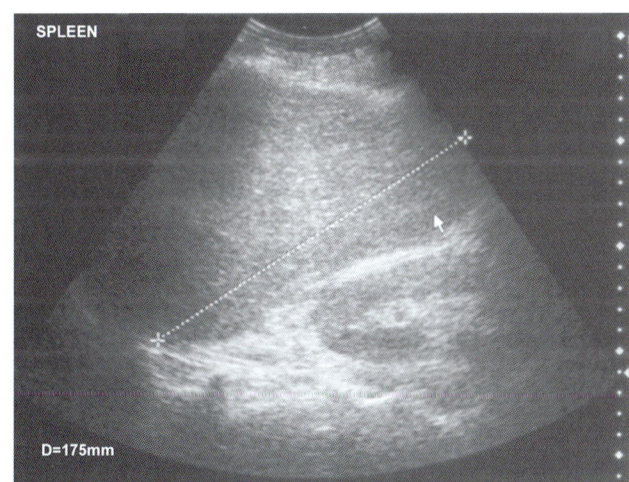

3 淋巴瘤

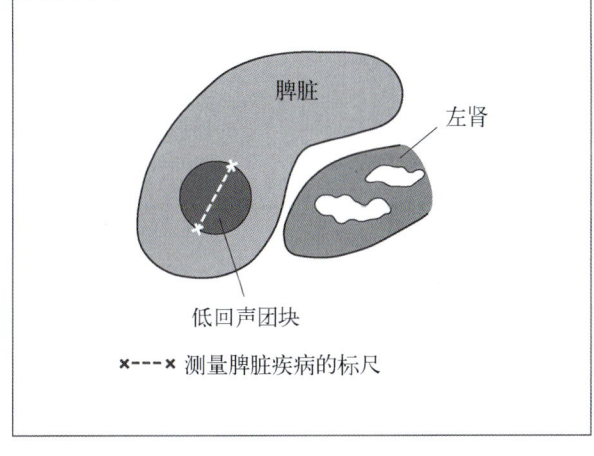
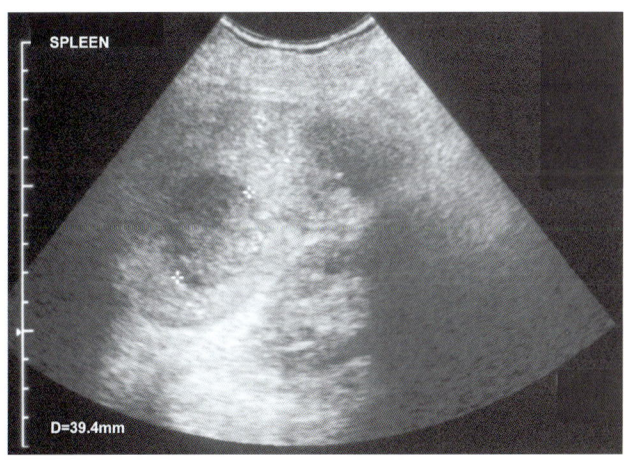

4 肾，包括肾移植

解剖

（i）LS 解剖和血供

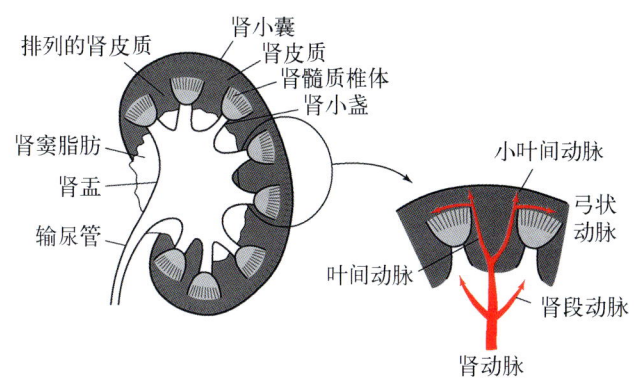

（ii）TS 解剖

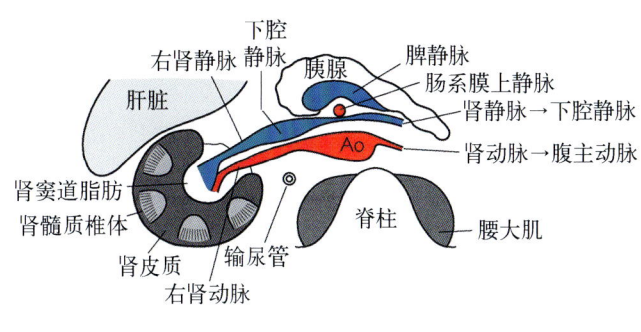

● **关键点**

1. 肾脏位于脊柱两侧，腹膜后位器官，左肾比右肾高约 2 cm。
2. 正常的纵切面长度为 9～12 cm（长度相差不应＞2 cm）。
3. 正常皮质厚度 1.5～2.5 cm（随年龄增长而变薄）。
4. 皮质回声正常情况略低于相邻的肝脏和脾脏——按 PLiSK 记忆！
5. 肾动脉起源于主动脉，位于肠系膜上动脉下方 L2 水平。

（iii）移植解剖

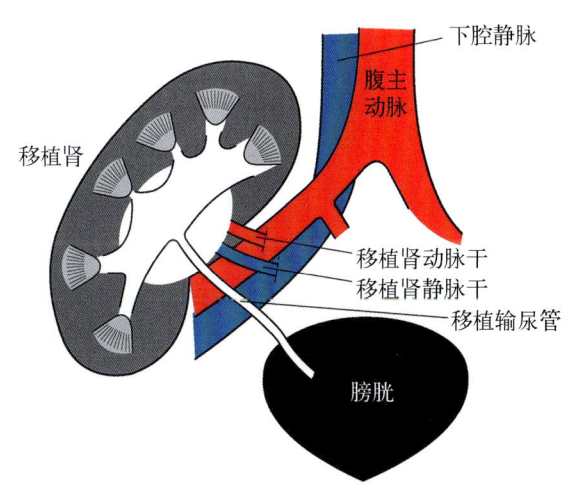

● **关键点**

1. 肾脏被移植到左或右侧髂窝（通常是在右边）。
2. 移植肾有 3 个吻合口：
   - 移植肾动脉干→髂动脉
   - 移植肾静脉→髂静脉
   - 移植输尿管→膀胱

超声扫描

● 步骤 1：肾脏

- **患者体位**：仰卧位，分别向左右两侧倾斜 45°
- **准备**：膀胱充盈。如果患者肾功能受损，则排空膀胱。
- **探头**：低频凸阵探头（3~5 MHz）。
- **机器**：选择预设肾脏模式。纵切面成像可以使用两个聚焦区域（即最小声束宽度的范围）。如果回声比较差或肥胖患者，使用组织谐波和复合成像
- **方法**：如果发现病灶，每一步采集的不仅仅是有代表性的图像。

探头位置	操作说明

1 LS：右肾 / 肝脏

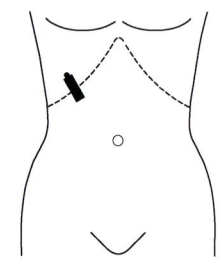

- 首先将探头斜置于右上腹
- 让患者吸气并屏住。
- 在纵切面检查右肾和邻近肝脏 [如果检查困难，尝试靠近后外侧的方法和（或）让患者左转 45°]。
- 比较肝脏实质和肾皮质的回声（肝脏回声应该比肾脏稍强一点——助记 PLiSK）。
- 检查肝肾间隙是否有液体。
- 采集具有代表性的图像。

2 LS：右肾

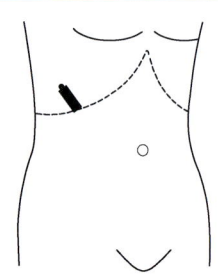

- 先请患者左转 45°
- 请患者吸气并屏住气。
- 再次在纵切面定位右肾。
- 在纵切面扫描检查肾脏，观察：
  — 皮质厚度和回声强度
  — 髓质椎体
  — 肾盂肾盏
- 有无肿块、囊肿、结石或积水？
- 如果肋骨阴影干扰，试着用探头沿肋间隙倾斜扫描。
- 测量肾脏纵切面上的最大长度（从肾上极到肾下极）。
- 测量观察到的异常图像。
- 获取具有代表性的图像。

3 TS：右肾

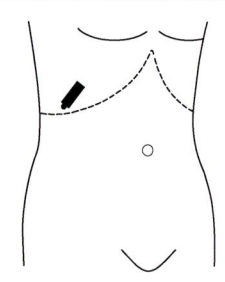

- 探头逆时针旋转 90°，扫描肾脏横切面。
- 缩小视野，采用两个聚焦区域，另一个区域位于肾脏后侧。
- 请患者吸气并屏住。
- 在横切面扫描右肾，观察有无病理改变。
- 如果肠道气体干扰，请患者用手推压上腹部胃区域或按压肾脏从而改变肠道遮挡位置。
- 测量观察到的异常情况。
- 获取具有代表性的图像。

4 肾，包括肾移植

图像解析　　　　　　　　　　　　　　　**超声图像**

1

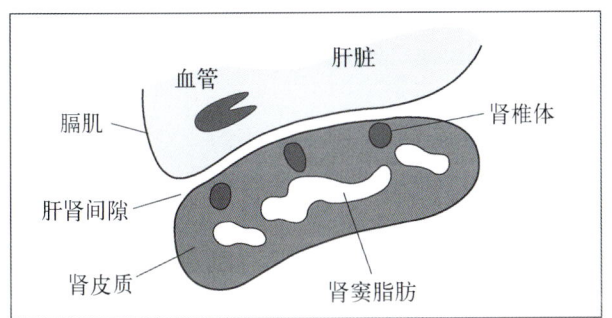

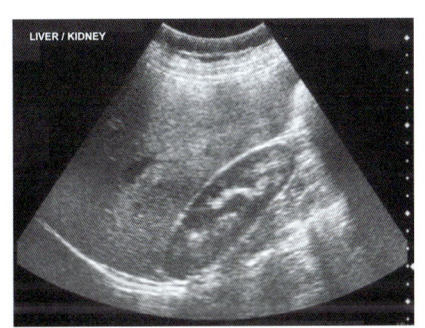

2

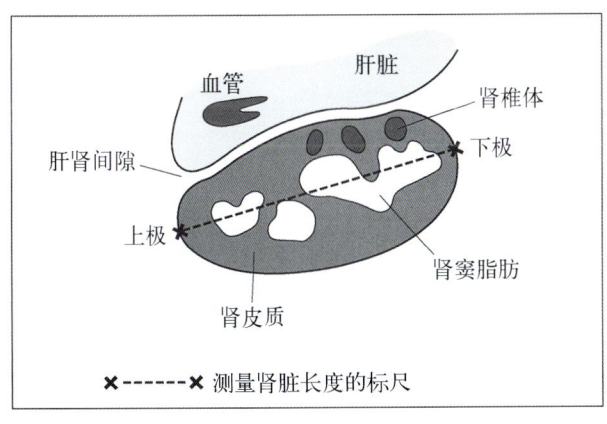

×------× 测量肾脏长度的标尺

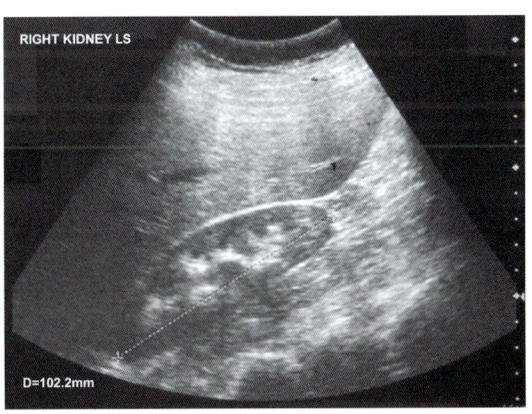

3

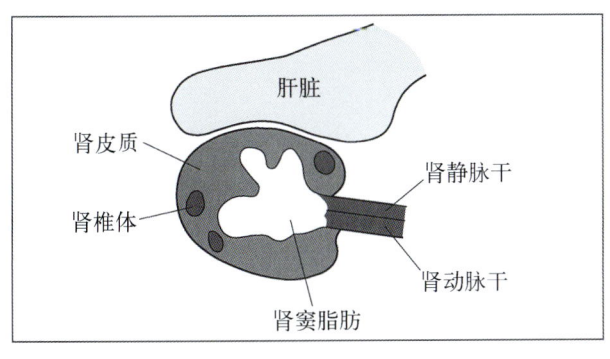

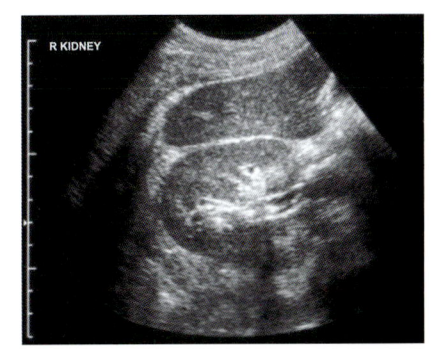

探头位置　　　　　　　　　　　**操作说明**

4 LS：左肾 / 脾脏

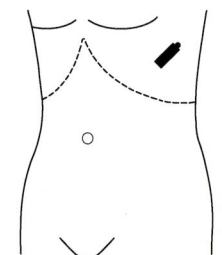

- 先让患者右侧卧位45°。
- 将探头斜置于左上腹。
- 请患者吸气并屏住。
- 纵切面：检查左肾和毗邻器官脾脏,并做对比（提示：左肾比右肾高,比右肾更靠后；第11肋间隙是一个较好的检查标志。）。
- 比较脾脏和肾皮质的回声（脾脏应该比肾回声略强——助记PLiSK!）。
- 获取具有代表性的图像。

5 LS：左肾

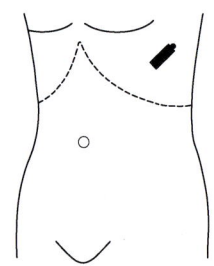

- 保持探头在同一位置。
- 扫描纵切面的左肾,观察：
  — 皮质厚度和回声强度。
  — 髓质椎体。
  — 肾盂肾盏系统。
- 有无肿块、囊肿、结石或积水？
- 如果肋骨阴影干扰,试着用探头沿肋间隙倾斜扫描。
- 测量纵轴切面肾脏的直径（从上极到下极）。
- 获取具有代表性的图像。

6 TS：左肾

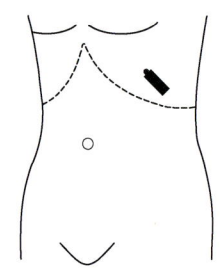

- 把探头逆时针旋转90°在横切面扫描。
- 缩小视野,采用两个焦点区域,另一个区域位于肾脏后侧。
- 让患者吸气并屏住。
- 扫描左肾横切面,观察有无病理变化。
- 如果肠道气体阴影干扰,请患者用手推压上腹部胃区域或按压肾脏从而改变肠道遮挡位置。
- 获取具有代表性的图像。

如果找不到肾脏,有3种可能：
1 肾脏存在,但隐匿——例如肾脏萎缩变小或肠道有大量气体。
2 肾脏位置异常。
3 肾脏缺如。

每一项都应结合患者病史、既往史等,以便做出决定。

对于年龄超过50岁的患者,建议继续扫描腹主动脉并测量其口径,寻找动脉瘤（见第5章）。

4 肾，包括肾移植

图像解析   **超声图像**

4

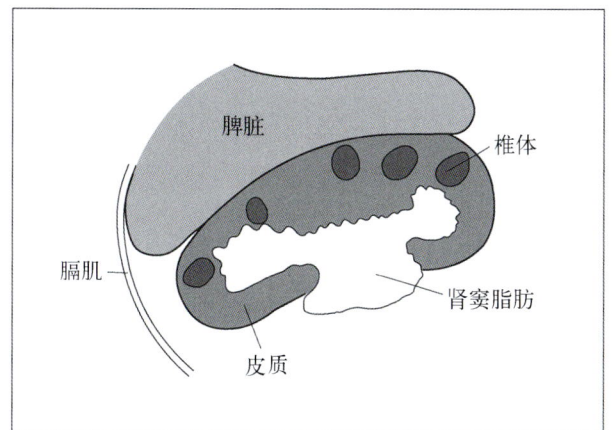
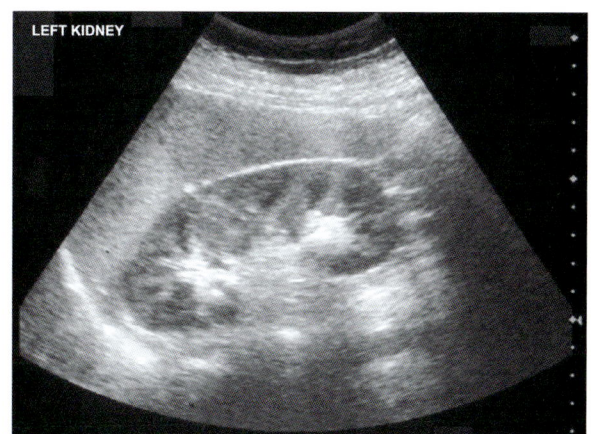

5

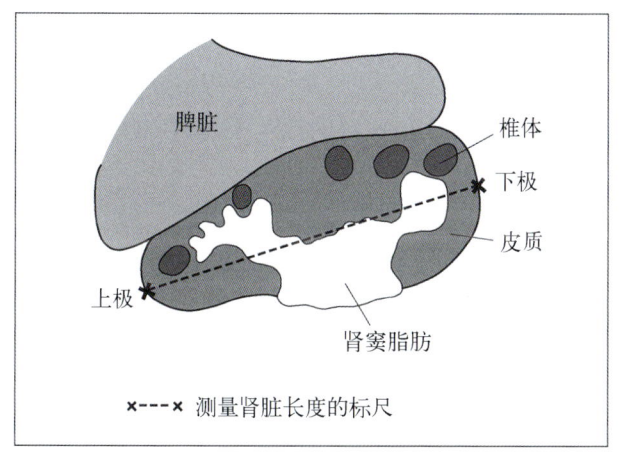
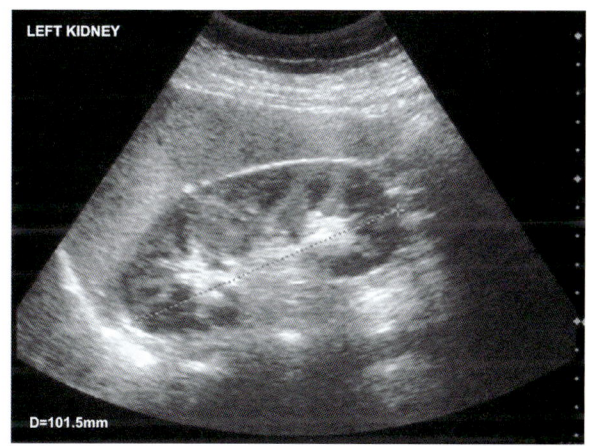

×---× 测量肾脏长度的标尺

6

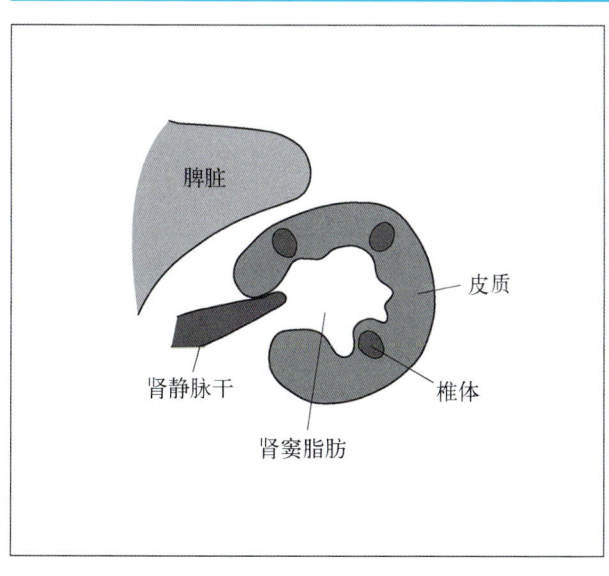
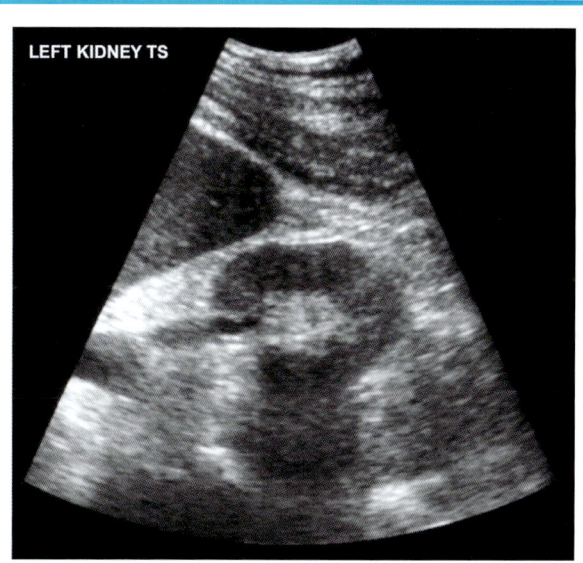

步骤2：膀胱

- **患者体位**：仰卧位。
- **准备**：膀胱充盈。如果患者肾功能受损，则排空膀胱。
- **探头**：低频凸阵探头（3~5 MHz）
- **机器**：建议使用组织谐波和复合成像。调整TGC（时间增益补偿）以去除膀胱前壁的伪影。
- **方法**：如果有病理改变，每一步争取获取更多具有代表性的图像。

探头位置	操作说明

7 LS：膀胱

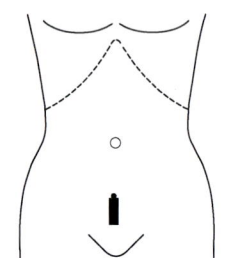

- 将探头放置在耻骨中线上方区域。
- 在纵切面扫描膀胱，并相应地调整深度和视野。
  （**提示**：探头位置位于耻骨联合上方检查视野较好）。
- 用纵切面扫描检查膀胱，观察：
  — 膀胱壁厚度
  — 膀胱壁轮廓
  — 是否有结石或碎片吗？
- 获取具有代表性的图像。

8 TS：膀胱

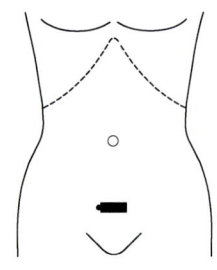

- 横切面：探头在长轴基础上逆时针旋转90°
- 在横切面上扫描膀胱，再次寻找任何病理异常。
- 获取具有代表性的图像。

9 膀胱容积

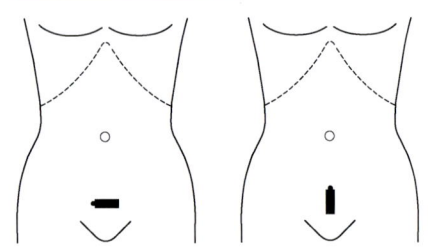

- 现在从纵切面和横切面图像中计算膀胱容积——双图像功能（分屏）有助于计算膀胱容积。
- 测量纵切面膀胱上下直径。
- 测量横切面膀胱左右直径。
- 使用测量包计算膀胱体积（在大多数机器上）：体积=A×B×C×0.53。
- 获取具有代表性的图像。
- 让患者排空膀胱，重复上述测量步骤，计算排尿后膀胱体积。

4 肾，包括肾移植

时间增益控制线调整

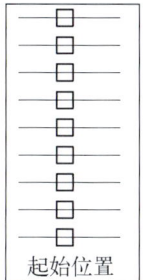

起始位置

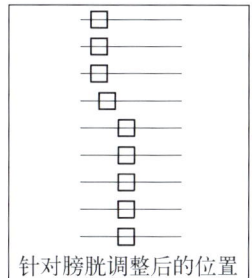

针对膀胱调整后的位置

图像解析　　　　　　　　　　　　　超声图像

7

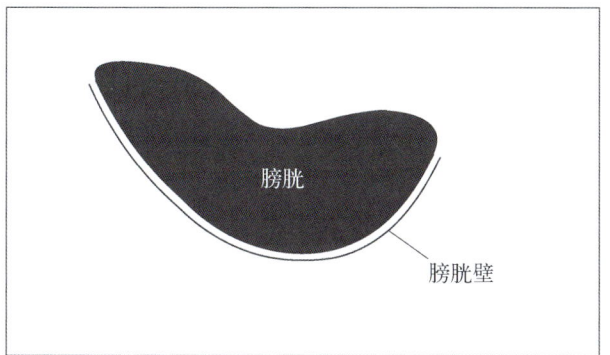

膀胱
膀胱壁

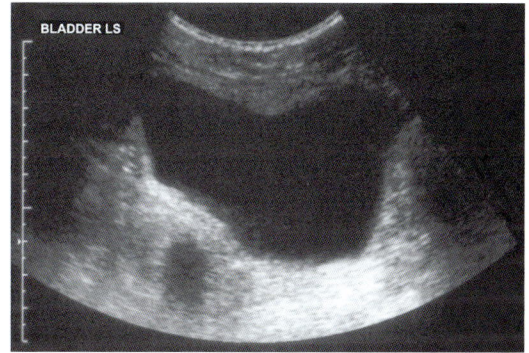

8

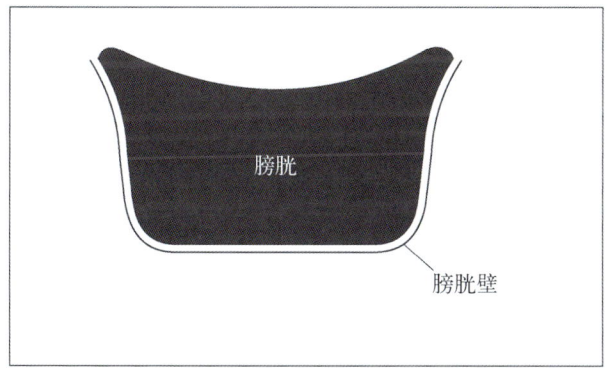

膀胱
膀胱壁

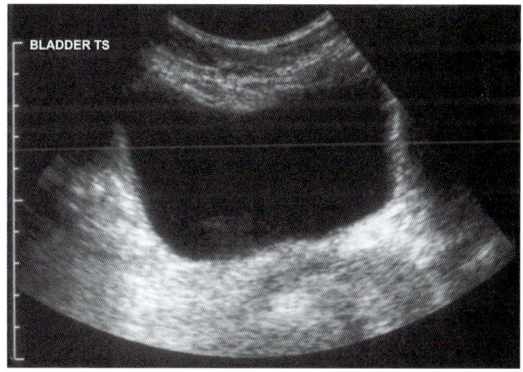

9

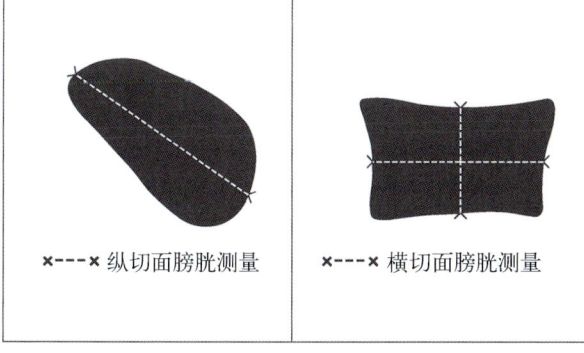

×----× 纵切面膀胱测量　　×----× 横切面膀胱测量

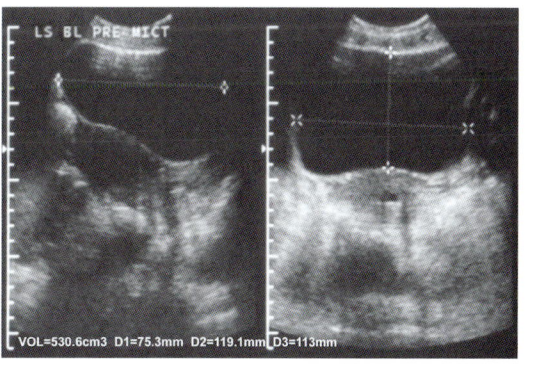

评估肾动脉狭窄

● 间接多普勒法（通过叶间动脉波形）

- **患者体位**：右侧卧位45°，然后向左偏。
- **准备**：膀胱充盈。如果患者肾功能受损，需排空膀胱。
- **探头**：低频凸阵探头（3~5 MHz）。
- **超声机器**：选择预设的肾脏模式。

| 探头位置 | 操作说明 |

1 双肾 LS 测量

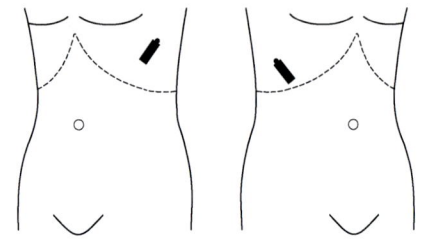

- 患者右侧卧位45°。探头斜置于左上腹。请患者吸气并屏住。
- 在纵轴切面检查左肾，必要时调整探头位置（由于肋骨/肠道气体的干扰）。
- 测量纵切面左肾最大直径（自上极到下极）。
- 让患者左侧卧位45°，探头斜置于右上腹。请患者吸气并屏住。在纵轴切面检查右肾。
- 测量纵切面右肾最大直径（自上极到下极）。
- 肾脏大小是否存在明显异常（超过正常值2 cm）？

2 LS 叶间动脉频谱多普勒

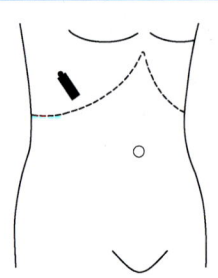

- 将探头稍微向后移动，便于在纵切面后外侧显示右肾（见下图）。
- 打开彩色多普勒，将彩色多普勒取样框置于右肾上极区域。
- 最佳色彩信号：调整色彩增益和聚焦位置，缩小视野，缩小取样框，将脉冲重复频率调高，滤波器在中间。
- 确定一条叶间动脉（沿着髓质椎体）。
- 打开频谱多普勒，将取样框置于该血管上方，获得一条轨迹。通过调整取样框大小和光波气流角在0°~60°，以获取最佳波形（后外侧探查有助于角度校正）。
- 选择计算包（在大多数机器上）。计算加速时间，即舒张末期到收缩期上升的第一个高峰的间隔。
- 在中央区和下极重复上述动作。
- 然后对左肾重复上述操作。

肾动脉狭窄诊断标准（>70%）

- 加速时间（AT）>0.07 s。
- 加速时间（AT）>0.12 s 有较好的阳性预测值。
- 寻找"慢波"（parvus tardus）频谱波形（参见病理学部分）。

4 肾，包括肾移植

图像解析　　　　　　　　　　　　　　超声图像

1

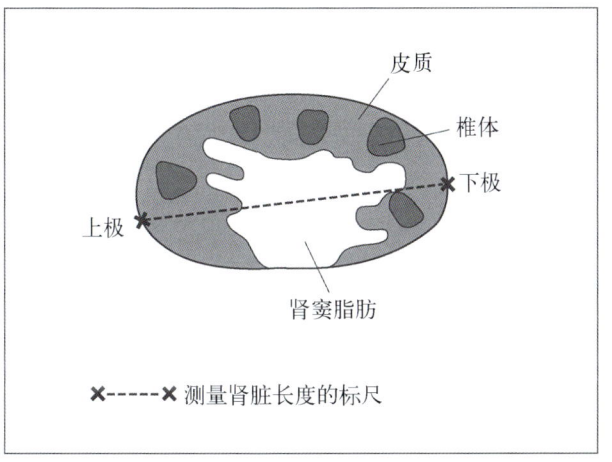
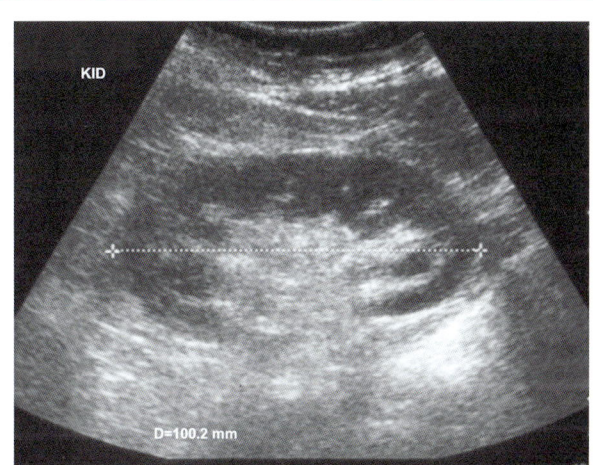

2

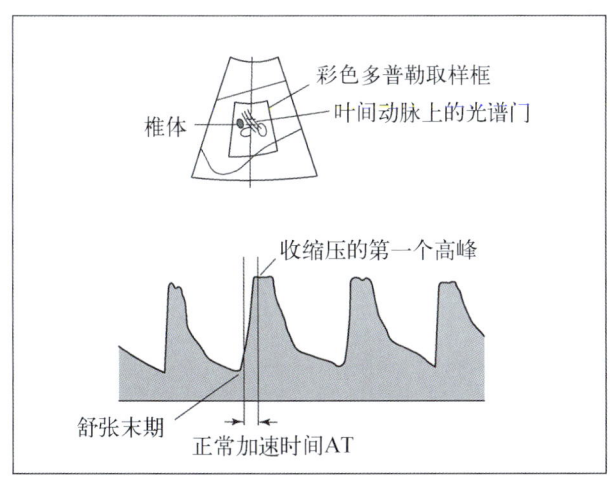
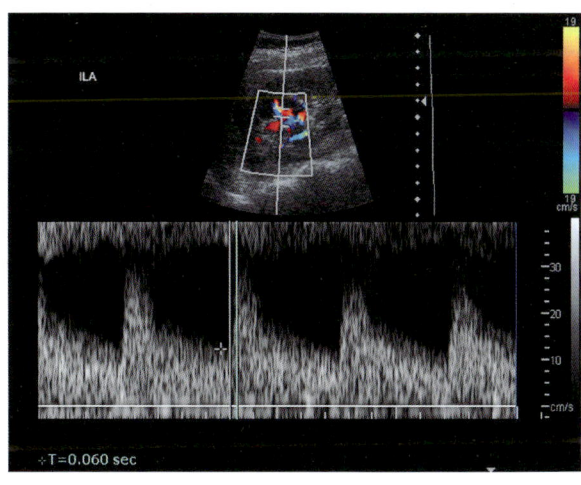

肾移植扫描

- 患者体位：仰卧位。
- 准备：排空膀胱。
- 探头：低频凸阵探头（3~5 MHz）。
- 超声机器：选择预设的肾脏模式，建议选择2个焦点区域。
- 方法：如果发现有病理改变，每一步获取更多具有代表性的图像。

探头位置　　　　　　　　　　**操作说明**

1 LS 移植肾

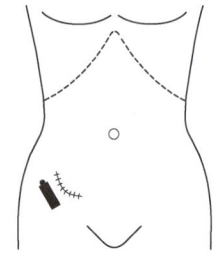

- 首先将探头平行放置于髂窝手术瘢痕外侧（在右侧腹股沟或左侧腹股沟区域）。
- 在纵切面寻找移植肾，并相应地调整深度和视野。
- 在纵切面检查移植肾，然后将探头逆时针旋转90°，在横切面再检查一次移植肾。
- 观察：
  - 皮质回声
  - 皮髓质分化
  - 肾盂肾盏系统扩张
  - 是否存在肾周积液？
- 获取具有代表性的图像

提示：如果泌尿系统出现扩张，一些中心提倡测量肾脏的面积和肾盂的面积，然后使用扩张指数来划分严重程度的等级。

2 LS 叶间动脉频谱多普勒

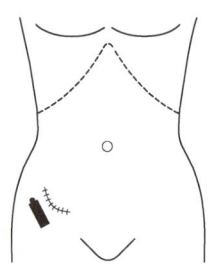

- 保持探头在肾脏纵切面的位置。
- 打开彩色多普勒，将取样框置于肾脏上方。
- 优化色彩信号：调整色彩增益和聚焦位置，缩小视野，减小取样框，将脉冲重复频率调高，滤波器在中间。
- 评估整个移植肾的灌注情况——通常情况下检查皮质边缘（大功率多普勒也可用于此）。
- 确定一条与髓质椎体并行的叶间动脉。
- 打开频谱多普勒，将取样框置于该血管上方，获得一条轨迹。通过调整取样框大小和光波气流角在0°~60°，以获取最佳波形。
- 选择计算包（在大多数机器上）。通过收缩压峰值S和舒张末期D计算阻力指数（RI）：$RI = (S-D)/S$。

阻力指数（RI）

- 正常移植肾的动脉床阻力较低，$RI < 0.7$
- 较高的数值表示肾脏固有疾病（如排斥反应），但不能明确疾病类型
- 在移植的肾脏中，随时间变化记录连续的阻力指数更有意义

4 肾，包括肾移植

| 图像解析 | 超声图像 |

1

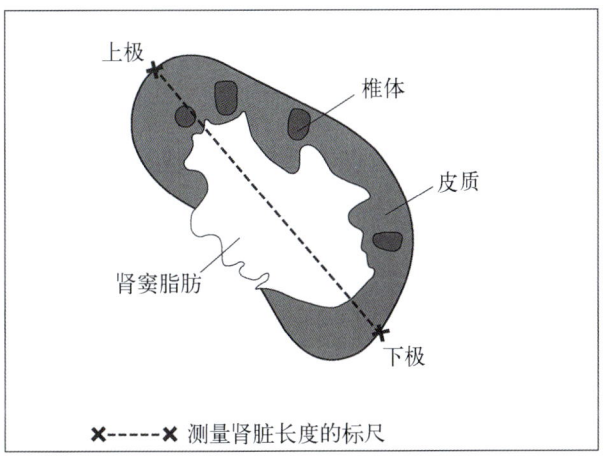
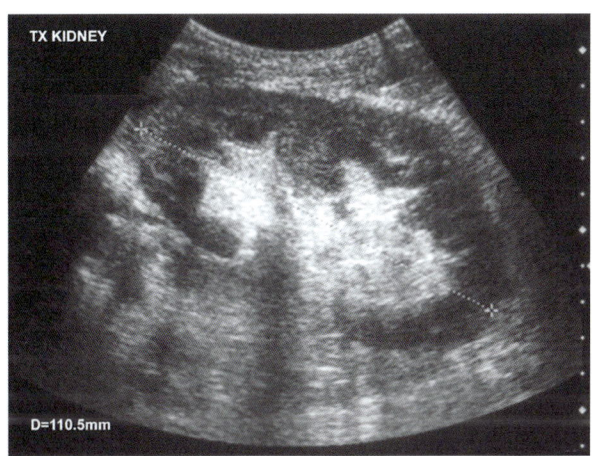

2a

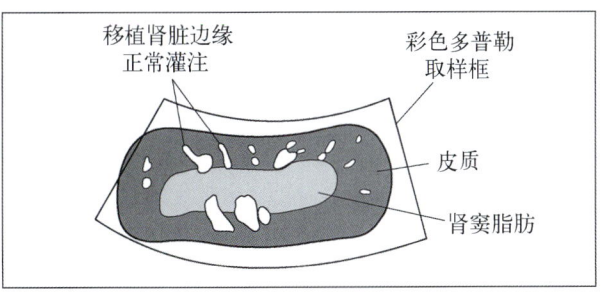
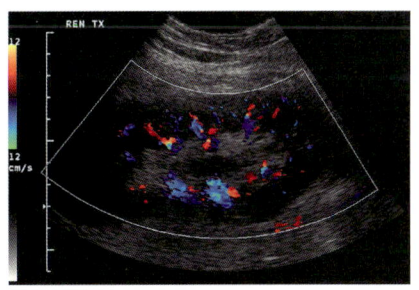

2b

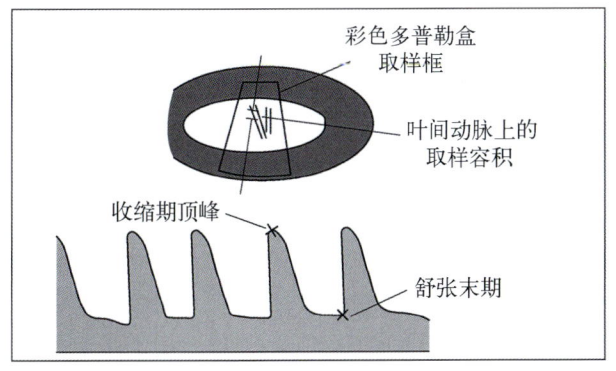
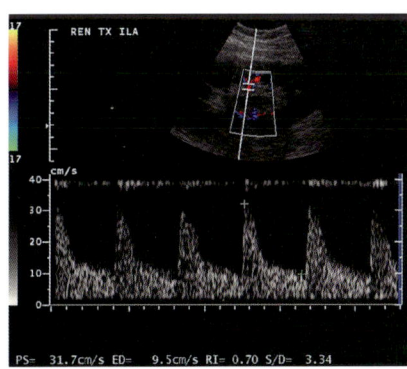

| 探头位置 | 操作说明 |

3 LS：移植肾脏的肾动脉干多普勒

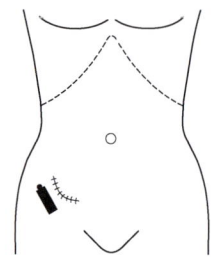

- 保持探头在纵切面位置。
- 使用彩色多普勒超声检查门静脉附近的肾动脉干和肾静脉干，如有可能，追踪其与髂血管吻合部位。
- 缩小视野；调整取样框大小，有助于检查肾动脉和肾静脉干。
- 确定来源于髂动脉的肾动脉干血流方向（朝向探头）
- 打开频谱多普勒，将取样框置于该血管上方，获得一条轨迹。
- 通过调整取样容积的大小和保证光波气流角在0°~60°，以获得最佳波形。
- 寻找正常的动脉收缩期上升的峰值。
- 测量该血管的收缩期峰值流速（见下）。
- 在频谱多普勒超声的轨迹上寻找反向（基线下方）舒张末期血流—肾静脉干血栓（见病理切片）。

4 LS：移植肾的肾静脉干多普勒

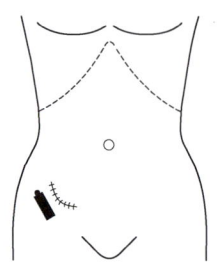

- 确认来源于髂静脉的肾静脉干（血流方向背向探头）。
- 通过频谱多普勒来评估通过该血管的血流。

移植肾动脉干收缩期血流的峰流速

- 峰流速＞250 cm/s，诊断肾动脉狭窄；肾动脉狭窄可能发生在吻合口部位
- 肾动脉狭窄是公认的移植失败的原因，通常需要支架治疗。

4 肾，包括肾移植

| 图像解析 | 超声图像 |

3a

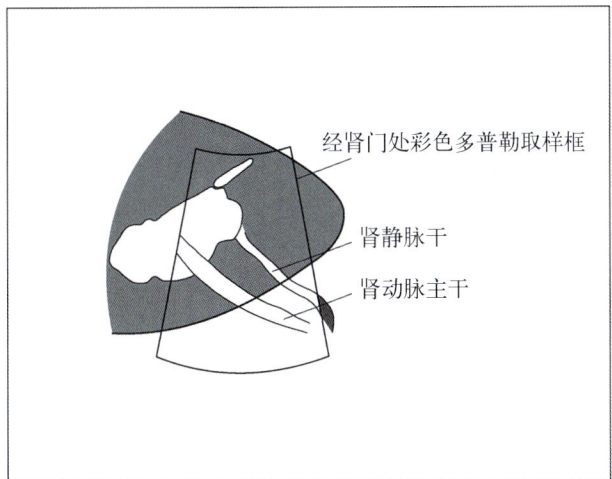
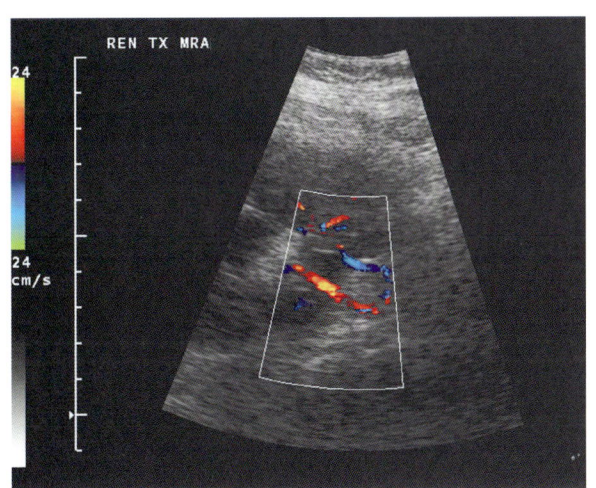

经肾门处彩色多普勒取样框
肾静脉干
肾动脉主干

3b

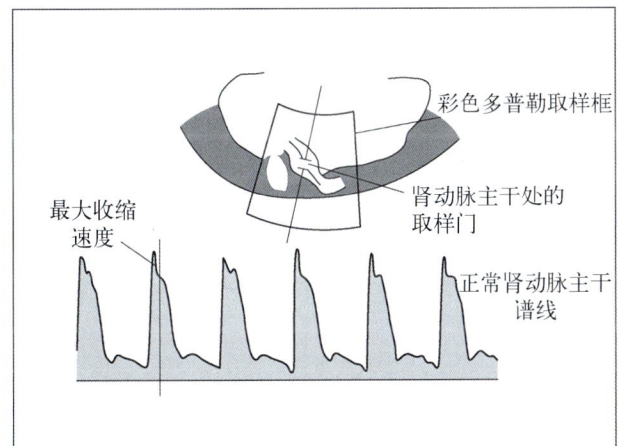
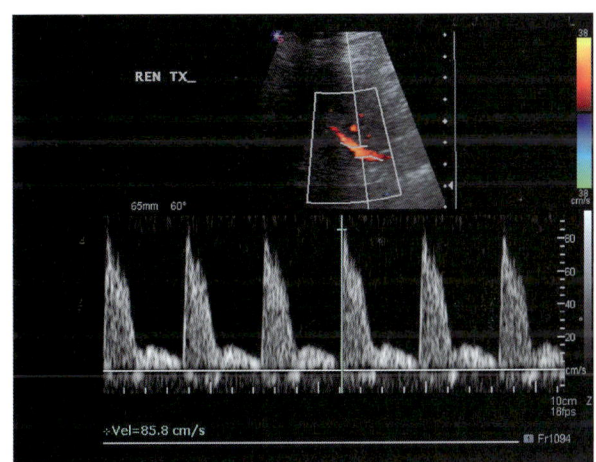

彩色多普勒取样框
肾动脉主干处的取样门
正常肾动脉主干谱线
最大收缩速度

4

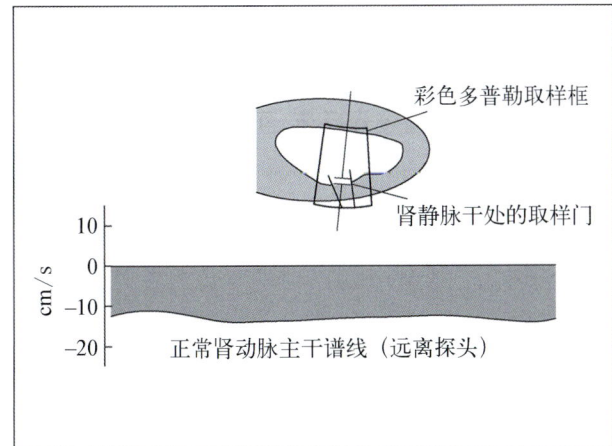
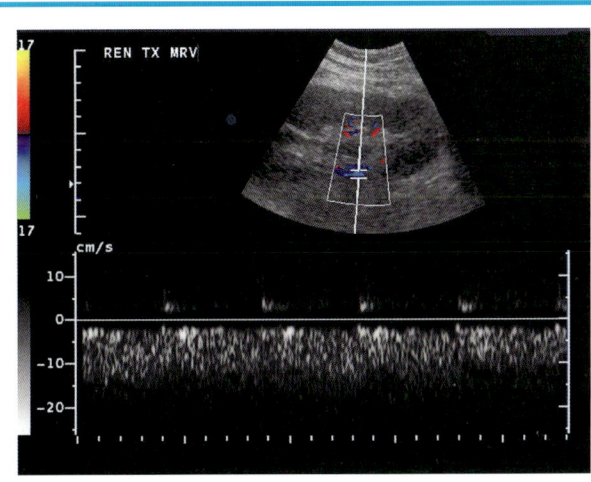

彩色多普勒取样框
肾静脉干处的取样门
正常肾动脉主干谱线（远离探头）

病理学

● 1 先天性变异

(a) 单驼峰
沿左肾外侧边缘可见实质突出,通常仅位于脾脏下方。重要的是不要将其误认为是肾肿瘤。

(b) 肾柱(贝坦柱)
皮质柱肥大,可见其突出于肾窦脂肪。将其与肾肿瘤鉴别开来是很重要的(肿块与皮质相连续,与皮质回声相同或较低,彩色多普勒评估显示血管分布正常)。

(c) 马蹄肾
这是最常见的先天肾解剖异常。肾脏通过峡部在中轴线上将上极与下极融合在一起。位置靠下,这是由于它们受到肠系膜下动脉上峡部的影响,两侧肾盂在前方,肾下极在中间。这种结构将会增加结石阻塞和感染的风险以及肾脏肿瘤(如威尔姆瘤)发生。

(d) 重复肾
肾脏集合系统被肾实质组织桥分隔,每一部分都有各自的输尿管。同时,上部的输尿管开口置入膀胱中下部。这样的结构容易导致输尿管囊肿和梗阻。下段输尿管易发生膀胱输尿管反流,可导致慢性肾盂肾炎。超声检查很难看到实质桥。一侧积水(通常是上部)提示该诊断。

4 肾，包括肾移植

图像解析   **超声图像**

Ia 单驼峰

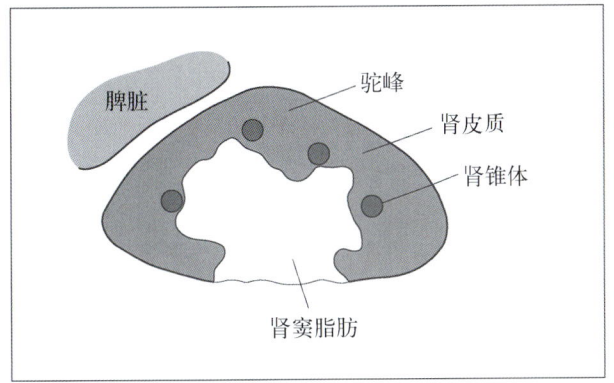 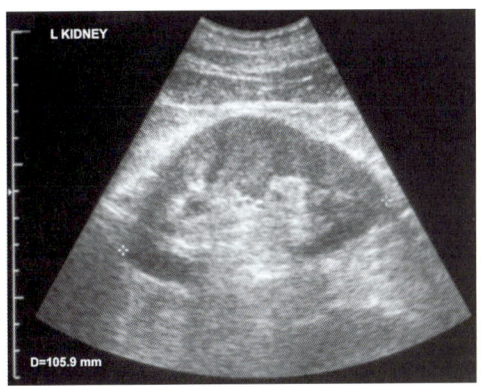

Ib 肾柱（贝坦柱）

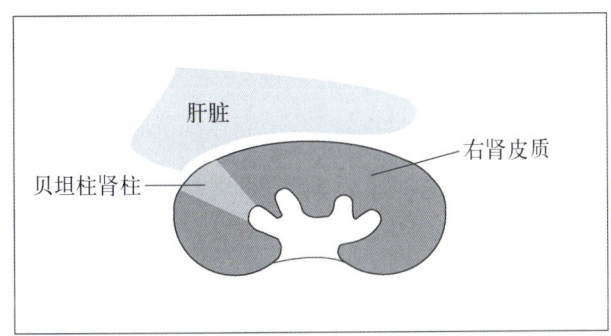 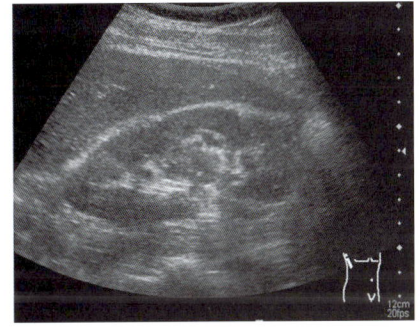

Ic 马蹄肾

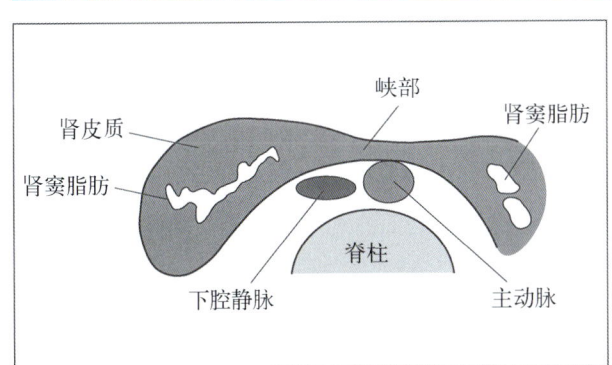 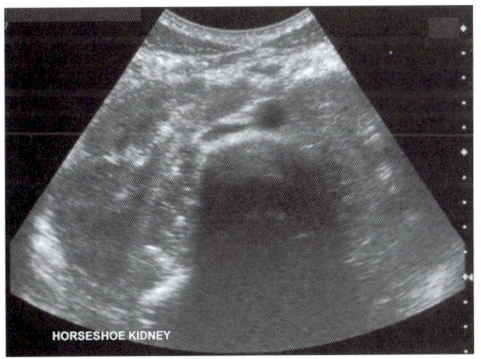

Id 重复肾

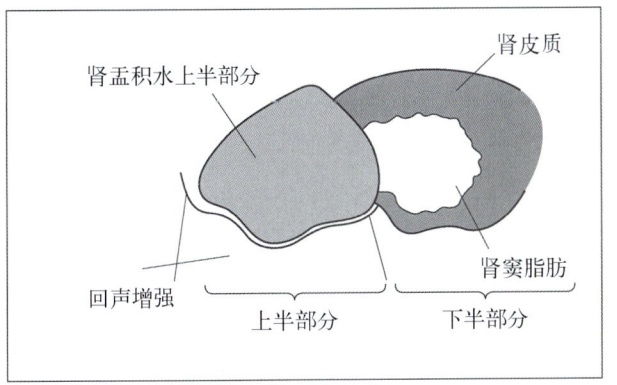 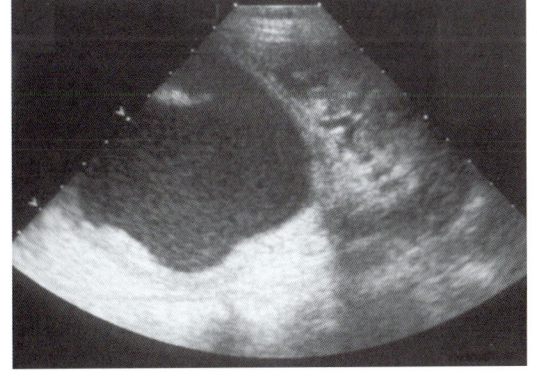

● 2 单纯性肾囊肿

这是一个很常见的情况，随着年龄增长而增加。它们最常见于肾皮质。

超声特征
- 边缘光滑
- 壁薄
- 无回声内容物（可能含有少量细小间隔）
- 后壁回声增强

提示：任何具有不典型特征的囊肿（厚或多分隔、实性成分、壁结节）均需CT或MRI评估并考虑手术切除。

● 3 成人多囊肾病（PCKD）

在这种常染色体显性遗传的情况下，肾脏含有多个囊肿，这些囊肿会慢慢变大，导致皮质变薄和进行性肾功能衰竭。囊肿可能在第二个十年可以在超声波上看到，但通常直到40岁左右才会出现症状。

超声特征
- 肾脏增大，表面呈波浪形
- 包含多个大小不一的囊肿
- 囊肿通常很简单，但有些可能由于内部出血而出现更复杂的外观

可在肝脏（50%）、胰腺（10%）和脾脏（罕见）中见到相关囊肿。

成人PCKD的年龄相关诊断标准（有PCKD家族史者）
- 15~30岁：至少有2个单侧或双侧肾囊肿
- 31~59岁：每个肾脏至少有2个囊肿
- 60岁：每个肾脏至少有4个囊肿

● 4 肾结石

含钙结石是最常见的类型。患者通常无症状，但可能遭受复发性尿路感染或肾绞痛发作。

超声特征
- 高回声影，投射远侧声影。
- 如果被肾窦回声掩盖，可能很难发现。
- 如果结石引起输尿管梗阻，可出现肾盂积水。

提示：一定要测量任何一个石头的大小，并注意它们的位置。提示：增加频率并降低总增益，可使结石更易被检测。

图像解析　　　　　　　　　　　　　　　　　　**超声图像**

2 单纯性肾囊肿

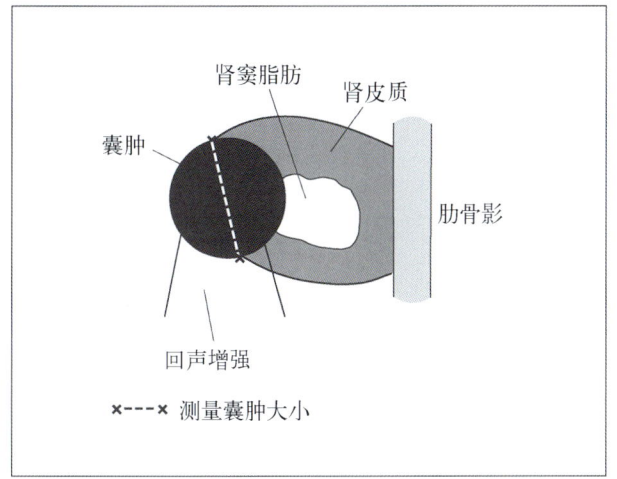 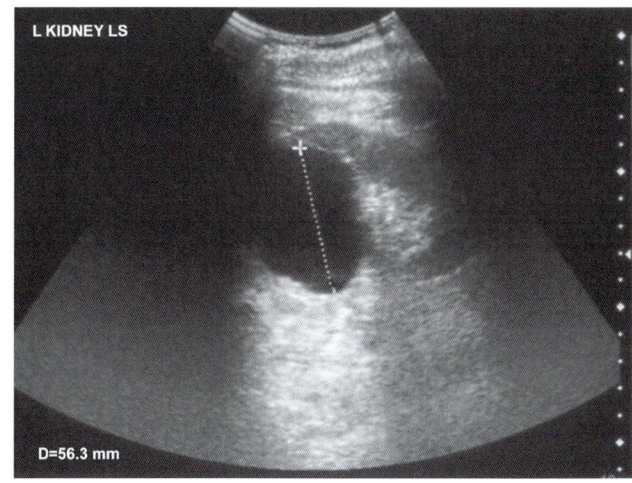

3 成人多囊肾病（PCKD）

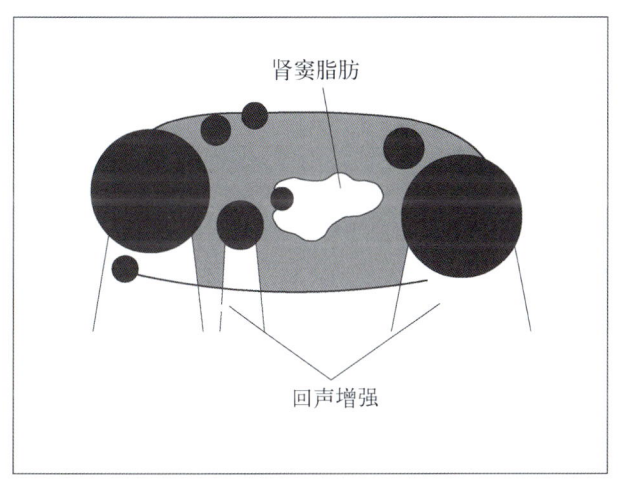 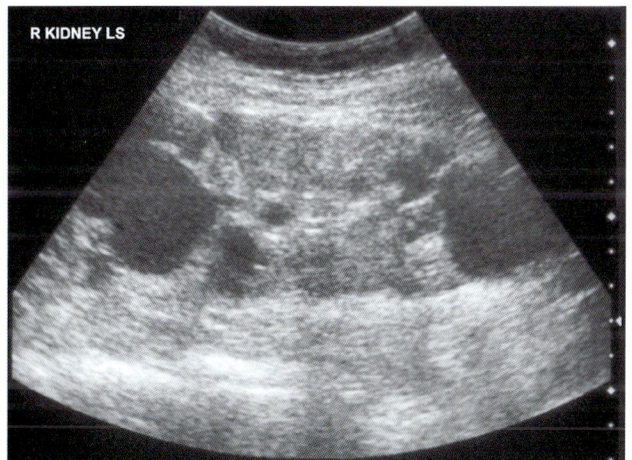

4 肾结石

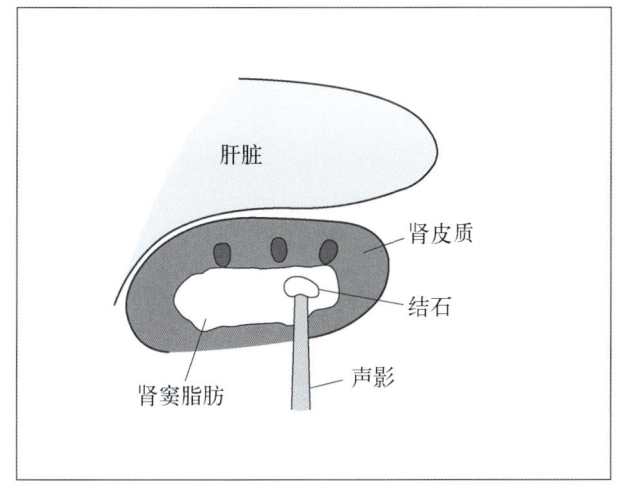 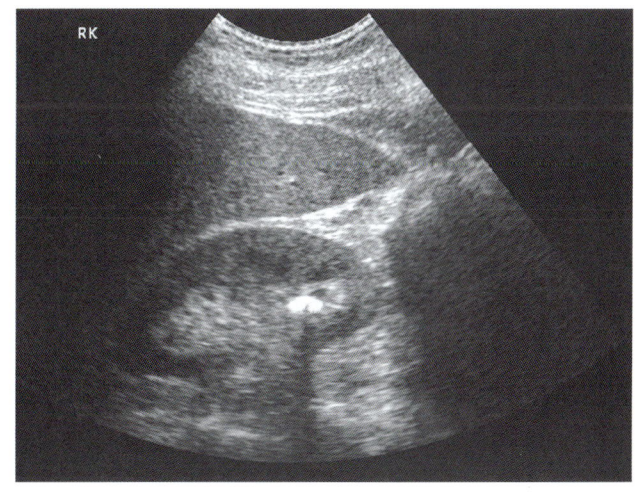

5 肾盂积水

因集合系统阻塞性扩张；最常见于结石、肿瘤或血凝块。可分为以下几个等级：

(a) 轻度

肾窦回声分离，即"裂窦"征。这应该与膀胱充盈的反压效应不同，即在患者排尿后重新扫描；肾脏系统应在几分钟内压缩。应用彩色多普勒超声对其进行鉴别。

(b) 中度

肾盂和肾盏肿胀，但无肾皮质损失。

(c) 重度

肾脏系统严重肿胀，肾窦脂肪回声消失，肾皮质变薄。

图像解析

5a 轻度

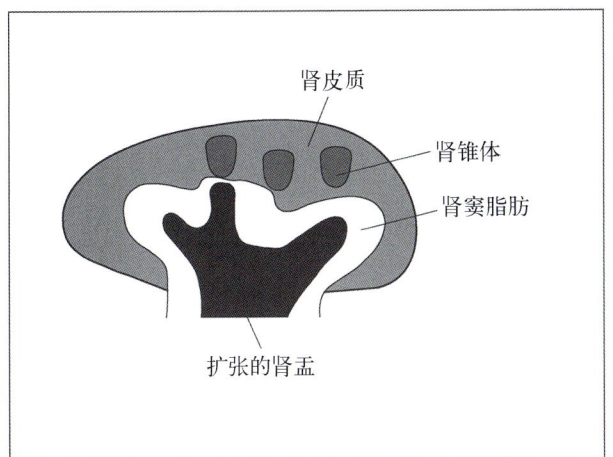

肾皮质
肾锥体
肾窦脂肪
扩张的肾盂

5b 中度

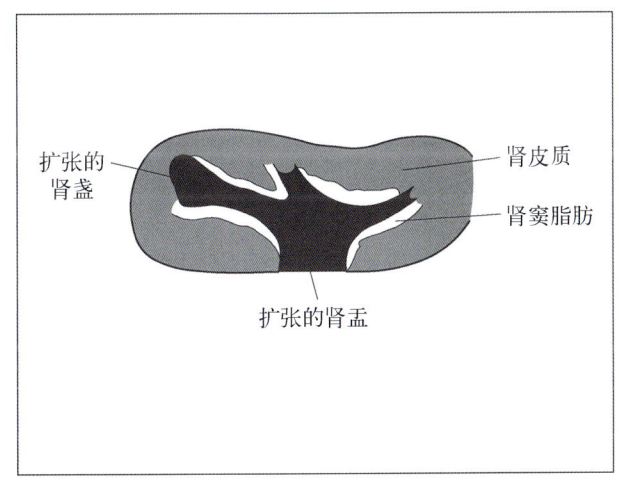

扩张的肾盏
肾皮质
肾窦脂肪
扩张的肾盂

5c 重度

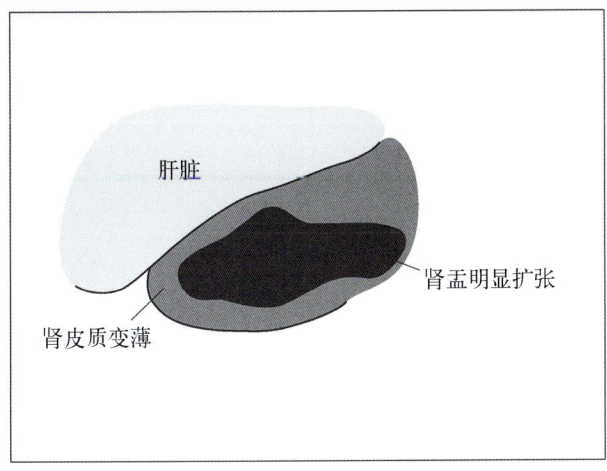

肝脏
肾盂明显扩张
肾皮质变薄

超声图像

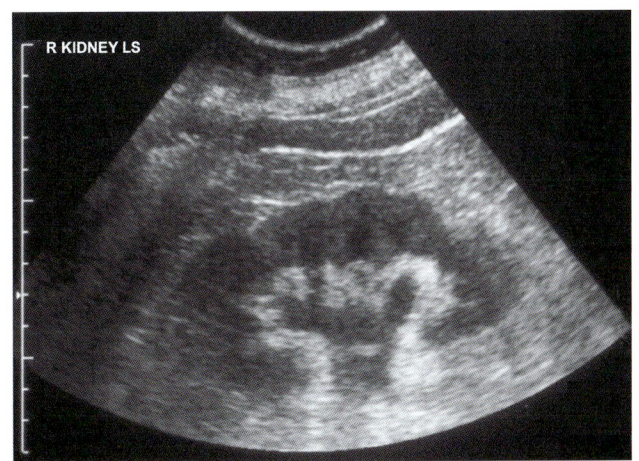

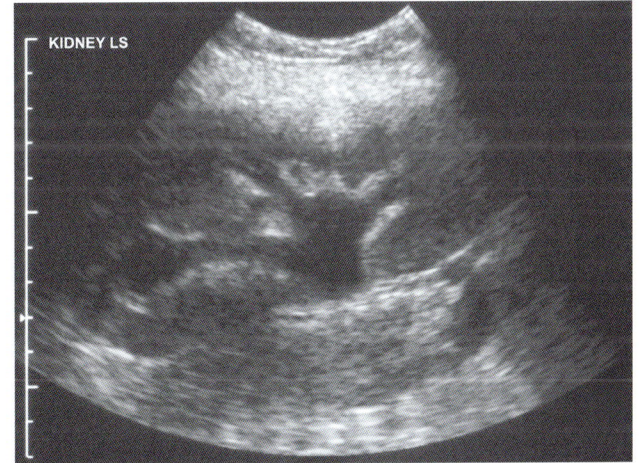

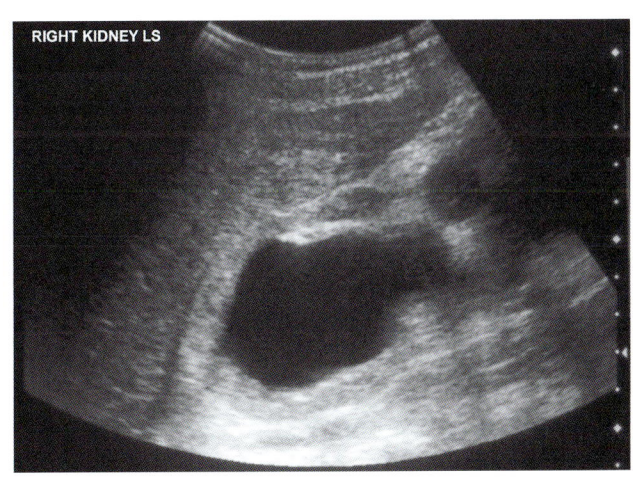

6 血管肌脂肪瘤

这是一种由血管、肌肉和脂肪组成的良性混合肿瘤。它随着年龄的增长而增大,在女性中更为常见。

超声特征

- 皮质病变
- 通常是一个小的(＜2 cm)清晰的高回声团块
- 1/3 的人会产生后壁回声影
- 结节性硬化症患者可出现多发双侧病变

提示: 血管平滑肌脂肪瘤的主要鉴别诊断为乳钙囊肿和小实质结石。较大的血管平滑肌脂肪瘤(＞3 cm)可以模拟小肾癌的外观,建议对直径＞1.5 cm 的病变进行 CT 描述,以确保其含有脂肪。对于＜1.5 cm 的病变,建议进行连续超声随访,以确保稳定性。大型急性淋巴细胞白血病有自发性出血的危险。

7 肾细胞癌(RCC)

这是成人最常见的肾脏恶性肿瘤。

超声特征

- 肿块,通常为混合回声,常引起肾外形隆起
- 小肿瘤呈高回声影,与血管平滑肌脂肪瘤相似

评估肾静脉和下腔静脉在肿瘤血栓形成中的作用是非常重要的。另一个肾也应该仔细检查,因为 5% 为双侧!

4 肾，包括肾移植

图像解析　　　　　　　　　　　　　　　　　　　　**超声图像**

6a 小血管肌脂肪瘤

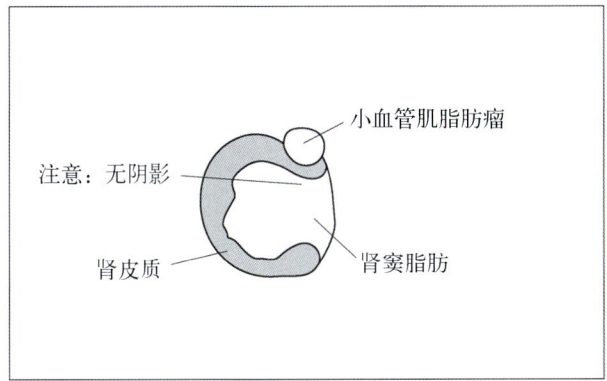
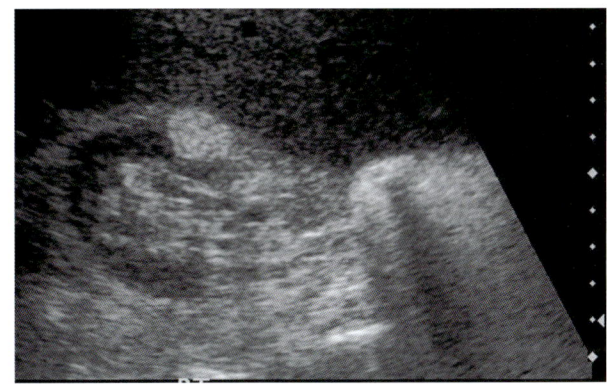

6b 大血管肌脂肪瘤

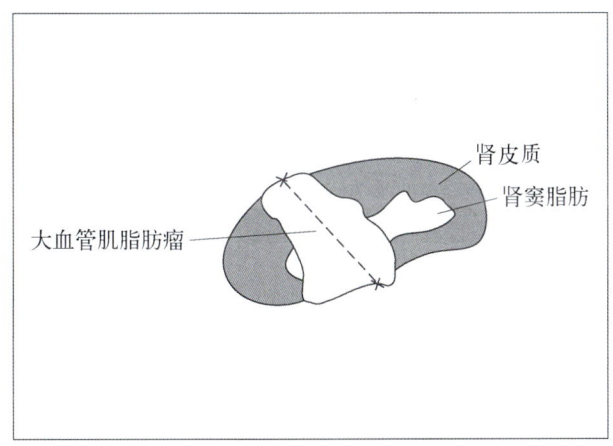
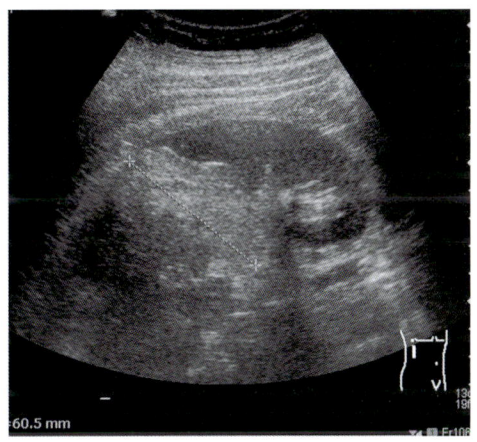

7 肾细胞癌（RCC）

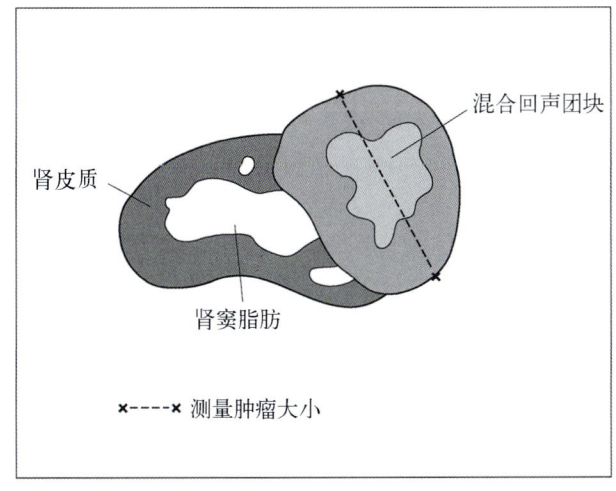
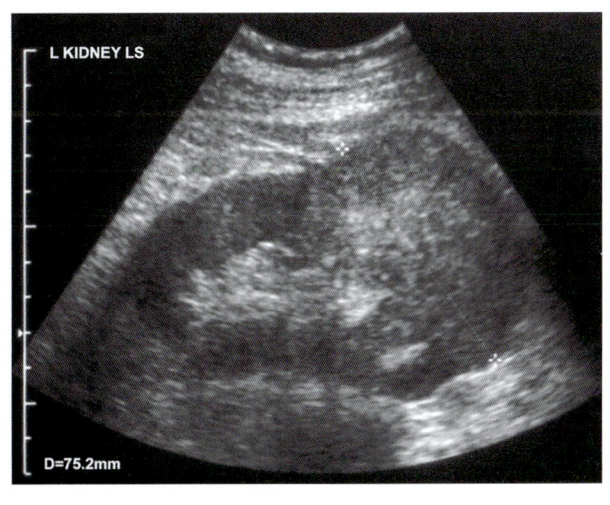

● 8 肾动脉狭窄（RAS）

临床表现为顽固性高血压。大多数病例由动脉粥样硬化引起，动脉粥样硬化往往涉及肾动脉主干的近端部分。少见于纤维肌发育不良，这可影响肾动脉主干远端部分。只有当狭窄程度为＞70%时，肾动脉狭窄才被认为具有临床意义。

超声特征
- 单侧肾脏缩小（大小差异＞2 cm）
- 叶间动脉频谱多普勒显示正常的急剧收缩期上升峰消失。它有一个被抑制的圆形的"小慢波"波形，加速时间（AT）＞0.07 s，更具体地说是＞0.12 s

提示：多普勒超声对RAS敏感性较低，不能可靠排除诊断，需要CT/MRI或导管造影进一步成像。

● 9 肾衰竭

(a) 急性肾衰竭

肾功能在数小时或数天内明显恶化。
- **肾前性**：由低灌注引起
- **肾性**：病因包括急性肾小球肾炎和急性肾小管坏死（如造影反应）
- **肾后性**：由于流出梗阻（如卵巢恶性肿瘤、输尿管结石）

超声特征

肾前性/肾性
- 肾脏大小正常
- 肾皮质可能是高回声影和（或）肿胀
- 肾锥体可能会显得突出，即"凿除征"
- 叶间动脉阻力指数（RI）通常升高
- 肾后性
- 检查积水（见前文）

(b) 慢性肾衰竭

长期以来，肾功能会在数月或数年内丧失。原因包括慢性肾小球肾炎和糖尿病/高血压肾病。

超声特征
- 肾脏很小（可能难以发现）
- 肾皮质变薄，高回声影

| 图像解析 | 超声图像 |

8 肾动脉狭窄（RAS）

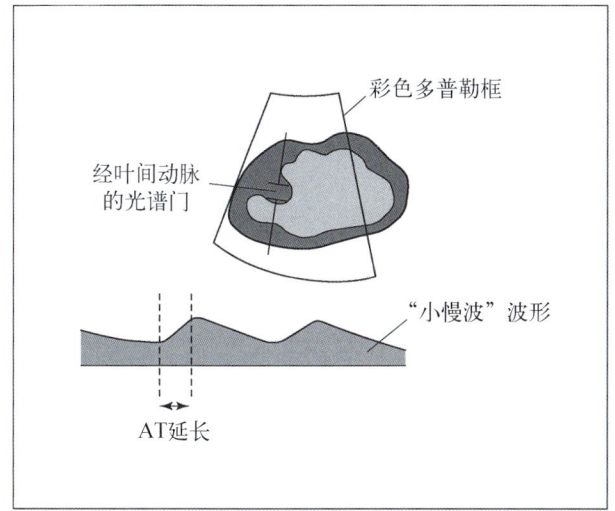 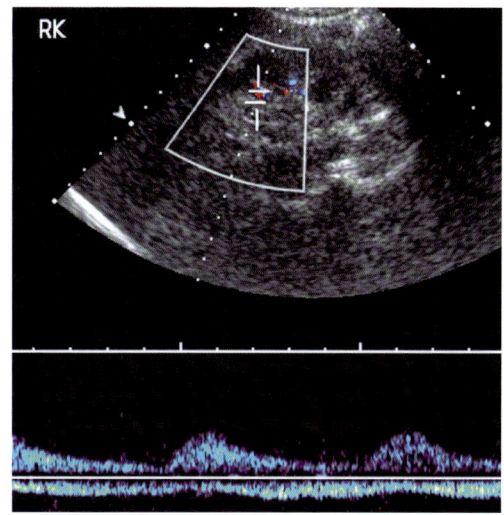

9a 急性肾衰竭

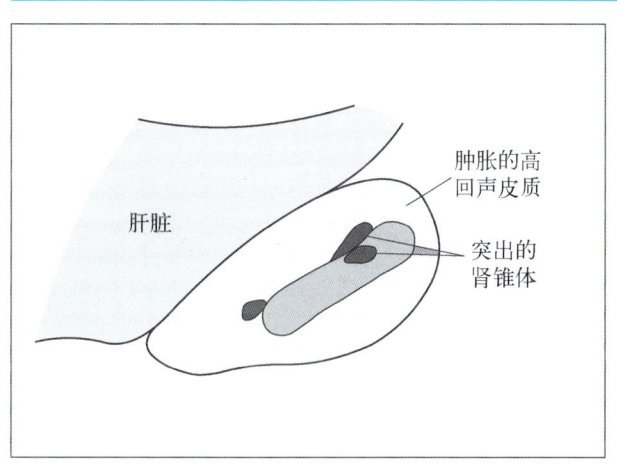 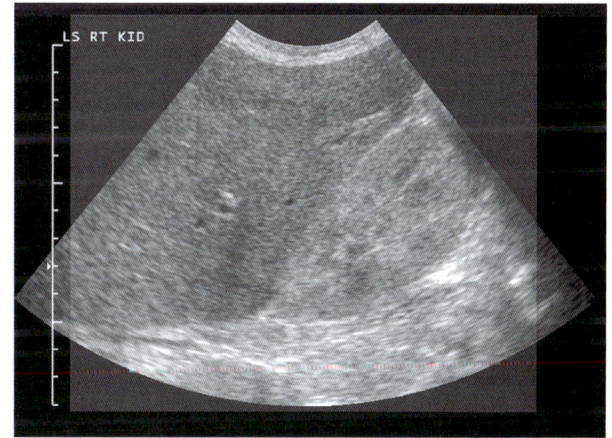

9b 慢性肾衰竭

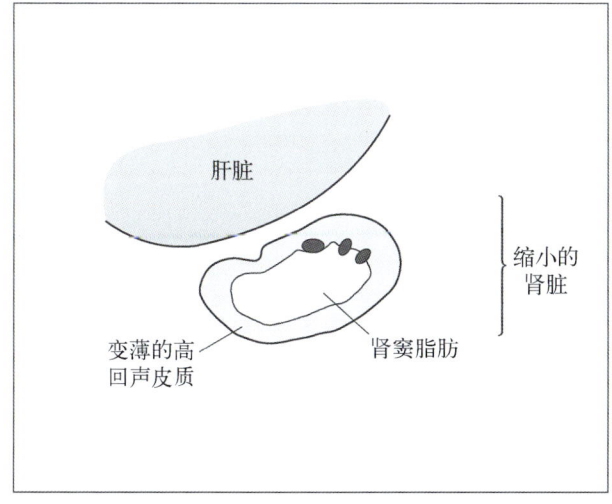 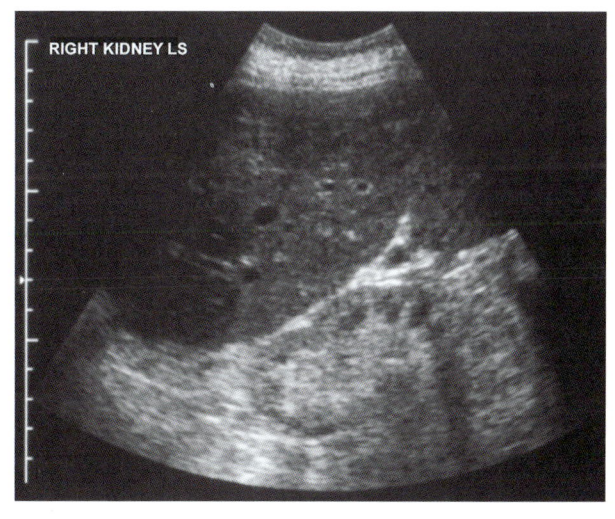

10 肾盂肾炎

这是一种涉及肾脏的尿路感染,通过输尿管逆行感染或血行感染。肾盂和实质发炎。超声主要用于评估感染的易感因素,如先天性畸形、结石以及脓肿形成和肾积水等并发症。

超声特征
- 一般正常,无明显异常(高达75%)

阳性发现包括:
- 低回声影区(水肿)
- 高回声影区(出血)
- 混合回声区(水肿和出血)
- 皮质髓质分化丧失
- 多发小范围无回声病灶提示微脓肿
- 在彩色多普勒超声检查中,局灶性肾盂肾炎典型表现为混合回声的楔形病灶,血流减少

11 肾梗死

这是一种严重的缺血事件,导致一段肾实质死亡。原因包括:
- 栓塞:感染性心内膜炎、心肌梗死后壁血栓。
- 血栓形成:血管炎、镰状细胞病危象。
- 创伤:造成肾动脉主干损伤。

超声特征
- 高回声楔形皮质缺损

图像解析　　　　　　　　　　　　　　超声图像

10 肾盂肾炎

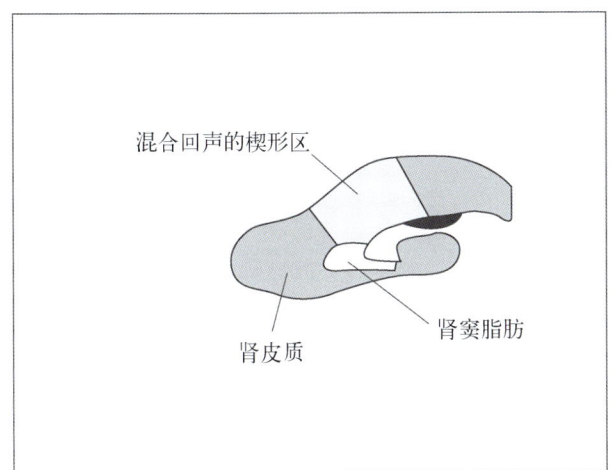

混合回声的楔形区
肾皮质
肾窦脂肪

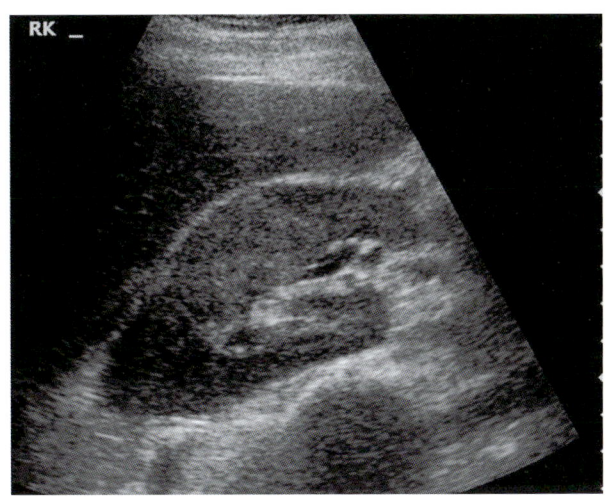

11 肾梗死

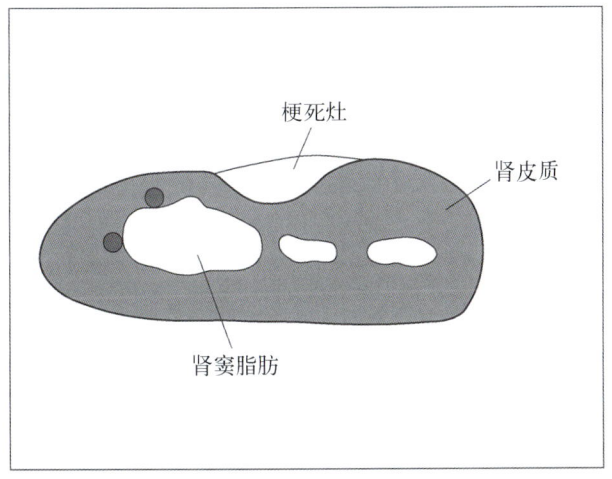

梗死灶
肾皮质
肾窦脂肪

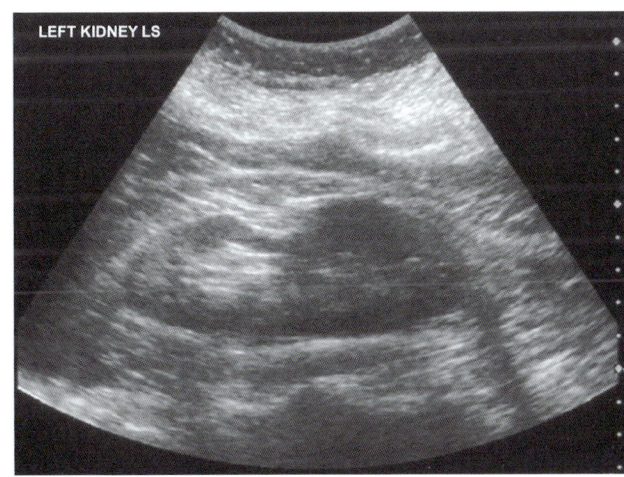

12 膀胱壁增厚

膀胱需要扩张良好才能进行准确评估。壁厚＞5 mm 为异常。慢性细菌性膀胱炎和氯胺酮滥用是公认的引起广泛增厚的原因。

局灶性增厚可能是由于膀胱癌［如膀胱移行细胞癌（TCC）］引起的，必须与血肿区别开来——癌症在患者重新定位时不会移动，并且彩色多普勒可显示内部血流。

13 输尿管膨出

这是输尿管远端在插入膀胱时呈囊性扩张。与双肾有很强的联系，输尿管引流上半部分往往是其中之一。输尿管膨出可引起输尿管阻塞，结石可在其中形成。

超声特征
- 输尿管插入处为薄壁囊性突出
- 可见于各种相关梗阻（输尿管积水或肾积水）

图像解析　　　　　　　　　　　　　　超声图像

12a 膀胱壁增厚

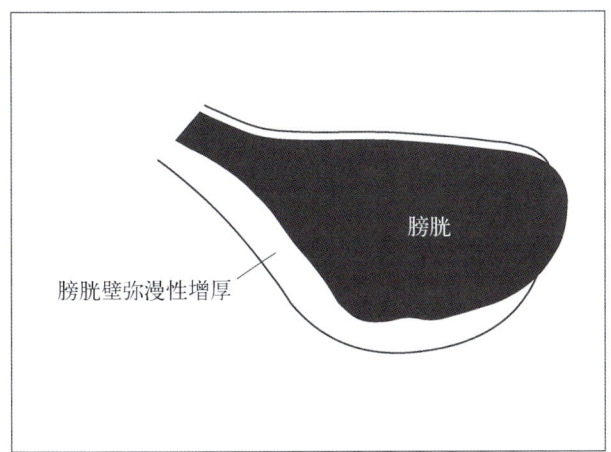
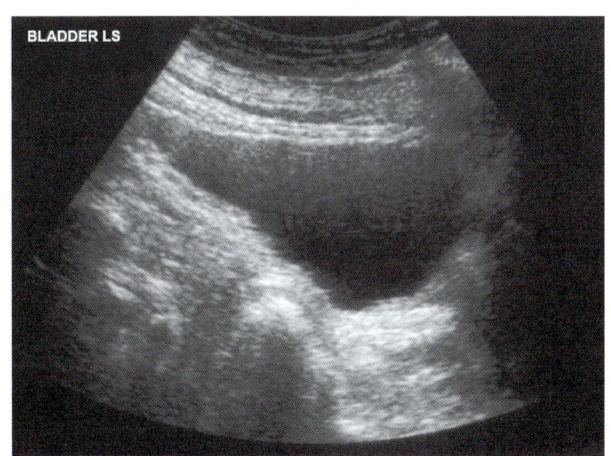

12b 膀胱癌

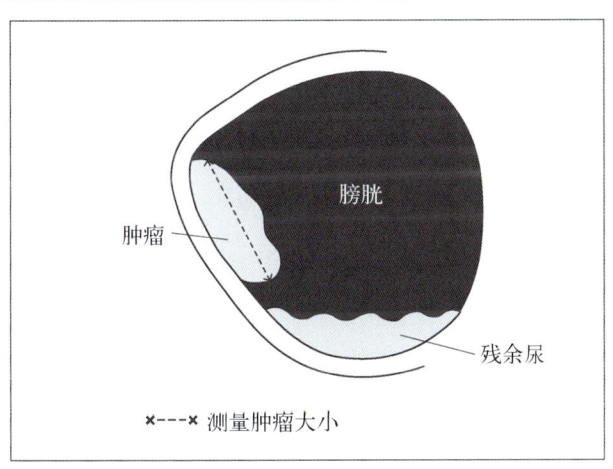
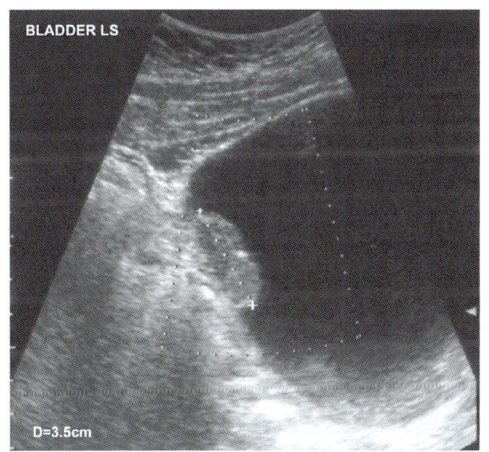

13 输尿管膨出

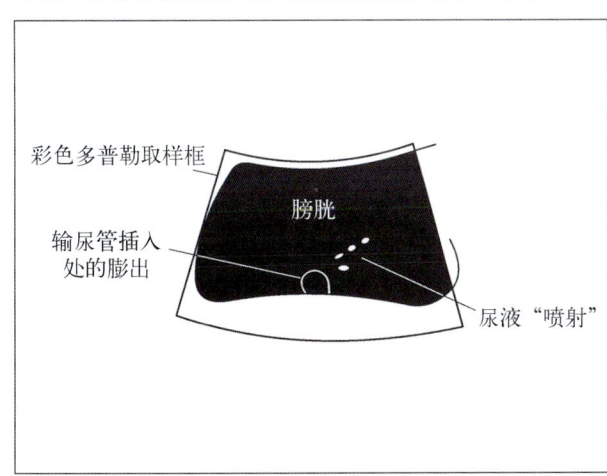
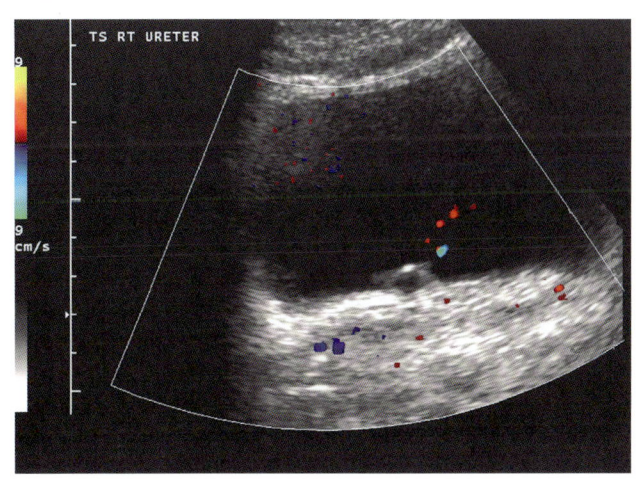

14 移植肾积水

移植术后血液、淋巴和尿液的潴留是非常常见的。大多数为偶然发现,并自行缓解。然而,有时它们会变大并压迫移植物,损害其功能。这些可能需要排水。

超声特征

淋巴囊肿
- 最常见的潴留
- 术后数周至数月发生
- 无回声区,典型的内部分隔

血肿
- 术后立即发生
- 早期为无回声区
- 以后可能含有高回声的纤维蛋白束

尿性囊肿
- 罕见潴留
- 发生在早期术后
- 无回声区

超声通常不能区分这些不同的潴留,但是,它在监测它们的转归方面可以发挥作用。罕见的是潴留可能会被感染,从而导致脓肿的形成。

15 移植排斥反应(急性)

通过细胞免疫介导。最常发生在术后第1个月。患者感全身不适,移植物肿痛。

超声特征
- 肾肿胀
- 高回声影肾皮质
- 肾窦脂肪亮度降低
- 叶间动脉频谱多普勒 RI > 0.7

这些特征在急性肾小管坏死和环孢霉素毒性中也可见,应结合患者的病史加以考虑。系列RI值可能有帮助,但通常需要活检来确诊。

4 肾，包括肾移植

图像解析　　　　　　　　　　　　　　**超声图像**

14a 移植后淋巴囊肿

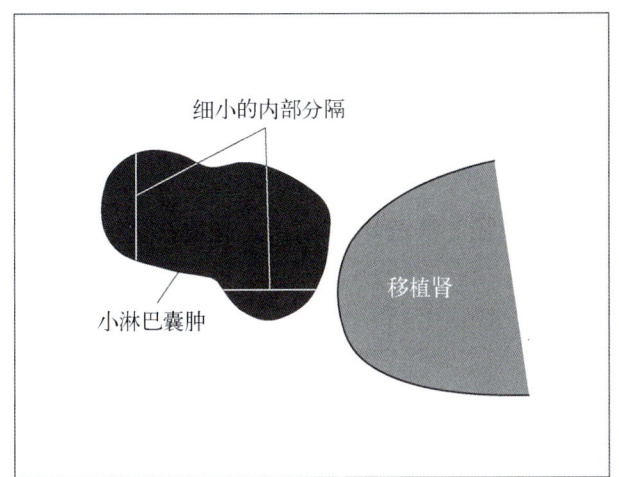
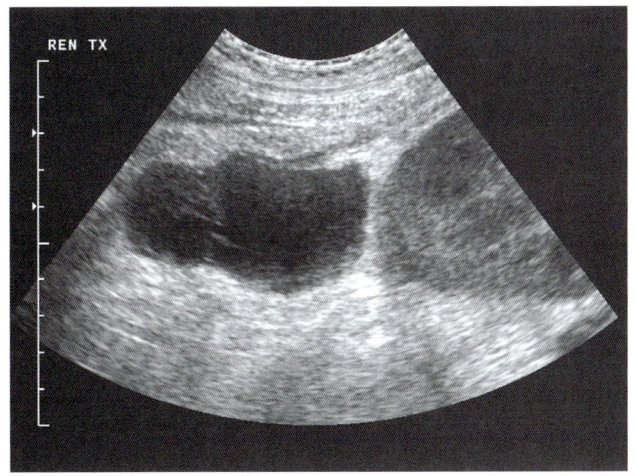

14b 移植后尿性囊肿

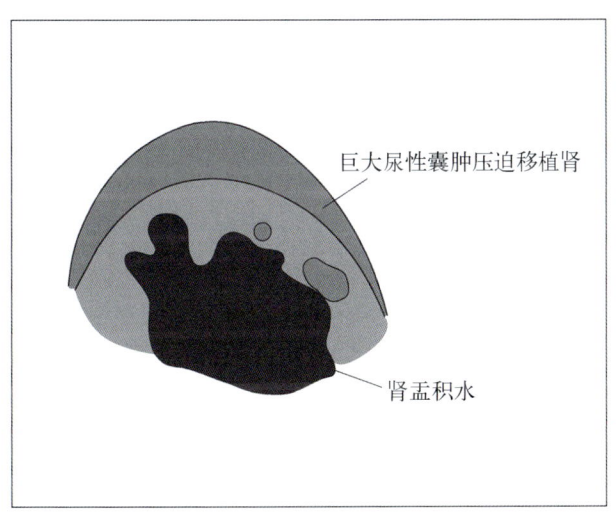
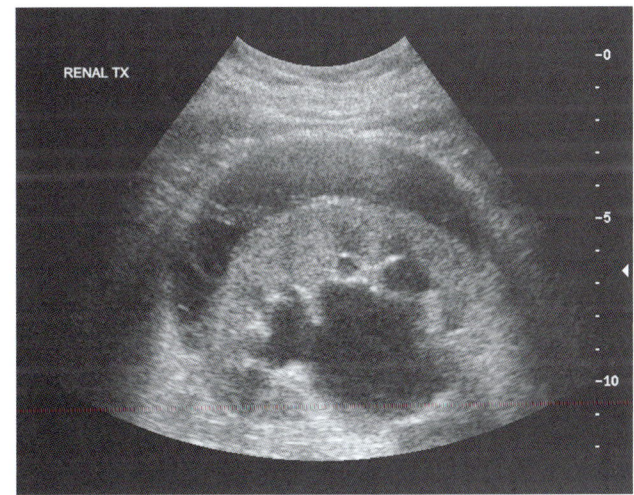

15 移植排斥反应（急性）

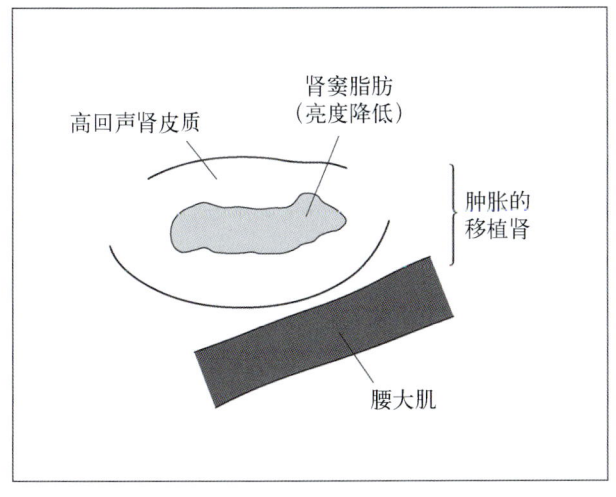
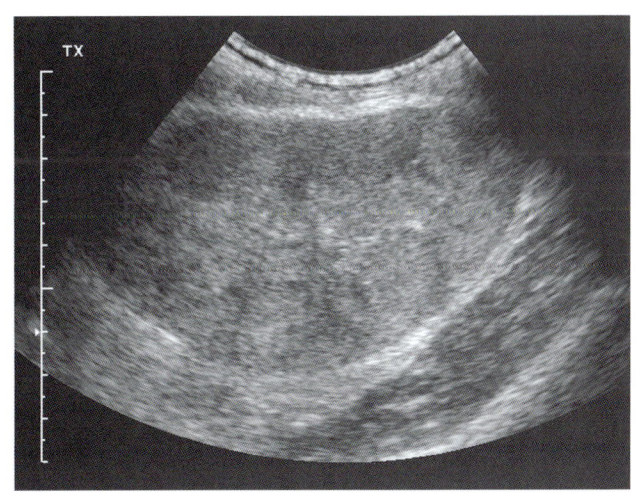

16 移植肾肾静脉干（MRV）血栓形成

这是一种罕见但严重的早期并发症。患者会出现少尿，移植肾变软、肿胀。

超声特征

- 肾脏肿胀，被膜下积液
- 皮质灌注减少
- 注意肾静脉干（MRV）中没有流量
- 寻找特征性肾动脉主干（MRA）波形，该波形显示反向舒张末期血流。移植肾无法存活，必须移除

图像解析　　　　　　　　　　　　　　　　**超声图像**

16 移植肾肾静脉干（MRV）血栓形成

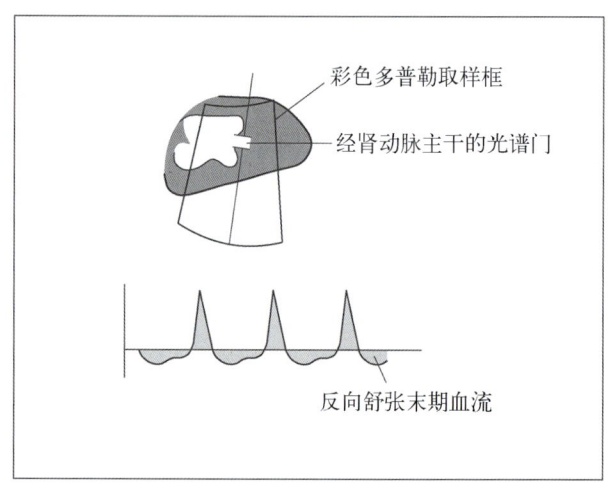
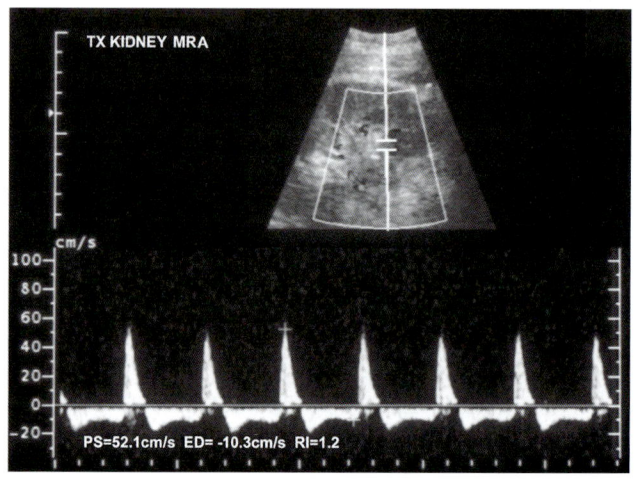

5 腹主动脉

解剖

腹主动脉前后位

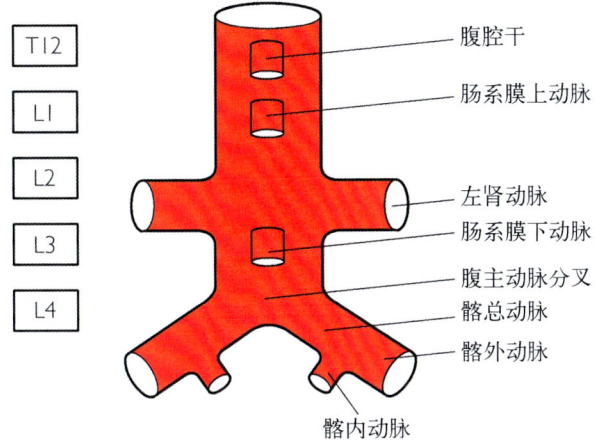

肾动脉和主动脉的横切面

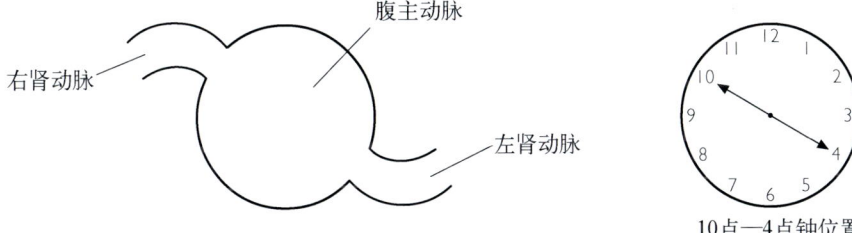

10点—4点钟位置

在横切面中,肾动脉位于10点—4点钟位置从腹主动脉分支分出

● 要点

1 主动脉的主要分支在以下椎体水平出口:

	大致椎体水平
腹腔干	T12
肠系膜上动脉	L1
肾动脉	L2/3
肠系膜下动脉	L3
腹主动脉分叉	L4

2 腹主动脉正常直径＜2 cm。

3 正常髂总动脉直径＜1 cm。

超声扫描

- **患者位置**：仰卧位。
- **准备**：8 h 内不允许吃任何东西。
- **探头**：低频凸阵探头（3~5 MHz）。
- **机器**：选择腹部预设模式。将焦点放在主动脉后壁。如果 SNR 比较低或肥胖患者，使用组织谐波和复合成像。
- **方法**：从上腹部开始向下部扫描，至少扫描两个平面。如果发现病变，则每一步获得一个以上具有代表性的图像。

探头位置	操作说明

1 TS：腹主动脉上部

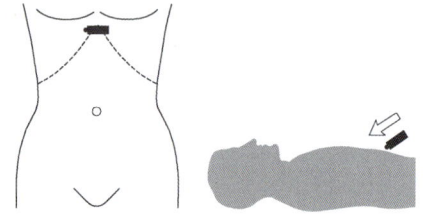

- 将探头置于胸骨剑突下方并使其倾斜。于 T12 水平寻找腹腔干的"海鸥征"。"海鸥"的身体是腹腔干，"翅膀"是肝和脾动脉的分支。
- 获取具有代表性的图像。

2 TS：主动脉

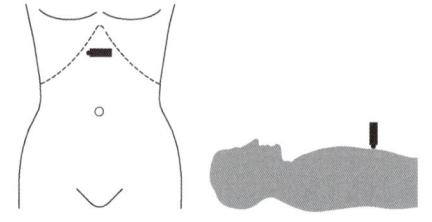

- 现在将探头倾斜，使其垂直于腹部，并沿着主动脉的轨迹向下部扫描，直到主动脉分叉。检查血管壁是否有异常情况。
- 在横切面中，测量肾上方的主动脉和肾下方的主动脉最宽处时的最大内径（正位）。
- 肾动脉难以直观显示。若要定位肾动脉区域，首先需寻找门静脉/脾静脉汇合处的"蝌蚪征"，然后再向后看以找到肠系膜上动脉（SMA）。肾动脉起源于 SMA 足侧 1 cm。
- 获取具有代表性的图像。

3 彩色多普勒超声横切面：主动脉

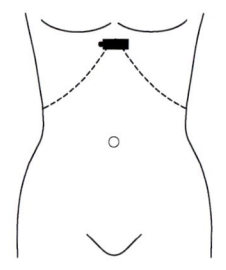

- 再次将探头置于胸骨剑突下方。打开彩色多普勒，将彩色多普勒取样框置于主动脉上方。
- 优化色彩信号：调整色彩增益和聚焦位置，缩小扇区宽度，减小彩色多普勒取样框大小，将脉冲重复频率调高，滤波器调中。
- 沿主动脉向足侧扫描，直到主动脉分叉。寻找任何充盈缺损。获取具有代表性的图像。

5 腹主动脉

图像解析   **超声图像**

1

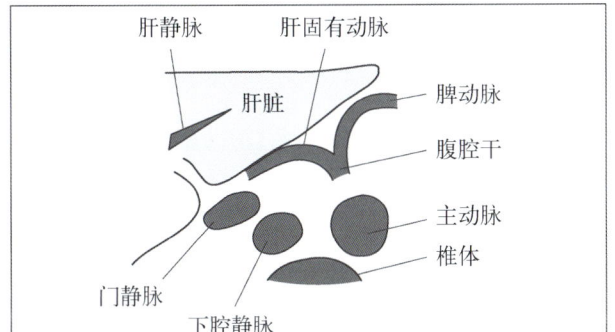 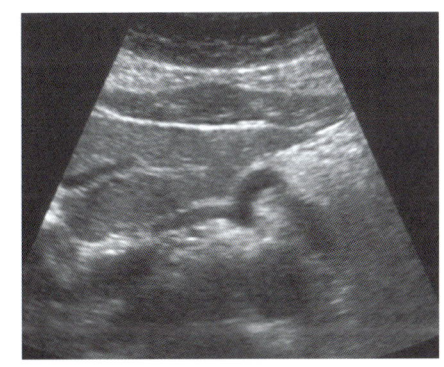

2

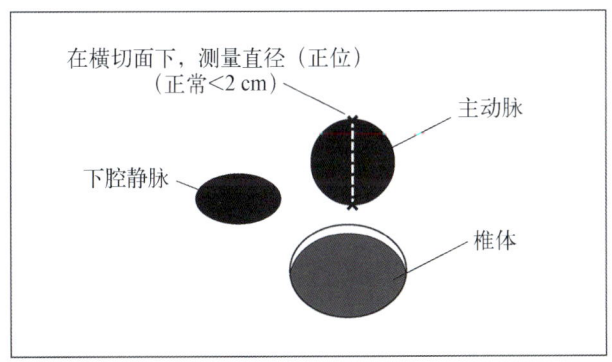 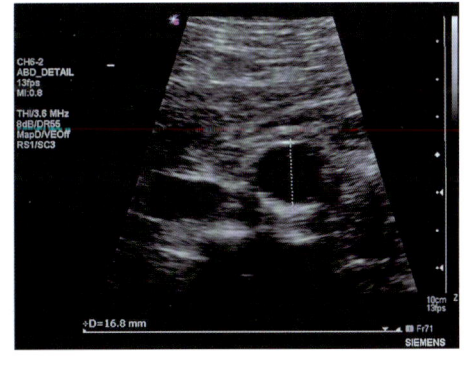

3

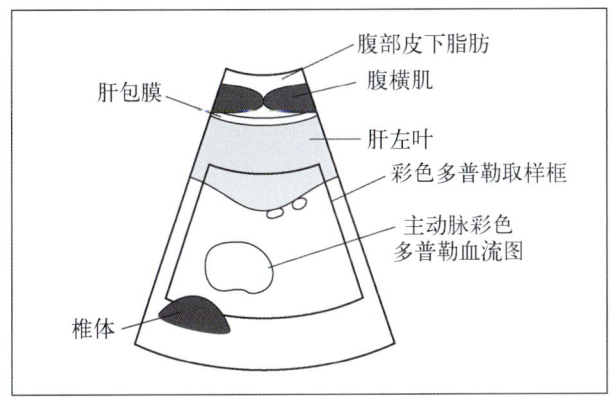 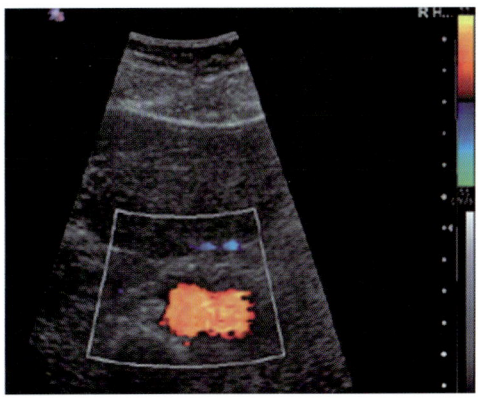

| 探头位置 | 操作说明 |

4 LS：主动脉

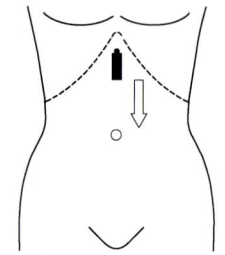

- 回到胸骨剑突，按步骤1定位腹主动脉上部。
- 顺时针旋转探头90°，使主动脉在纵切面成像。
- 在纵切面中沿着主动脉的下部走，直到主动脉分叉。检查血管壁是否不规则。
- 特别注意肠系膜上动脉（SMA）的起源：在此之后，左肾静脉（LRV）应该可见，并且应该能够描述任何与肾血管相关的异常。从肠系膜上动脉（SMA）到任何动脉瘤的距离都应该测量并记录在案。
- 如果在纵切面中追踪主动脉有困难，可以尝试冠状位观察，即将探头置于左侧，使其朝向脊柱。
- 测量肾上方的主动脉或肾下方的主动脉最宽处的最大内径。倾摇探头测量时可以根据主动脉的血流方向进行。
- 获取具有代表性的图像。

5 彩色多普勒 LS：主动脉

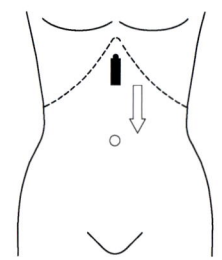

- 现在打开彩色多普勒，将彩色多普勒取样框置于主动脉上方。
- 优化色彩信号：调整增益和聚焦位置，缩小视野，减小取样框大小，调高脉冲重复频率，滤波器调中。多普勒角度应在0°~60°以显于血流。
- 重复步骤4，寻找任何充盈缺损。
- 获取具有代表性的图像。

6 髂总动脉

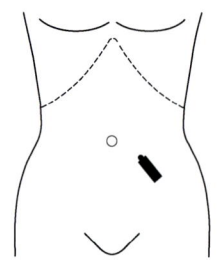

- 关闭彩色多普勒。将探头置于主动脉分叉处的横切面处，然后尽可能跟随每一段髂总动脉，观察血管壁是否不规则。
- 在横切面测量每一段髂总动脉的最大前后径，但如果很难完成，则用纵切面近似测量。
- 打开彩色多普勒，重复此步骤，检查是否有充盈缺损。
- 在横切面将探头放回到主动脉分叉处。顺时针旋转探头90°，现在在纵切面分别使用彩色多普勒和不使用彩色多普勒扫描每一段髂总动脉。
- 获取具有代表性的图像。

5 腹主动脉

图像解析　　　　　　　　　　　**超声图像**

4

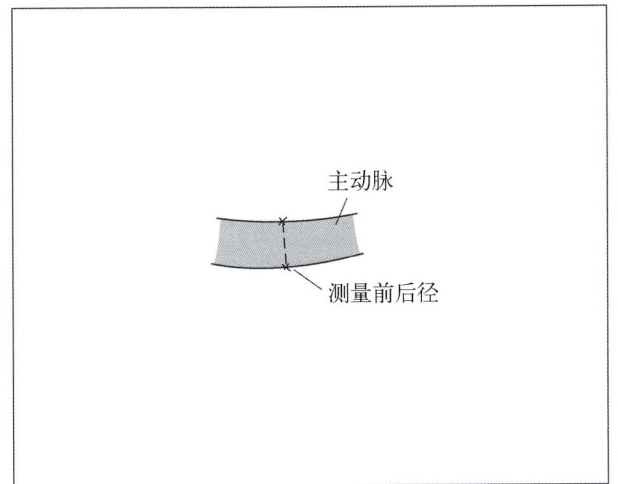
主动脉
测量前后径

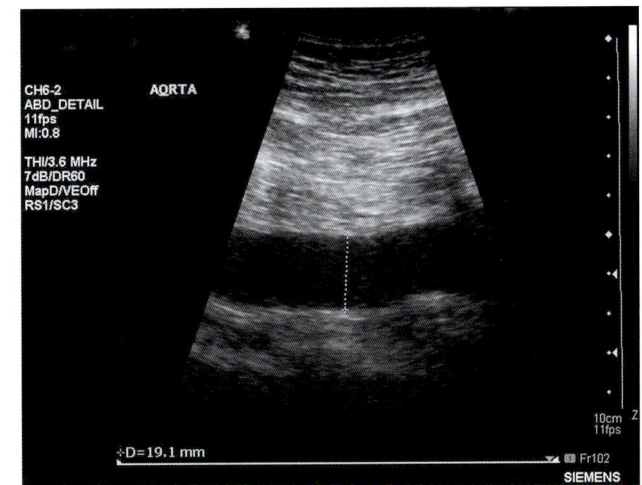

5

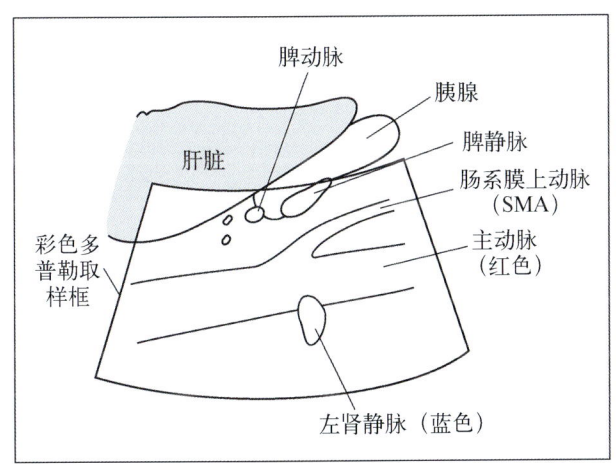
肝脏
脾动脉
胰腺
脾静脉
肠系膜上动脉（SMA）
主动脉（红色）
彩色多普勒取样框
左肾静脉（蓝色）

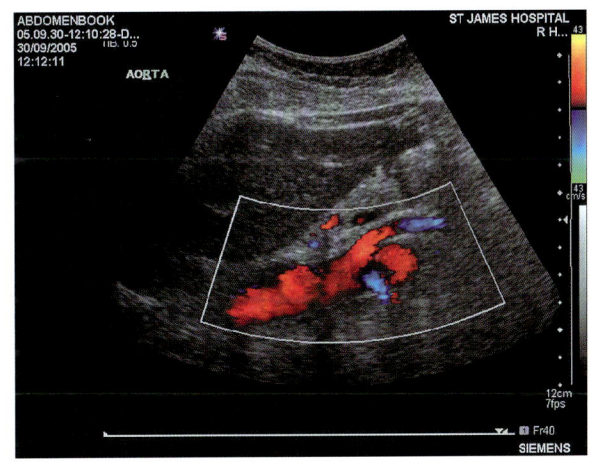

6

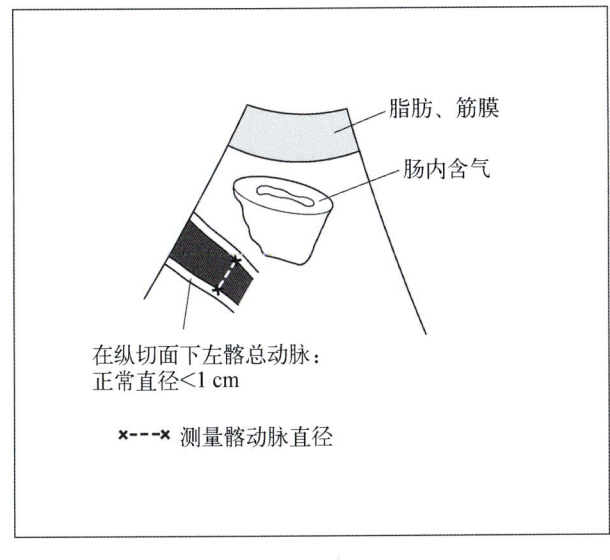
脂肪、筋膜
肠内含气
在纵切面下左髂总动脉：正常直径<1 cm
×---× 测量髂动脉直径

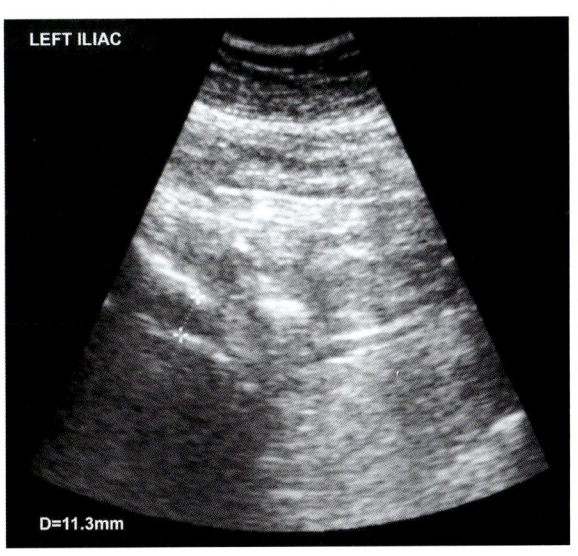

腹主动脉：常见疾病

● 1 动脉瘤

动脉瘤是动脉的局部扩张，相对于正常血管直径至少增大50%（<50%=扩张）。65岁的患者中有5%发生动脉瘤。主要危险因素为动脉粥样硬化、年龄和炎症（如恶性肿瘤、梅毒）。<5.5 cm的动脉瘤通常采用间断性超声检查。

超声特征

局部动脉扩张：在横切面和纵切面测量动脉内壁前后径和横径。

直径(cm)	描述	每年发生破裂的风险	措施
<2	正常		无
2.5~2.9	扩张		无
3.0~4.4	低风险动脉瘤	1%	每12个月复查
4.5~5.4	低风险动脉瘤	1%	每3个月复查
>5.5	高风险动脉瘤	5%	检查当天咨询血管外科团队
>7	高风险动脉瘤	>25%	立即联系紧急绿色通道的血管外科团队

注意：如果患者有任何与动脉瘤相关的症状，如腹痛、背痛、虚脱等（无论动脉瘤的大小），应在检查当天与血管外科团队讨论。

● 2 动脉粥样硬化斑块

动脉粥样硬化是一种大中型肌性动脉疾病。其特征是脂质、钙和细胞碎片在血管壁内膜积聚，形成动脉粥样硬化斑块。这些斑块导致腔内梗阻、血流异常和靶器官供氧减少。主要的危险因素是吸烟、高胆固醇血症、糖尿病和高血压。

超声特征

- 局部血管壁不规则增厚（以横切面和纵切面表示）
- 斑块的回声取决于其内容物：
  - 低回声：血液或脂质充盈=破裂风险增加
  - 高回声：钙化=偏良性
- 彩色多普勒充盈缺损
- 使用Gray-Weale分类

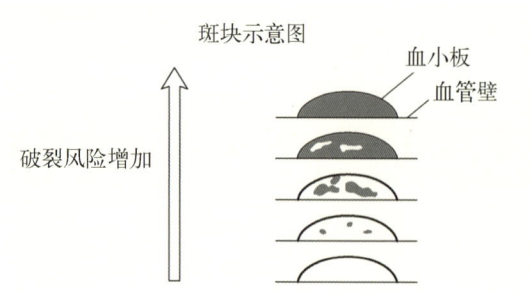

斑块Gray-Weale分类

1型：主要为低回声
2型：低回声伴高回声区域
3型：高回声伴低回声的区域
4型：主要为高回声
5型：钙化为主

| 图像解析 | 超声图像 |

Ia 主动脉瘤

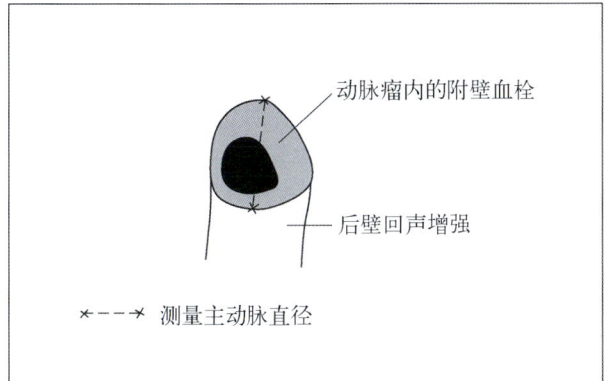
- 动脉瘤内的附壁血栓
- 后壁回声增强
- ✕---✕ 测量主动脉直径

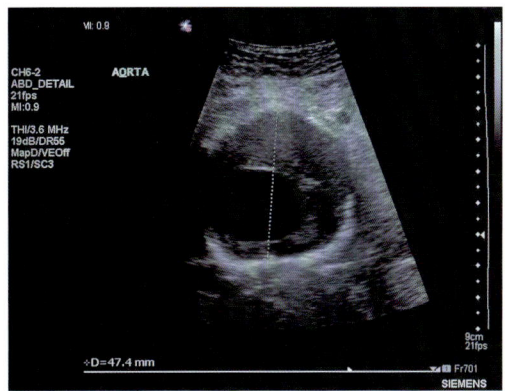

Ib 主动脉扩张

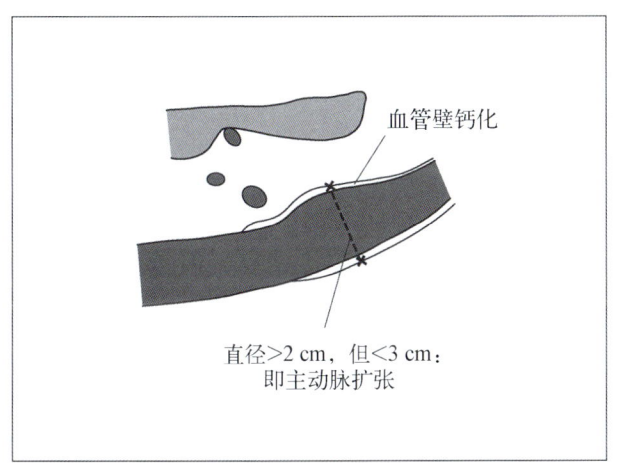
- 血管壁钙化
- 直径>2 cm，但<3 cm：即主动脉扩张

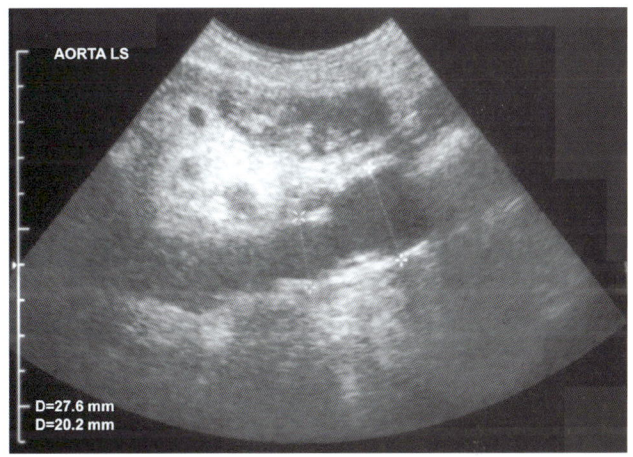

2 动脉粥样硬化斑块

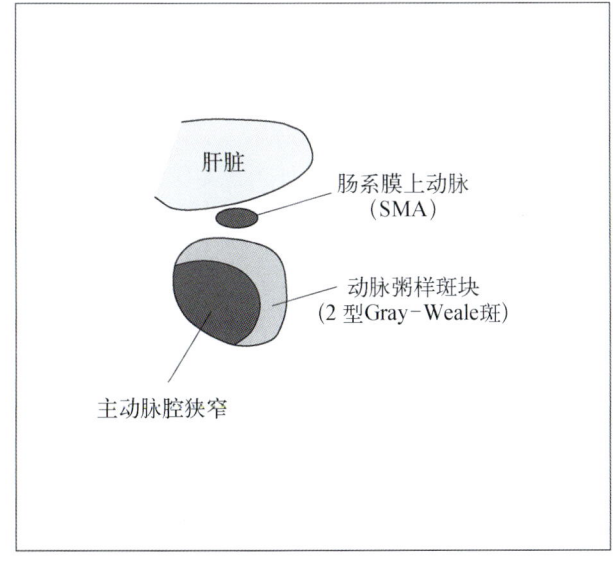
- 肝脏
- 肠系膜上动脉（SMA）
- 动脉粥样斑块（2型Gray-Weale斑）
- 主动脉腔狭窄

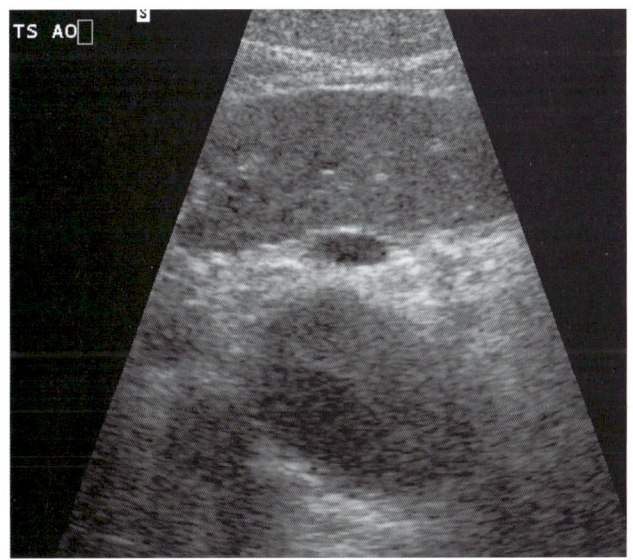

6 肝移植

移植前：超声检查适应证

有两组患者需要实施术前肝移植方案：一组是已知患有慢性肝病且正在考虑列入等候移植名单的患者。另一组是超声表现有慢性肝病的患者，如肝硬化、酒精性肝病、腹水或脾肿大，将来可能需要移植。肝移植的适应证如下。

1 慢性肝病肝硬化
   - 肝炎
   - 酒精性肝病
   - 原发性胆汁性肝硬化
   - 原发性硬化性胆管炎
   - 威尔逊病
   - 血色素沉着症
   - 布加综合征
2 暴发性肝衰竭，如对乙酰氨基酚过量或急性肝炎。
3 先天性肝衰竭
   - 多囊病
   - 卡罗里病
4 肝细胞癌（HCC）。

移植前：超声检查的主要目的

1 确认初步诊断（明确病因）。
2 评估血管通畅。
3 评估任何相关并发症。
4 评估移植的禁忌证：
   - 肝外恶性肿瘤
   - 脓毒症
   - 胆管癌
   - 门静脉-肠系膜上静脉血栓形成
   - HCC＞5 cm 或＞3 个 HCC 肿瘤

移植前：超声检查

- **患者位置**：仰卧位。
- **准备**：禁水 8 h。
- **探头**：低频凸阵探头（3~5 MHz）。
- **机器**：选择腹部预设模式。
- **方法**：
  - (a) 腹部全面扫描（见腹部方案），特别检查肝硬化、腹水、脾肿大和静脉曲张
  - (b) 对肝动脉、肝静脉、门静脉、脾静脉、下腔静脉进行多普勒检查

探头位置	操作说明

1 肝脏

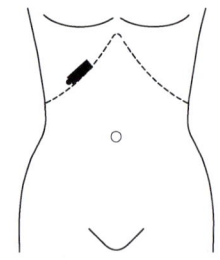

- 将探头置于右上腹（RUQ），至少扫描肝脏两个平面。
- 通常很难清晰地反映出萎缩的肝硬化肝脏。因此，当探头在肋下边缘呈后倾角时，请患者深呼吸。如果肝脏成像仍然有困难，可以尝试肋间入路。
- 检查肝脏时，注意：
  — 有无病灶、转移、肝细胞癌（HCC）？
  — 回声性：弥漫性和焦点性
  — 回声质地：是否粗糙？
  — 大小：是否萎缩和硬化？
  — 表面：是否呈结节状或光滑？
  — 胆管：是否扩张？
- 检查膈下和肝下间隙，尤其注意腹水。
- 获取具有代表性的图像。

2 完整的腹部扫描

- 详见第 3 章。
- 特别注意以下事项：
  — 胆总管（CBD）：测量直径
  — 脾：是否脾肿大？
  — 是否有移植禁忌？
- 获取具有代表性的图像。

6 肝移植

图像解析

超声图像

1

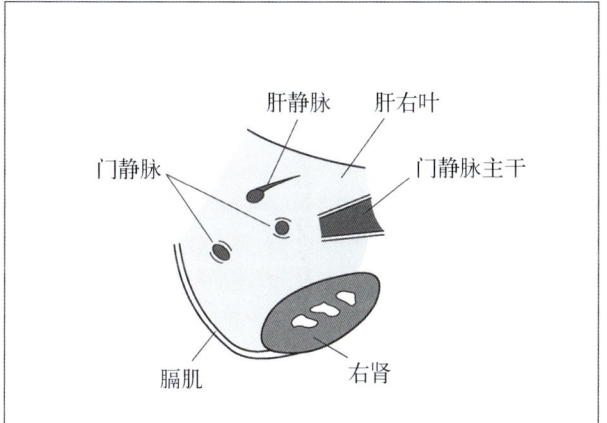

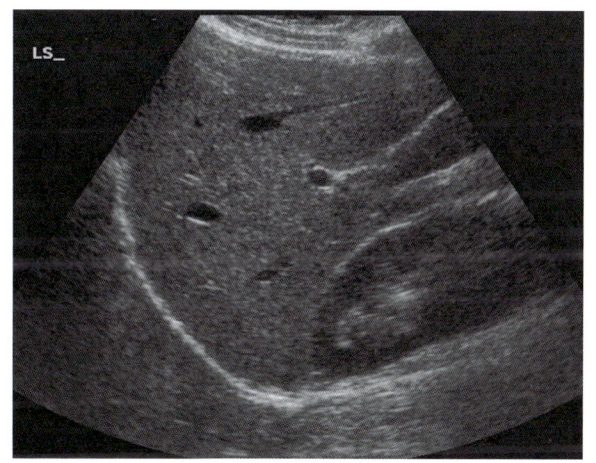

2

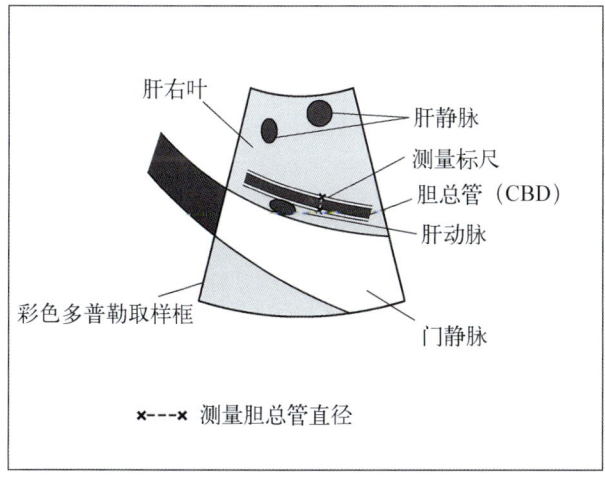

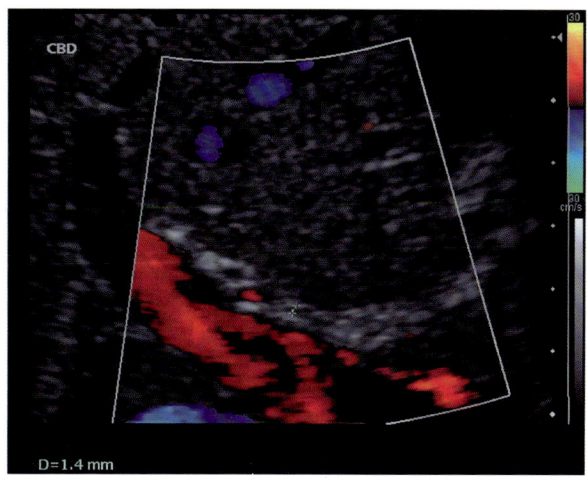

探头位置

3 肝总动脉频谱多普勒

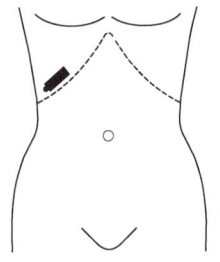

操作说明

- 将探头置于右上腹肋间部。位置因患者而异，但请尝试第11肋间隙（ICS）与腋前线（AAL）或锁骨中线（MCL）的交点。找到门静脉然后向前看以观察肝总动脉。
- 打开彩色多普勒。优化彩色信号：调整彩色增益和焦距位置，缩小视野（FOV），彩色多普勒取样框大小，将脉冲重复频率设置为中等，滤波器设置为中等。
- 注意肝动脉的血流。如果没有检测到血流，则调高彩色增益并减小脉冲重复频率刻度。如果仍然没有发现血流，肝动脉可能被阻塞。
- 如果检测到血流，打开频谱多普勒，将取样门置于肝动脉上方，获取一个轨迹。通过调整取样门大小以确保声束流动角度为0°~60°来优化波形。
- 提示：请患者轻轻呼吸或屏住呼吸以帮助测量。
- 选择计算包。通过舒张末期到收缩性上升峰的第一个峰值的间隔计算加速时间（AT）。通过收缩峰值S和舒张谷值D计算阻力指数（RI）=（S−D）/S。
- 正常值为RI＞0.5且AT＜0.08 s。
- 获取具有代表性的图像。

4 门静脉主干频谱多普勒

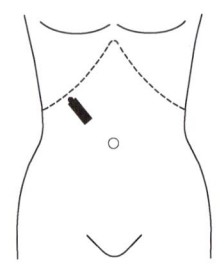

- 将探头置于右侧肋缘与锁骨中线交点，找到门静脉。
- 打开彩色多普勒，评估血流通畅程度。
- 打开频谱多普勒，将取样框置于门静脉上方，获取血流轨迹。优化波形通过调整取样门的大小和确保声束流动角度为60°。测量峰值流速，记录流量方向和特性。
- 正常峰值速度=16~40 cm/s。
- 正常流向：向肝。
- 正常特征：随呼吸改变；可能在一个消瘦的患者身上发现来自下腔静脉的搏动。
- 获取具有代表性的图像。

图像解析　　　　　　　　　　　　　　　　　**超声图像**

3

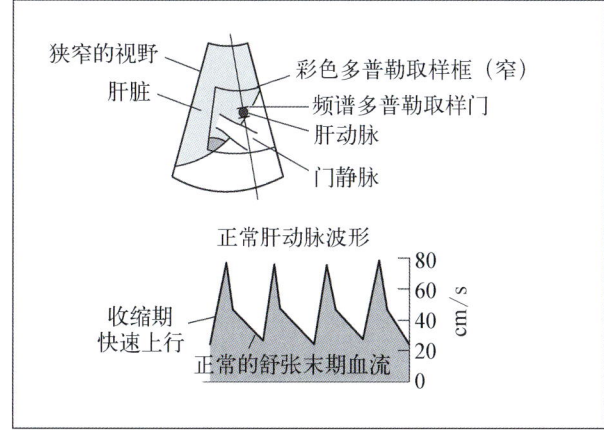
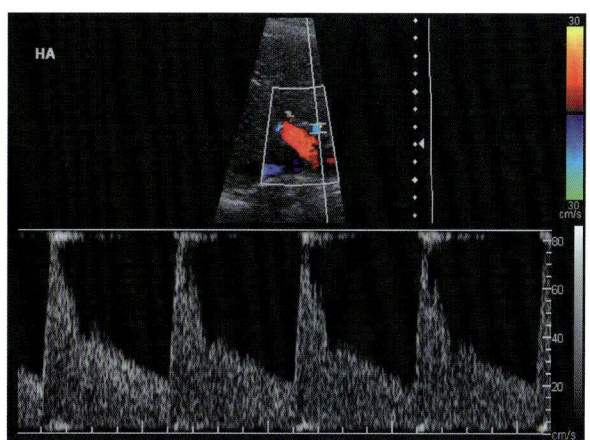

4

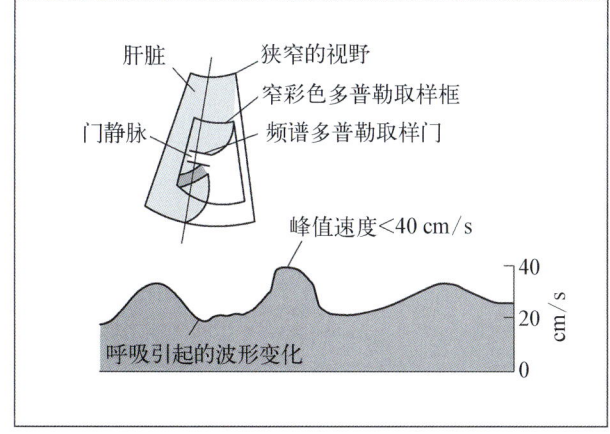
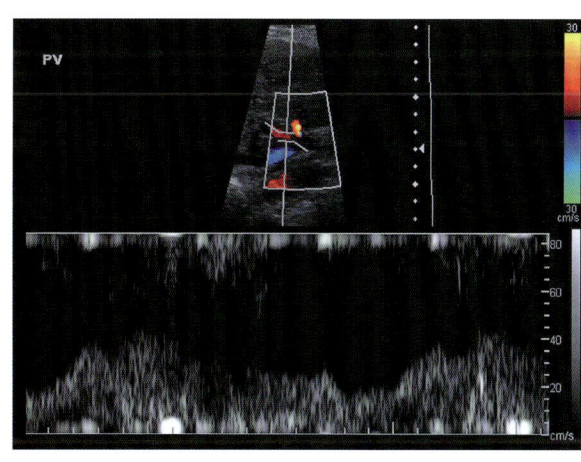

探头位置　　　　　　　　　　　　　　　　**操作说明**

5　肝静脉频谱多普勒

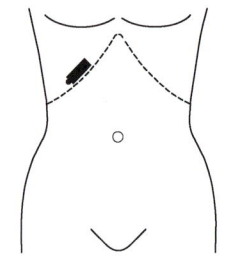

- 为了检查肝静脉，将探头平行于右肋缘放置，并在患者吸气时将其尾端在肋缘下倾斜。
- 如果难以找到肝静脉，尝试肋间入路。
- 如步骤1所述，打开彩色多普勒并优化彩色信号。
- 评估所有3条肝静脉的通畅性。
- 打开频谱多普勒，将取样框/门放在肝静脉上，获取频谱。通过调整取样容积来优化波形。
- 正常波形是典型的三相型，随呼吸而变化。
- 获取具有代表性的图像。

6　下腔静脉频谱多普勒

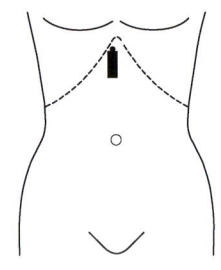

- 下腔静脉成像，请将探头在纵切面上置于剑突下，并正好在中线右侧。
- 或者，将探头放在右侧锁骨中线，并向左侧倾斜。
- 打开彩色多普勒以评估通畅性。
- 打开频谱多普勒，将取样框置于下腔静脉上方，获取频谱。通过调整取样容积来优化波形。
- 在右心房收缩期正常血流是搏动的反向血流；并随着呼吸而变化。
- 获取具有代表性的图像。

7　脾静脉频谱多普勒

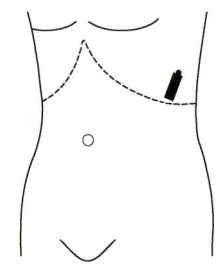

- 要求患者向右侧转动45°。
- 将探头放在左侧第11肋间隙腋前线上显示脾脏。测量脾脏长度。
- 打开彩色多普勒找到脾静脉。它是否明显？有静脉曲张吗？遵循脾静脉在胰腺后方。
- 打开频谱多普勒，将取样框放在脾静脉上，获取频谱。通过调整取样门尺寸并确保血流在0°~60°来优化波形。
- 正常血流是向肝脏方向的/远离探头，并随呼吸而变化。
- 获取具有代表性的图像。

图像解析	超声图像
5	

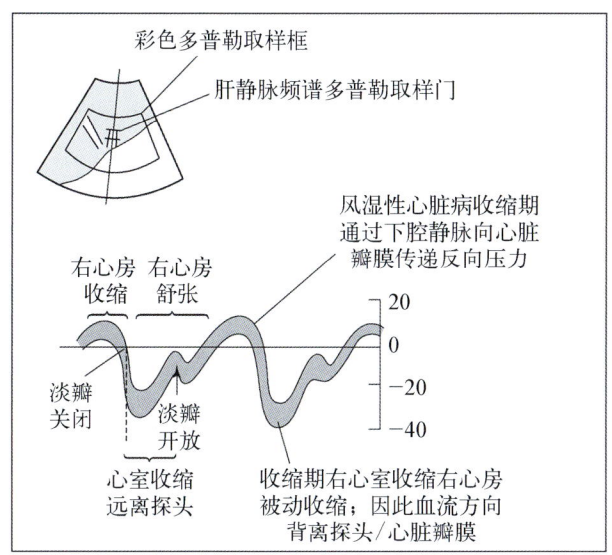 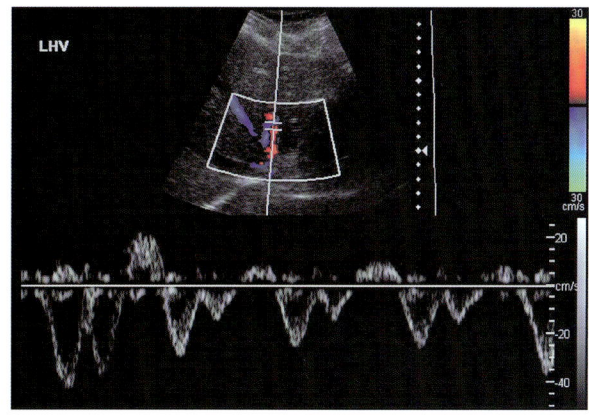

6

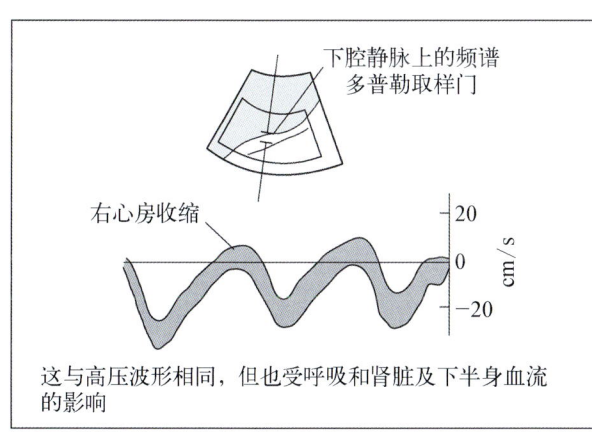 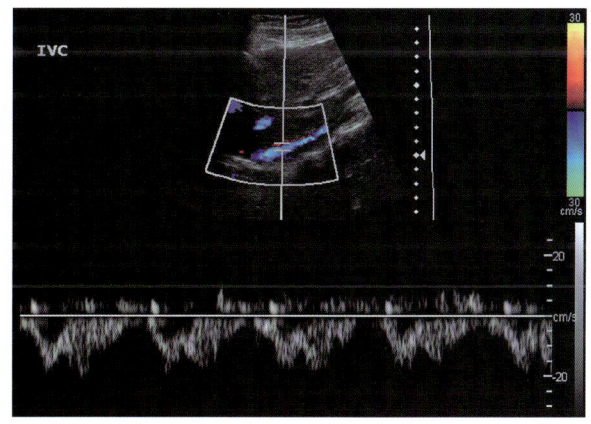

7

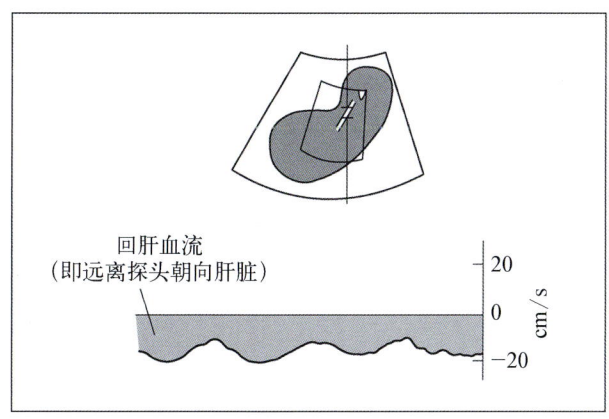 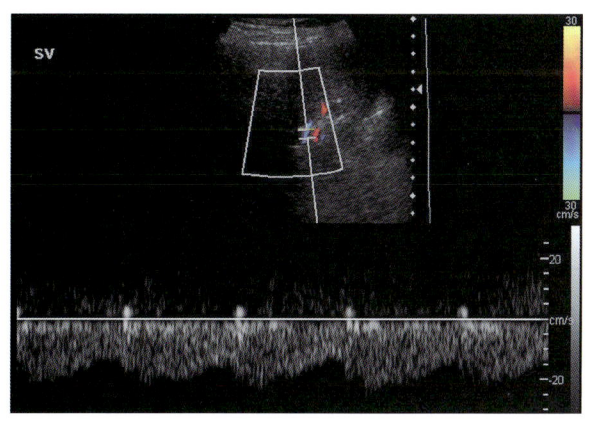

移植前：病理学

另请参考第3章肝胆病理学部分

● 1 门静脉高压症

门静脉系统压力的增加导致来自肠道的血液通过侧支静脉绕过肝脏。然后这些静脉扩张并形成静脉曲张。最常见的原因是肝硬化、酒精性肝炎和门静脉血栓形成。

超声特征

- 门静脉血流随压力升高的严重程度而变化：

门脉高压程度	频谱多普勒波形
非常轻	随呼吸而变化的缺失
轻度	峰值速度减慢，即 < 10 cm/s
中度	平衡，即正向和反向血流在一起
重度	反向回流
完全闭塞	无血流

- 肝动脉可能显示流量增加（补偿从门静脉流入肝脏的血流减少）
- 相关功能：
  — 腹水
  — 静脉曲张
  — 脾肿大
  — 脐静脉再通

● 2 门静脉血栓形成

血栓形成可能导致静脉完全或部分闭塞。最常见的原因是肝硬化、胰腺炎和胃肠道恶性肿瘤。肝细胞癌可能导致门静脉中的肿瘤血栓，并且由于新生血管生成（彩色多普勒），可以在门静脉内看到动脉血流。

门静脉血栓形成后2~3周，肝门可能会形成大量弯曲的血管。这被称为海绵状变性，可能被误认为胆管扩张，除非使用彩色和频谱多普勒来识别血管中的血流。

超声特征

- 新鲜血栓：无回声
- ＞24小时血栓：低水平回声
- 海绵状变性（见上文）
- 彩色多普勒：血栓形成导致狭窄时的充盈缺损
- 彩色多普勒：如果血栓形成导致闭塞，则无血流
- 频谱多普勒：狭窄部位流速增加

图像解析	超声图像
Ia 门静脉高压症（轻度 I 中度）	

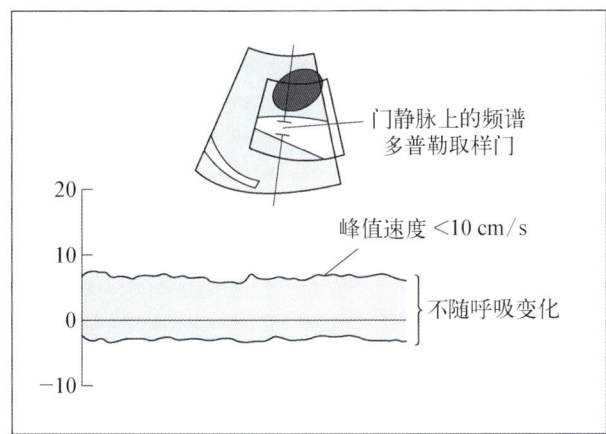 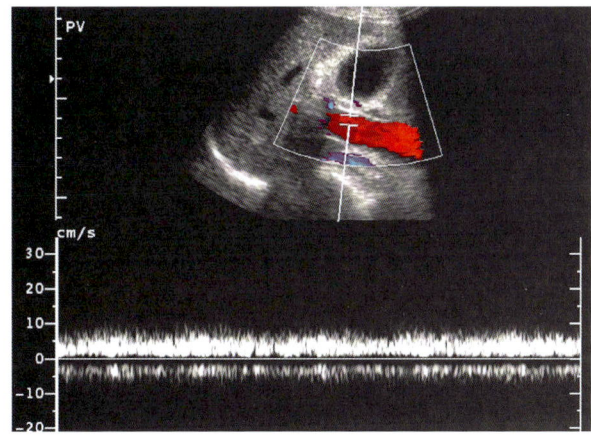

Ib 门静脉高压症（重度）

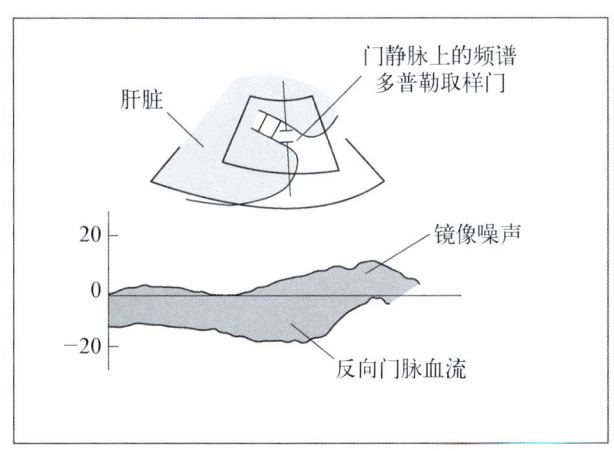 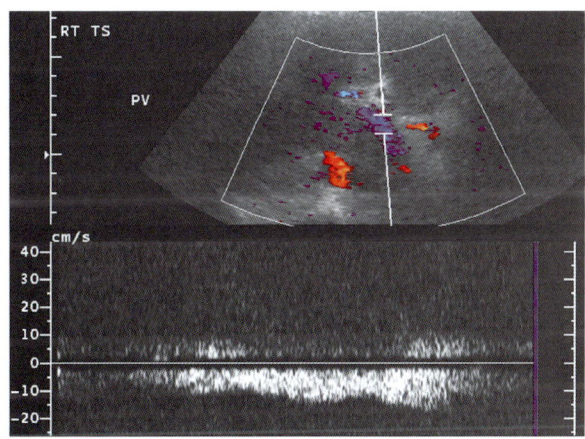

2 门静脉血栓形成

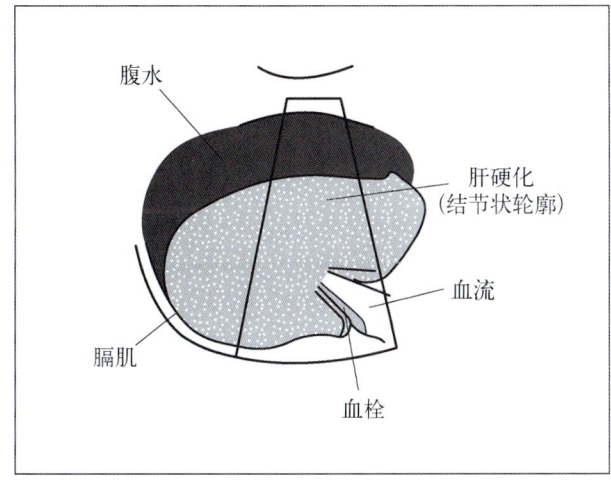 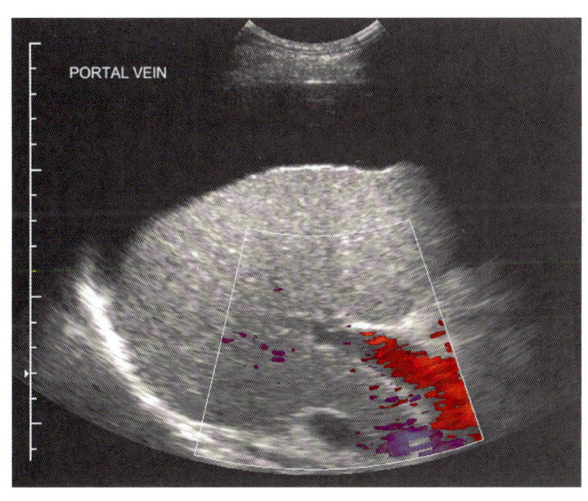

3 布加综合征

这是由血栓、肿瘤或先天性纤维化造成的肝静脉阻塞。危险因素包括妊娠、恶性肿瘤、凝血功能障碍和口服避孕药。超过50%的病例是特发性的。请注意,下腔静脉血栓形成也可能产生相同的特征。

超声特征

- 急性期:肝肿大
- 慢性阶段:肝硬化、再生结节、尾状叶增大
- 脾肿大
- 腹水
- 彩色多普勒:
  — 肝内侧枝
  — 肝静脉反向/无血流,有或没有狭窄段
  — 静脉—静脉分流,从一条静脉分流到另一条
- 频谱多普勒:
  — 正常肝静脉三相波形丢失
  — 波形可能消失、紊乱、反向或单相
  — 下腔静脉的逆流

附录:三相肝静脉波形说明

肝静脉波形对应右心房的静脉压力。右心房的压力通过下腔静脉传递到肝静脉。

1. 在心房收缩期,下腔静脉和肝静脉有反向压力。肝血流朝向探头,即向肝性并远离心脏。
2. 三尖瓣关闭,右心室收缩。在心室收缩期,右心房被动充盈,因此肝血流流向心脏,即离肝性。
3. 当右心房充满血液时,压力增加,导致进入右心房的流速减慢。
4. 三尖瓣在心室收缩末期打开,右心房压力轻微下降,因此流入右心房的流速再次增加。
5. 在心室舒张期,血液被动地充满右心室,导致压力升高。
6. 在心室舒张末期,心房收缩,再次导致压力激增,该压力被传递到肝静脉波形。

图像解析	超声图像

3 布加综合征

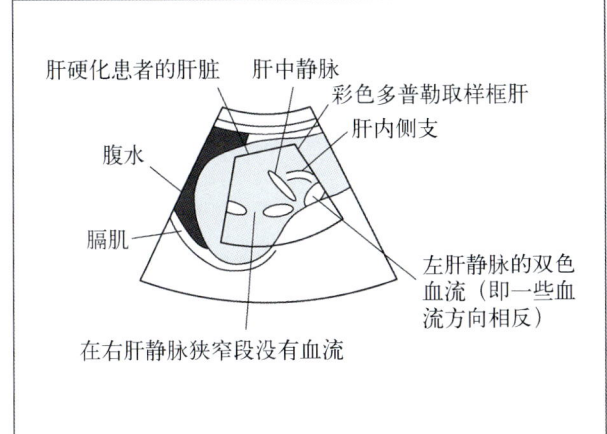

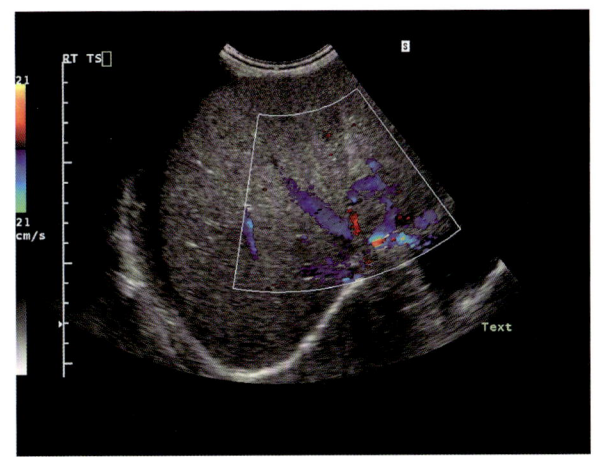

附录 三相肝静脉波形

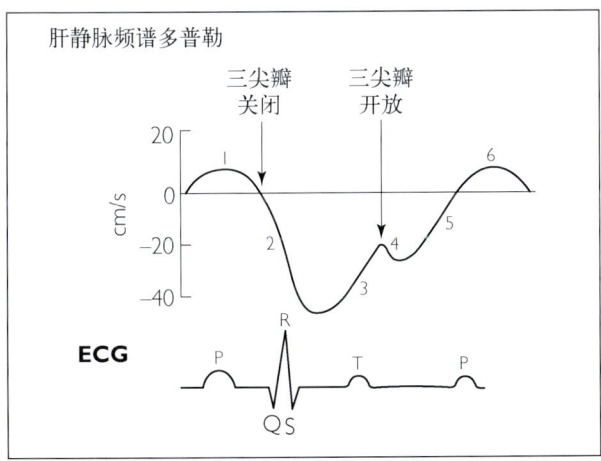

移植后：解剖

肝移植的外科手术包括：

1 胆囊切除术。
2 原位移植（即移植肝脏与原生器官在同一人体解剖学位置），有五种外科吻合：
   （1）肝上下腔静脉
   （2）肝下下腔静脉
   （3）门静脉主干
   （4）肝动脉
   （5）胆总管（通常通向Roux肠循环）

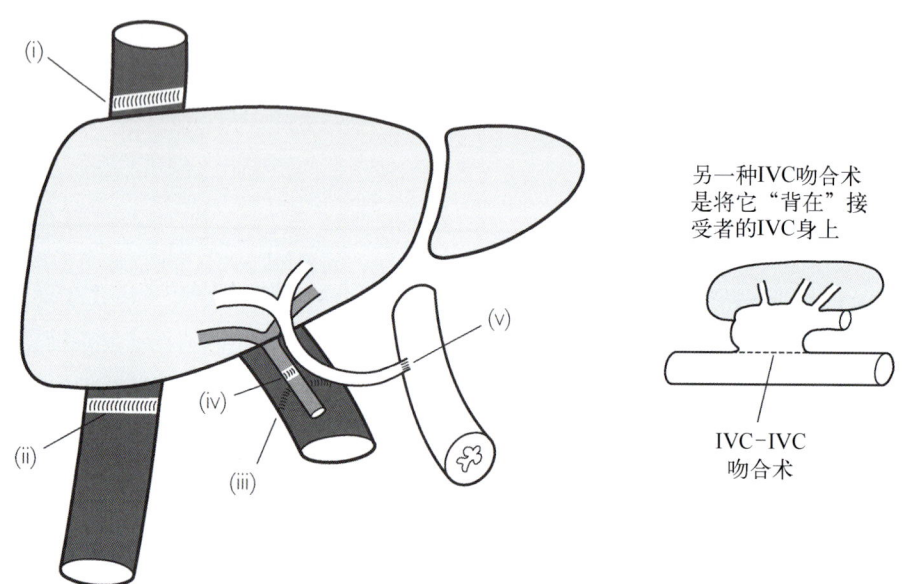

另一种IVC吻合术是将它"背在"接受者的IVC身上

IVC-IVC吻合术

移植后：超声检查的主要目的

● **评估术后并发症**
  ● 吻合口漏/血肿/狭窄/血栓形成
  ● 胆管泄漏/胆管瘤/狭窄/梗阻
  ● 感染/肝脓肿

● **评估免疫抑制不良反应**
  ● 不受抑制：排斥
  ● 过度抑制：肾损伤

移植后：超声检查

- **患者体位**：仰卧位。
- **准备**：无。
- **探头**：低频（3~5 MHz）凸阵探头，戴探头隔离套（交叉感染风险）。
- **机器**：选择腹部预设模式。
- **方法**：记录移植日期和术后天数。如果有操作说明，请阅读。移植后扫描遵循与移植前扫描相同的步骤。在两次扫描中，完成完整的腹部扫描方案，并对肝动脉、肝静脉、门静脉、脾静脉和下腔静脉进行多普勒检查。然而，可能的病理是不同的，并将在下面强调。有关每个步骤的更多详细信息，请参阅移植前方案。要点概述如下。

探头位置

I 肝脏

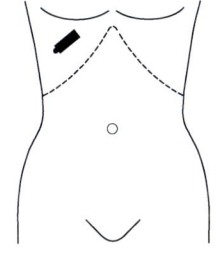

操作说明

- 将探头放在右上象限，在纵切面及横切面方向扫描肝脏。
- 在近期接受移植的患者身上，将会有一个带有敷料覆盖的"梅赛德斯征"手术瘢痕，可能还有引流管。这可能会干扰通常用于探头扫描的部位。因此，尝试将探头围绕敷料倾斜或通过肋间途径。
- 检查肝实质：
  — 任何局灶性病灶
  — 梗塞区域（肝动脉供血不足）
  — 脓肿
  — 肝细胞癌复发
  — 移植后淋巴增殖性疾病
- 检查膈下和肝下间隙，特别寻找：
  — 液体聚集，例如血肿
  — 胆汁瘤，脓肿
  — 腹水
  — 胸腔积液（尤其是右侧）
- 注意不存在排斥反应的超声特征——诊断需要肝脏活检。
- 获取具有代表性的图像。
- 请参考移植前部分概述的技术

探头位置　　　　　　　　　　　　**操作说明**

2　胆总管

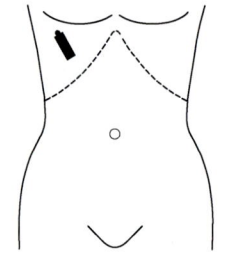

- 在两个切面上检查胆总管
  测量其直径：扩张可能意味着胆汁淤积和逆行感染。狭窄可能意味着吻合口狭窄或肝动脉供血不足。
- **提示**：请记住胆囊在移植手术中已经被切除！
- 获取具有代表性的图像。

3　肝总动脉频谱多普勒

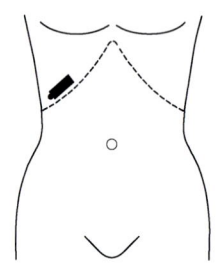

- 成人应在术后第三天进行扫描。在此之前，由于正常的手术后特征，可能会有假阳性结果。
- 儿童应在术后第一天进行扫描，因为他们形成肝动脉血栓的风险更高。
- 将探头置于右上象限肋间区域。找到门静脉，然后向前观察主要的肝动脉。
- 打开彩色多普勒。优化颜色信号并注意肝动脉中的血流。检查左右分支。
- 如果未检测到血流，调高彩色增益并降低脉冲重复频率（PRF）。如果仍然没有血流，尝试低频探头。尽管如此，如果没有检测到血流，肝动脉很可能被堵塞。
- 如果检测到血流，打开频谱多普勒，将取样门放在肝动脉上，获取频谱。
- 术后48 h内，可能会出现一个没有舒张末期血流的小收缩峰——这并不显著，并会在48 h内消退。
- 获取具有代表性的图像。

4　门静脉主干频谱多普勒

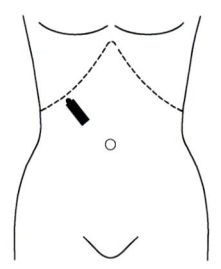

- 将探头垂直置于锁骨中线与右肋缘交汇位置，找到门静脉。
- 打开彩色多普勒并评估通畅情况。
- 打开频谱多普勒，将取样门放在门静脉上，获取频谱。
- 测量峰值流速。
- 记录血流的方向和特征。
- 术后，波形通常在吻合部位周围出现紊乱。除非峰值流速＞100 cm/s，否则这并不重要。
- 获取具有代表性的图像。

探头位置	操作说明
5 肝静脉频谱多普勒 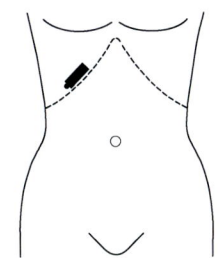	与移植前扫描完全一样，重复此步骤。技术是一样的： ● 打开彩色多普勒并评估3条肝静脉的通畅性。 ● 打开频谱多普勒，将取样门放在肝静脉上，获取频谱。 ● 获取具有代表性的图像。
6 下腔静脉频谱多普勒 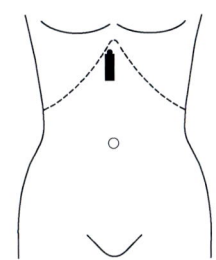	与移植前扫描完全一样，重复此步骤。技术是一样的： ● 打开彩色多普勒以评估通畅性。 ● 打开频谱多普勒，将取样门置于下腔静脉上方，获取频谱。 ● 获取具有代表性的图像。
7 脾静脉频谱多普勒 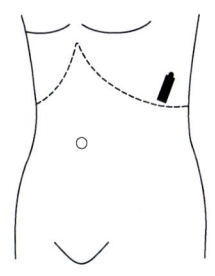	● 请患者向右转45°。 ● 测量脾脏长度。请注意，如果脾脏在手术前肿大，那么它将在术后早期保持肿大。 ● 打开彩色多普勒并找到脾静脉。静脉可辨认吗？有静脉曲张吗？请注意，静脉曲张可能仍存在于术后早期。 ● 打开频谱多普勒，将取样门放在脾静脉上，获取频谱。 ● 获取具有代表性的图像。
8 肾 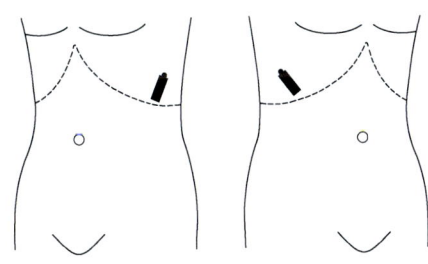	根据腹部超声流程在2个切面扫描双侧肾脏，如： ● 注意寻找任何肾损伤的证据（免疫抑制药物的不良反应或术中低血压导致）： 　— 肿胀增大的肾脏 　— 回声增强的皮质 ● 获取具有代表性的图像。

移植后：病理学

● 1 移植后聚集

主要是血肿和胆汁瘤之间的鉴别。

血肿

大多数移植术后立即出现的血肿常位于胆囊窝。这通常是由于手术造成的损伤。如果患者没有症状，不需要采取任何干预。注意疼痛或快速增大的血肿——这可能代表血管吻合口瘘，需要进一步检查。

超声特征
- 在早期阶段，可见无回声区
- 之后可能含有回声增强的纤维蛋白
- 毗邻肝脏，通常在右叶后方

胆汁瘤

这是由胆管吻合口瘘导致的胆汁聚集。它可能会导致腹膜炎。胆汁瘤通常发生在术后的前两个月。

超声特征
- 弱回声聚集
- 如果有泥沙形成，可能产生内部回声
- 发生在胆管附近，肝内或肝外

请注意，超声无法可靠地区分血液、腹水、胆汁和脓液。

● 2 胆管狭窄

发生于15%的移植患者。可能在移植后多年发生。狭窄可能是由于吻合术的并发症或肝动脉血栓形成、排斥反应等继发的弥漫性损伤。

超声特征
- 胆总管的狭窄
- 近端肝内导管扩张

● 3 移植后淋巴增生性疾病（PTLD）

发生于10%的移植患者，是一种淋巴结和实体器官中的B细胞增生的恶性疾病。使用大剂量免疫抑制剂和EBV感染的患者是患此疾病的高危因素。PTLD通常发生在移植后1年内。

超声特征
- 单个或多个局部低回声包块
- 肿块可能是血管性的
- 可发生在移植肝脏、肠道、肾脏、脾脏
- 腹部多部位淋巴结肿大

图像解析　　　　　　　　　　　　　　超声图像

1 血肿

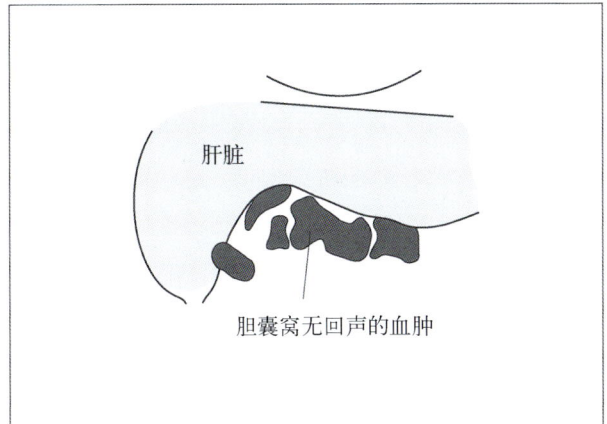
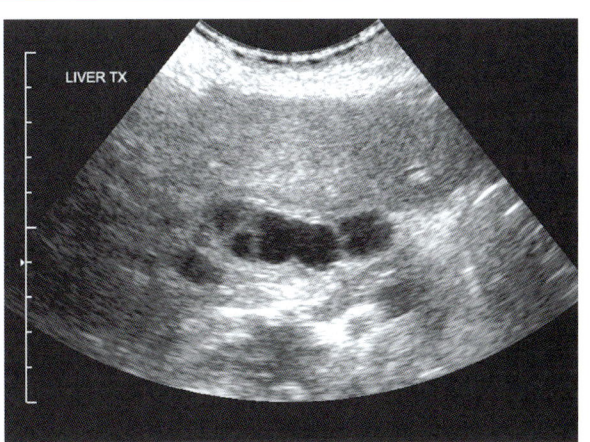

2 胆总管狭窄

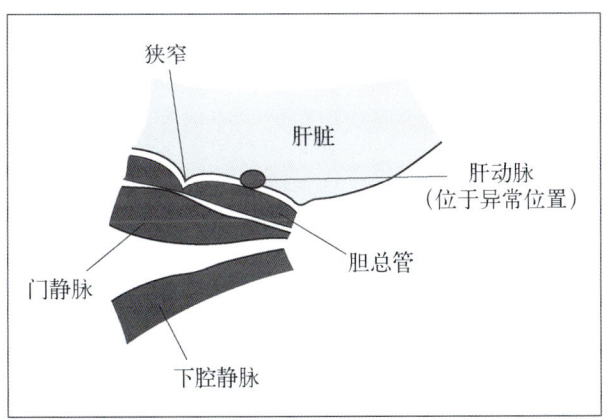
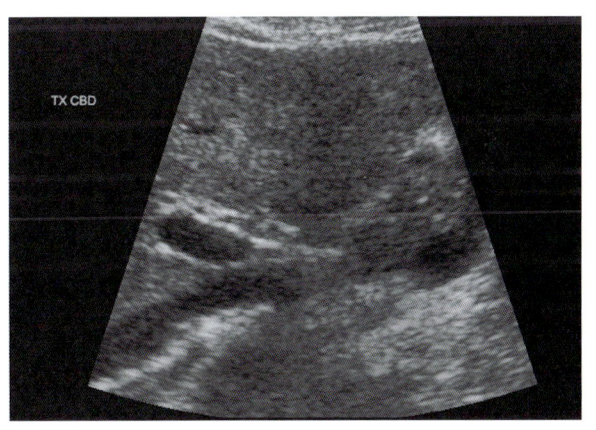

3 移植后淋巴增生性疾病

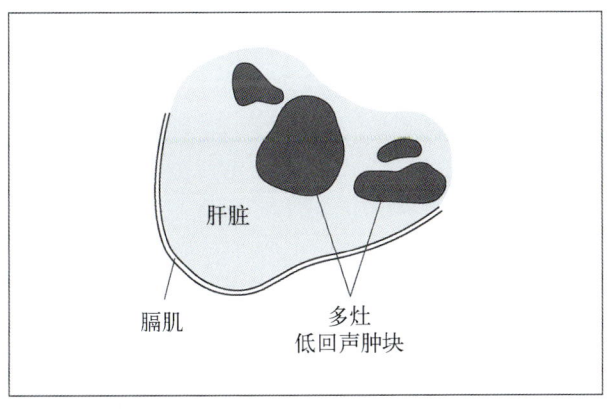
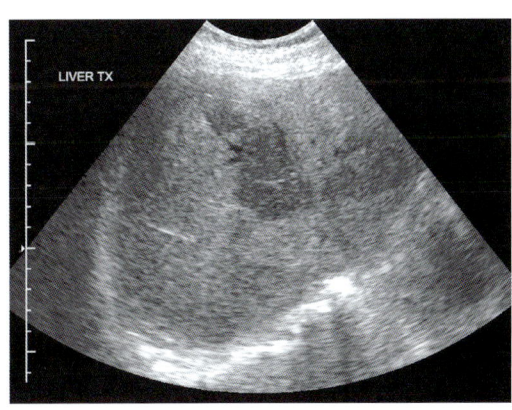

4 肝动脉狭窄

发生在5%~10%的肝移植患者。通常发生在移植后的前几周。肝动脉狭窄可导致肝梗死、脓肿形成、胆管坏死和渗漏。如果可以看到肝脓肿,那么一定有肝动脉狭窄——肝动脉是胆管的唯一血液供应。

超声特征
- 狭窄远端的"缓慢细小"模式,即收缩期上行缓慢和EDF增加
- 加速时间＞0.08 s
- 阻力指数＜0.05

如果进一步发展,可能会导致肝动脉血栓形成。

5 肝动脉血栓形成

这发生在大约5%的肝移植患者。肝动脉完全闭塞是外科急症,因为该动脉为整个胆道系统提供氧合作用,因此肝脏迅速梗塞,从而导致胆汁淤积、脓肿形成和败血症。未再次移植的死亡率为75%。

超声特征
- 无彩色多普勒血流
- 无频谱多普勒波形
- 如果侧支血流已形成,它可能被视为一种"缓慢细小"模式

6 肝静脉血栓形成

请特别注意以前患有布加综合征患者的肝静脉血栓形成,因为他们再次形成血栓的风险增加。

超声特征
- 静脉扩张:彩色多普勒信号完全/部分丢失
- 静脉内部回声
- 脾肿大
- 腹水
- 彩色多普勒:
  — 肝内侧支
  — 肝静脉反向/无血流,可能有狭窄段
  — 从一条静脉分流到另一条静脉
- 频谱多普勒:
  — 正常肝静脉三相波形缺失
  — 波形可能缺失、紊乱、反向或单相
  — 下腔静脉的反向血流

图像解析	超声图像

4 肝动脉狭窄

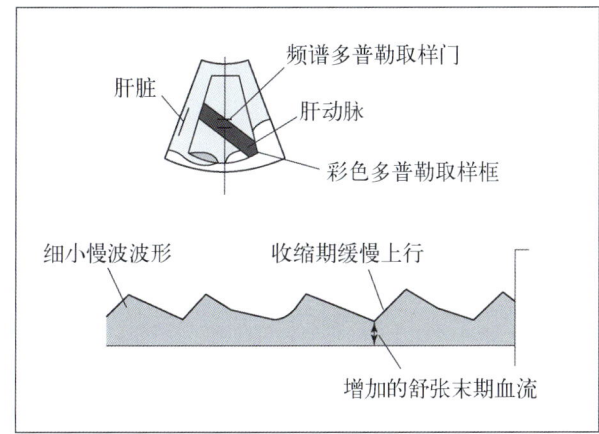
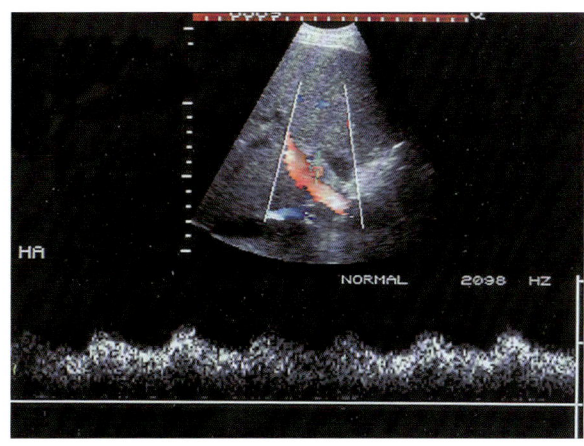

6a 肝静脉血栓频谱多普勒

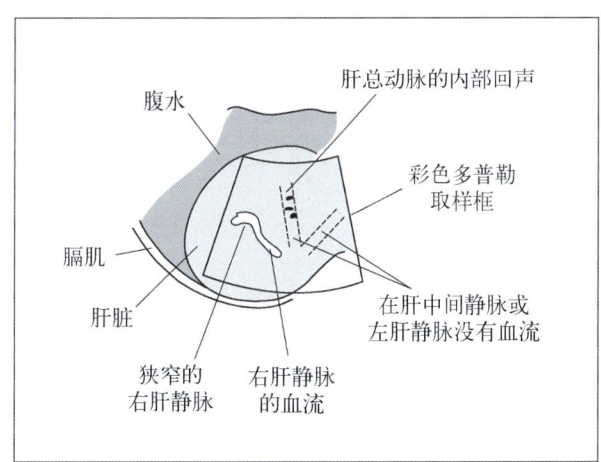
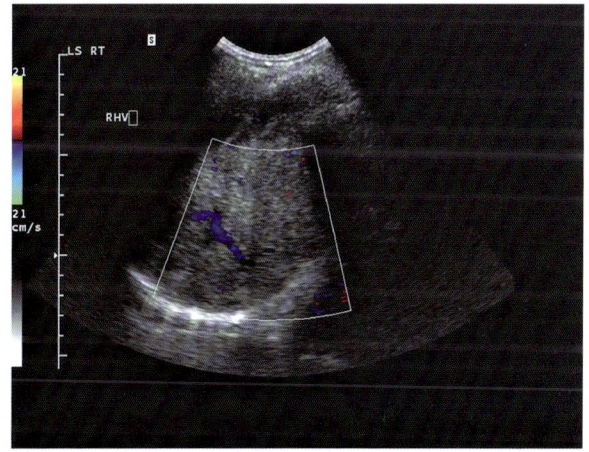

6b 肝脏多普勒超声

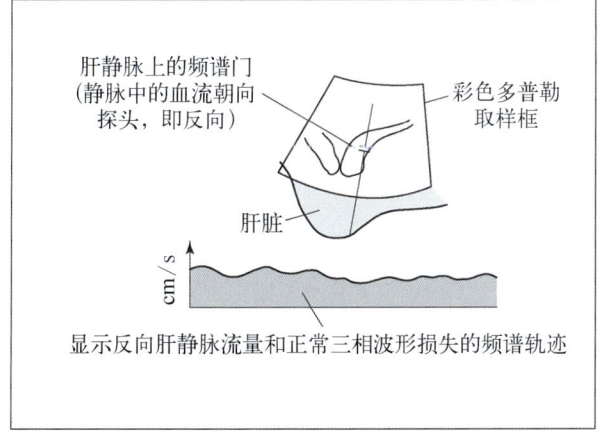
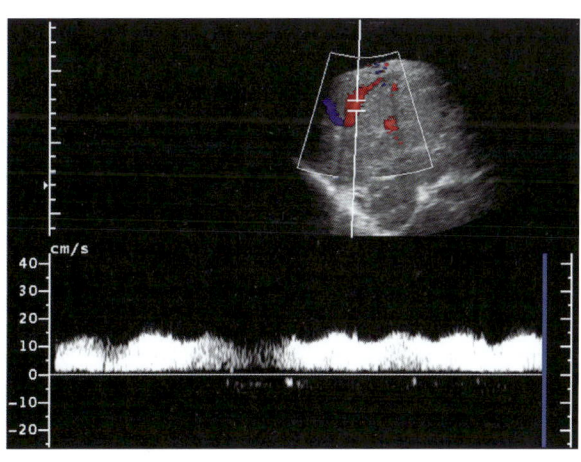

7 睾丸

解剖

(i) LS：解剖学

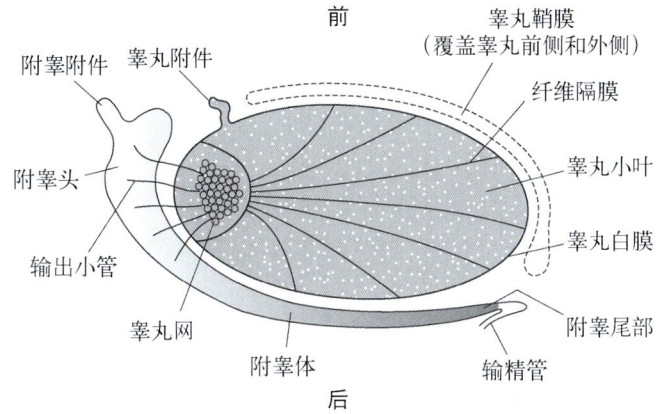

- 正常睾丸具有均匀的回声结构。
- 细小的强回声的纤维隔膜，白膜穿过腺体，将其分成小叶。
- 小叶中的精曲小管在睾丸网处会聚成更大的直细精管。
- 附睾头包含会聚小管，与睾丸体具有相似的回声结构。
- 附睾的身体和尾部似乎回声更弱。

(ii) TS：解剖学

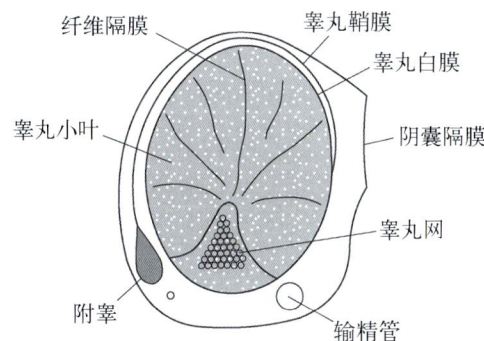

(iii) 睾丸动脉血供

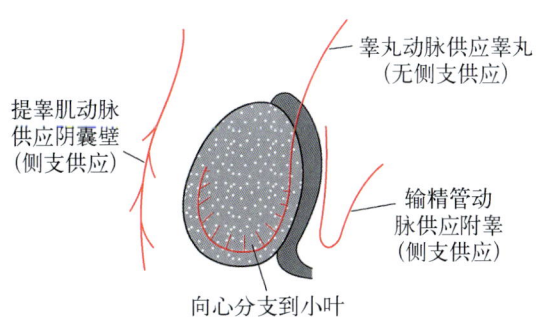

(iv) 睾丸静脉引流

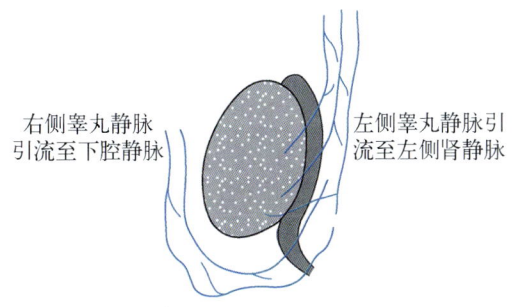

- 蔓状静脉丛引流睾丸。
- 提睾肌丛引流附睾和阴囊壁。
- 两者都可以自由旋转。

超声扫描

- **准备**：获得检查同意。女性检查者最好有监护人陪同。
- **患者体位**：仰卧，用毛巾垫在阴囊下。让患者把阴茎置于一旁。
- **探头**：高频（6~17 MHz）线阵探头。
- **机器**：选择小器官/睾丸预设模式，使用多个聚焦区，关闭组织谐波，使用复合成像，并行功能和调整频率以优化图像。
- **方法**：如果发现病变，获取每个步骤而不仅仅是代表性的图像。

探头位置	操作说明

1 纵切面：睾丸

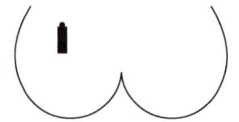

- 首先将探头放在右侧睾丸的纵切面上。
- 寻找睾丸体并改变深度，直到可以看到它后面的附睾。相应地调整视野。
- 通过纵切面扫描睾丸，观察：
  — 正常均匀回声纹理？
  — 有肿块、囊肿或钙化吗？
  — 周围有液体聚集吗？
- 同时观察附睾：
  — 有肿胀或不正常的回声吗？
  — 有囊性区域吗？
  — 后部有扩张的血管吗？
- 获取具有代表性的图像。

2 横切面：睾丸

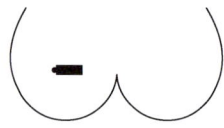

- 在横切面逆时针旋转探头90°扫描。
- 在这个平面上上下扫描睾丸和附睾，观察是否有任何病变。
- 获取具有代表性的图像。

3 睾丸侧面

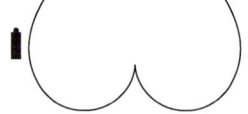

- 将探头放在右侧睾丸的侧面。
- 在这个平面上上下扫描腺体，像之前一样观察病变。
- 采集具有代表性的图像。
- 务必询问患者疼痛的部位，或者准确显示他们感觉到的任何肿块。
- 确保仔细扫描该区域。并排扫描睾丸两侧（横切面"场景视图"）是比较回声强度的一种有效方法，有助于检测可指向病变的细微差异。

图像解析　　　　　　　　　　　　　　　超声图像

1

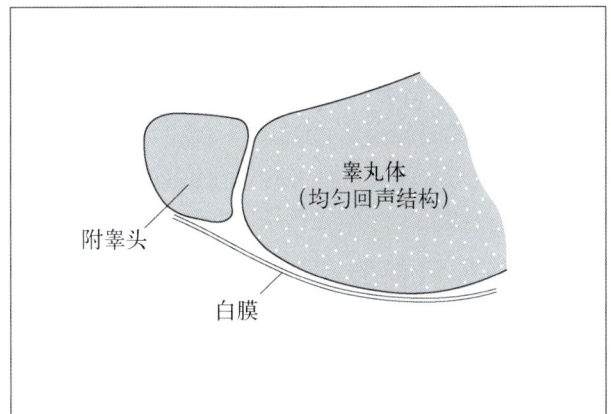
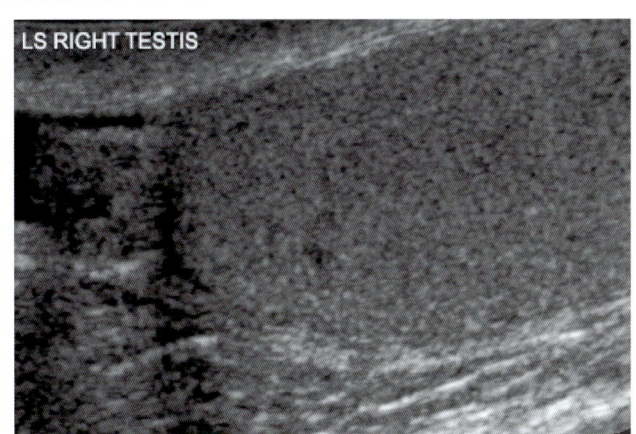

2

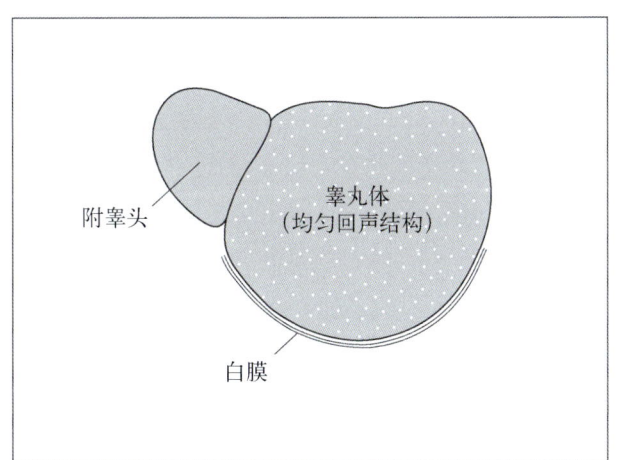
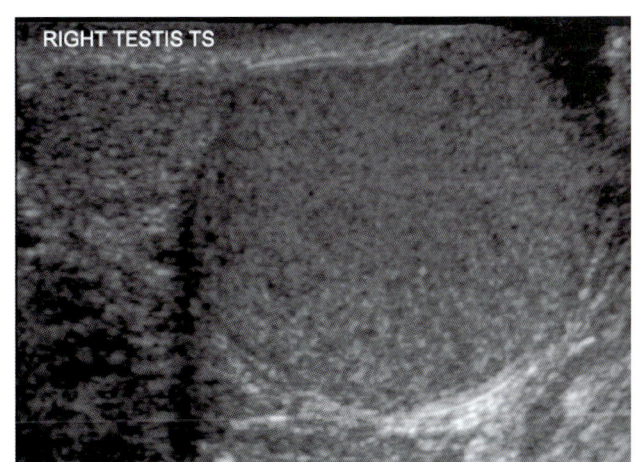

3

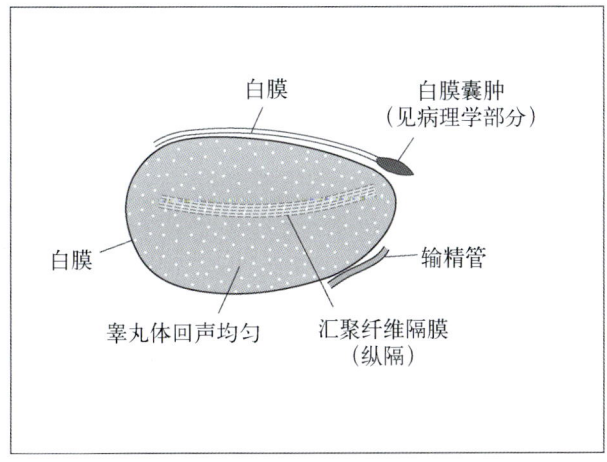
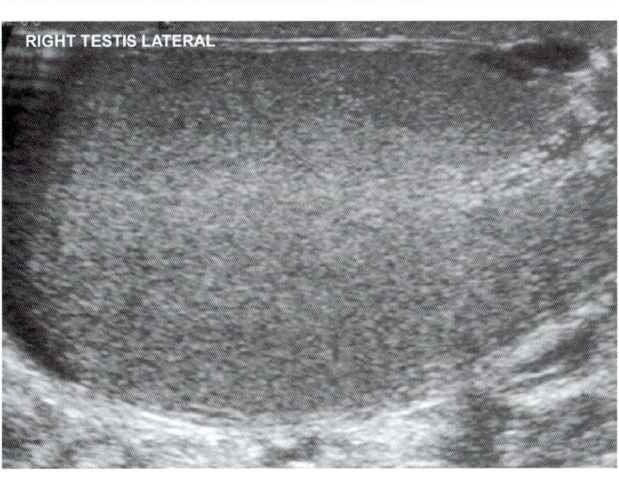

● 疑似精索静脉曲张

- 寻找附睾后部弯曲扩张(＞2 mm)的静脉。提示90%发生在左侧。
- 彩色或能量多普勒将显示它们内部的强血流。
- 当患者紧张或站立时,扫描应显示血管尺寸增加。
- 诊断精索静脉曲张后,务必进行肾扫描和肾静脉多普勒检查,因为这可能与肾细胞癌有关。
- 有关此情况的更多信息,请参阅病理学部分。

● 疼痛的睾丸(疑似扭转/附睾睾丸炎)

- 使用能量多普勒评估两个睾丸的血流。
- 优化多普勒信号调整彩色增益和聚焦位置,放大图像,缩小彩色框尺寸,并调低滤波器和脉冲重复频率设置。
- 寻找正常直到边缘的血液灌注。
- 如果疼痛的睾丸血流量增加,这可能是睾丸炎。
- 如果疼痛的睾丸血流量减少,这可能是扭转。
- 有关此情况的更多信息,请参见病理学部分。

● 不孕症

- 有必要测量睾丸体积(正常＞10 cm^3)
- 根据纵切面和横切面图像计算,测量3个平面的直径。
- 分屏功能对此很有帮助。
- 使用测量工具包计算体积(在大多数机器上)。
- 记住还要仔细检查不孕症的次要原因,如肿瘤和精索静脉曲张。

图像解析	超声图像

● 疑似精索静脉曲张

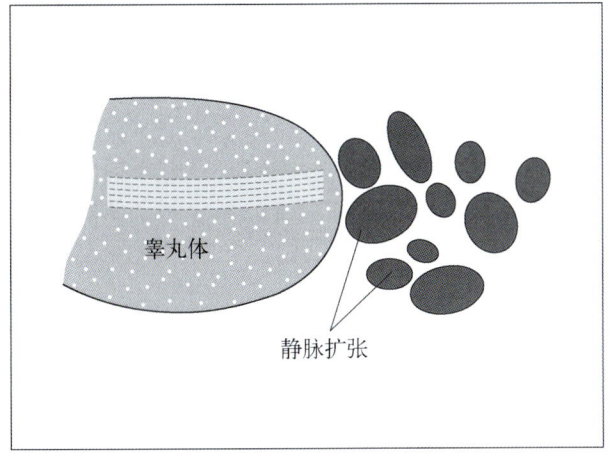
睾丸体
静脉扩张

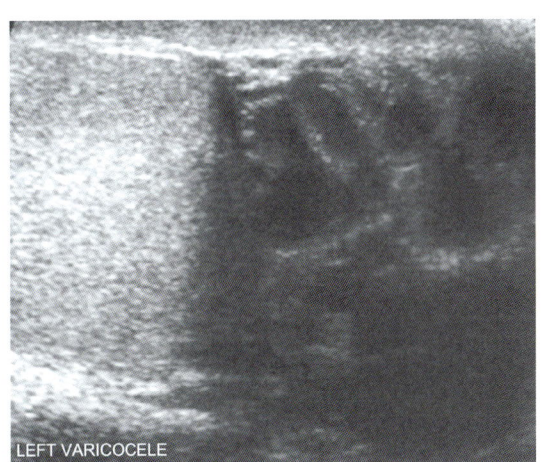

● 睾丸疼痛

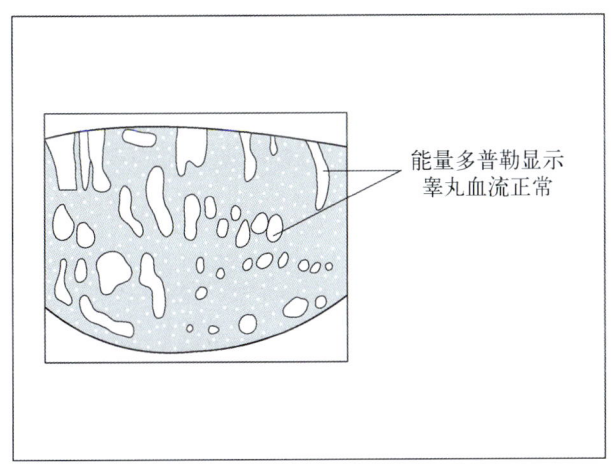
能量多普勒显示睾丸血流正常

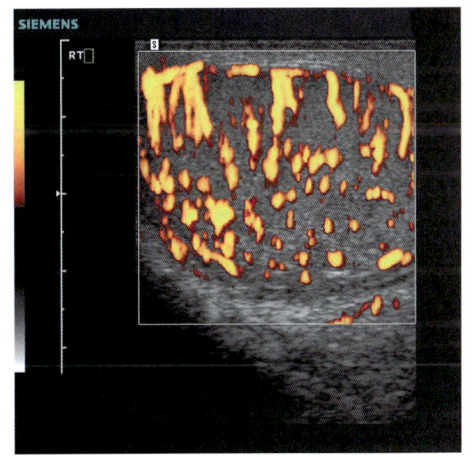

● 不孕症

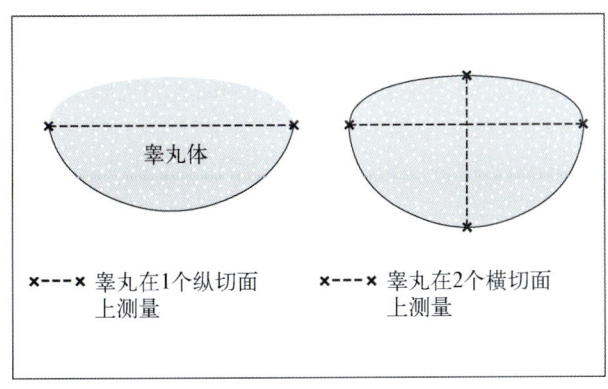
睾丸体
×---× 睾丸在1个纵切面上测量
×---× 睾丸在2个横切面上测量

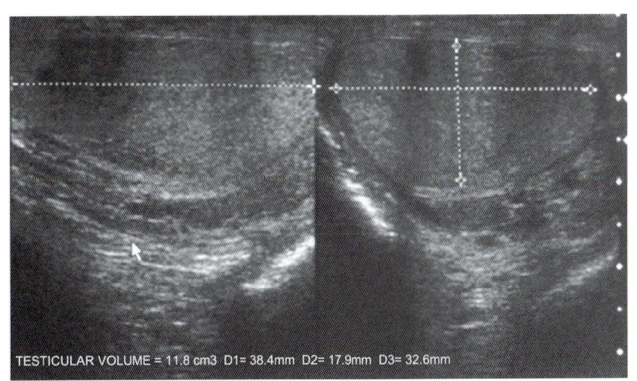

睾丸：病理学

● 1 良性囊性病变

（a）睾丸内囊肿

这通常是一个偶然的发现。睾丸内囊肿位于睾丸体内，显示单纯性囊肿的典型特征：
- 边缘光滑
- 壁薄
- 无回声结构
- 回声后增强

（b）附睾囊肿

这是一个非常普遍的发现（高达40%的男性）。它在临床上可能表现为睾丸上方的光滑坚硬的肿块（由附睾小管的外露引起）。

超声特征
- 最常见于附睾头
- 显示单纯性囊肿的典型特征

（c）白膜囊肿

这在临床上表现为睾丸肿块，类似肿瘤。这种病变通常在自我检查时发现，因为它扭曲了睾丸的光滑轮廓。

超声特征
- 位于睾丸体的表面（睾丸旁）
- 显示单纯囊肿的典型特征

图像解析　　　　　　　　　　　　超声图像

Ia 睾丸内囊肿

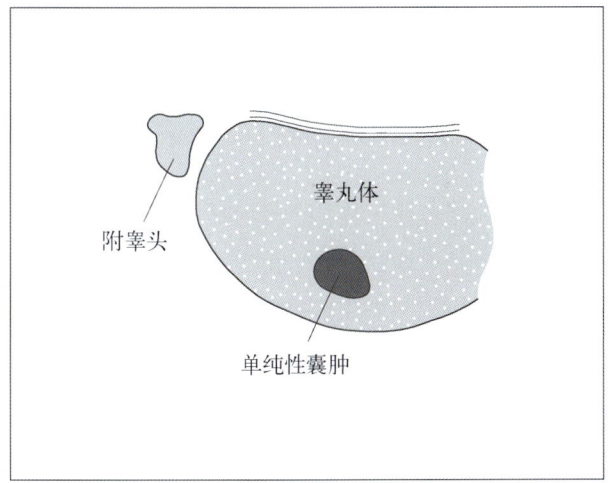
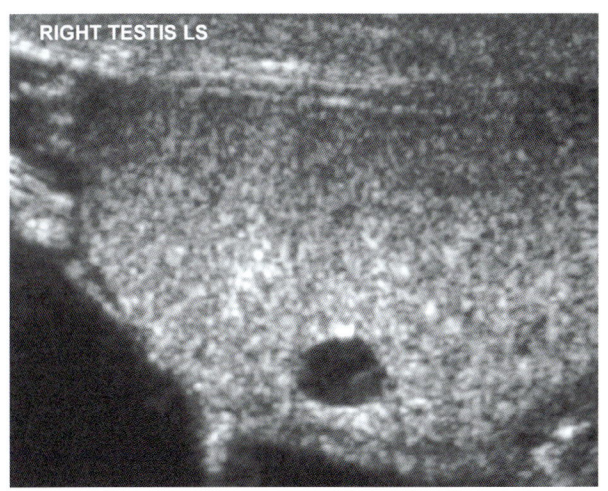

Ib 附睾囊肿

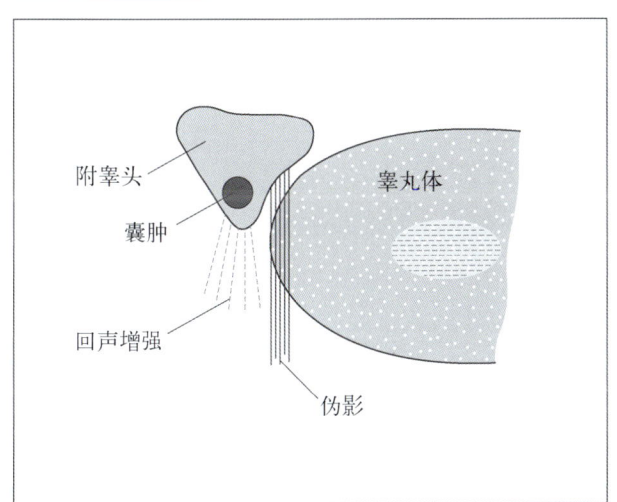
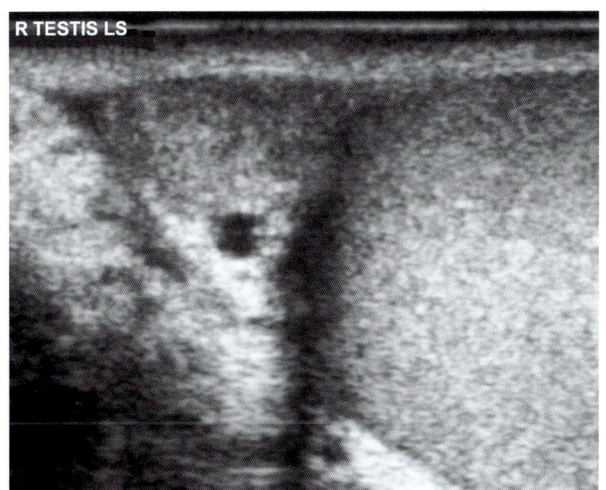

Ic 白膜囊肿

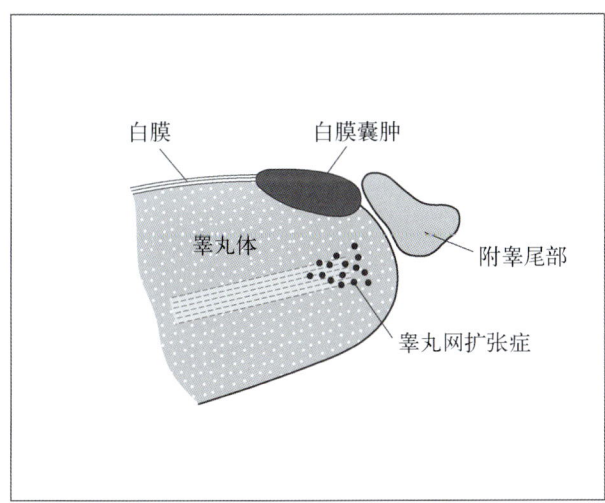
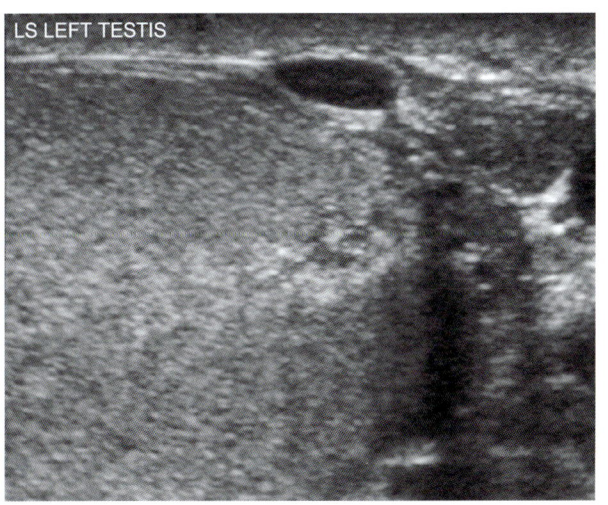

● 2 鞘膜积液

这是鞘膜被膜两层之间的液体聚集。它可以是先天性的,也可以是后天获得的:
- 先天性:由于鞘状突未闭合
- 获得性:外伤、肿瘤、炎症(这些可能含有碎片)

超声特征
- 通常可见位于睾丸前外侧的无回声区
- 偶尔会在液体中看见细小的隔膜或回声强的碎屑

● 3 精索静脉曲张

这些是睾丸排空的蔓状静脉的扩张,是由静脉瓣膜功能不全引起的。它们很常见(约占男性的10%),90%发生在左侧。临床上,它们可能会导致阴囊隐痛和阴囊肿胀。

超声特征
- 看起来是弯曲扩张(>2 mm)的无回声结构
- 位于附睾后部
- 血管在拉伸或站立时会扩张
- 血管很少在彩色或能量多普勒上显示为强血流

精索静脉曲张很少是由于肾脏肿瘤阻塞了睾丸静脉回流所致。因此,对肾脏进行成像也很重要。

● 4 输精管切除术后的变化

这些被认为是由反压效应和低度炎症反应共同引起的。它们通常是双侧且无症状。

超声特征
- 附睾出现增厚(>3 mm)和回声不佳,有多个小点状囊性区

| 图像解析 | 超声图像 |

2 鞘膜积液

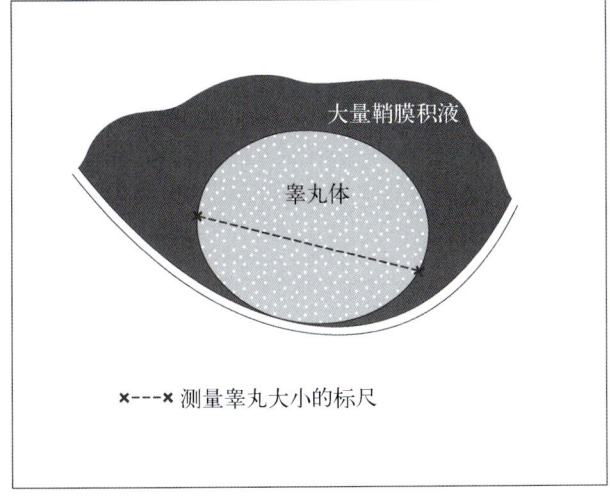
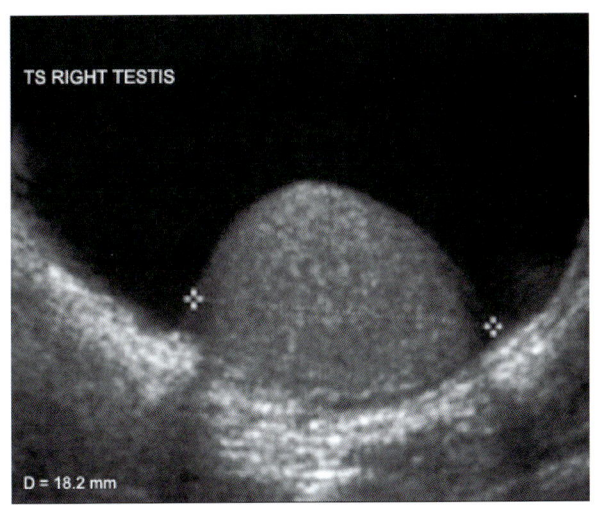

3 精索静脉曲张

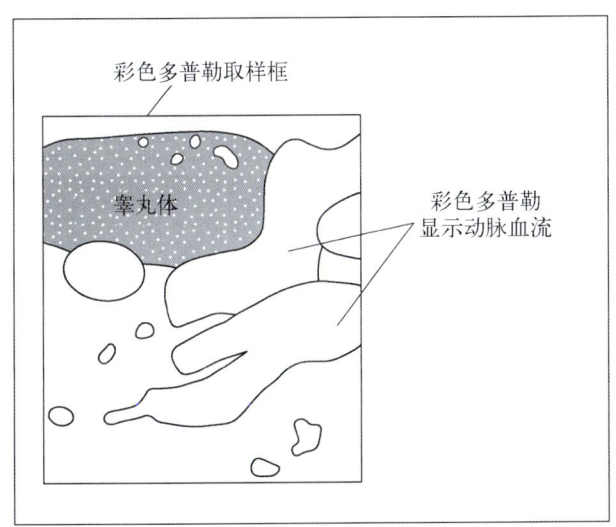
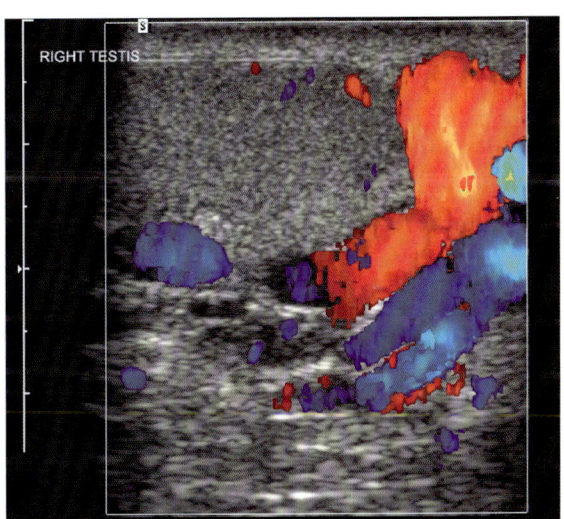

4 输精管切除术后的变化

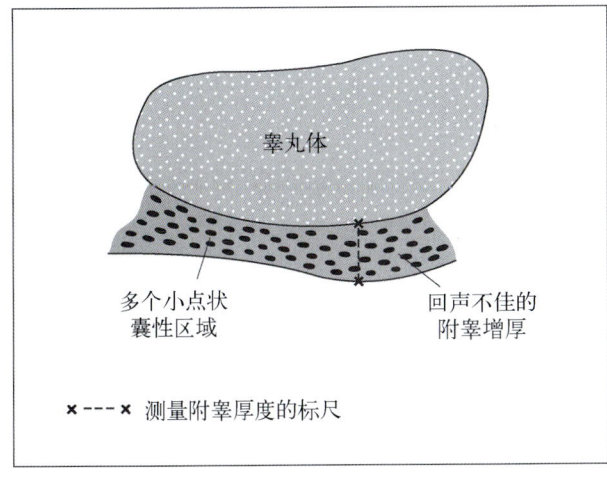
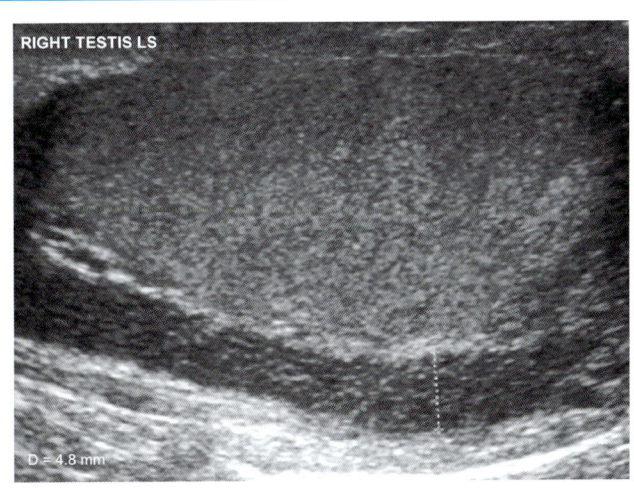

5 睾丸微石症

多发性小钙化病灶通常是偶然发现的，但一些研究显示，患睾丸恶性肿瘤的风险增加。这与低生育力有关。

超声特征

- 睾丸内有 5 个以上的强回声病灶（每个 < 3 cm）

提示：建议睾丸微石症患者定期进行自我检查，如果发现任何新肿块则重复超声检查。

6 睾丸肿瘤

大多数睾丸内肿块是恶性的。最常见的肿瘤类型是精原细胞瘤。

超声特征

- 可变外观：肿瘤可以表现为弱回声、囊性或混合回声肿块

注意：记得进行腹部/骨盆扫描，并要求胸部 X 线检查来评估继发性疾病。有结果应立即联系泌尿科医生（即使患者是全科医生转诊过来的）。

图像解析	超声图像

5 睾丸微石症

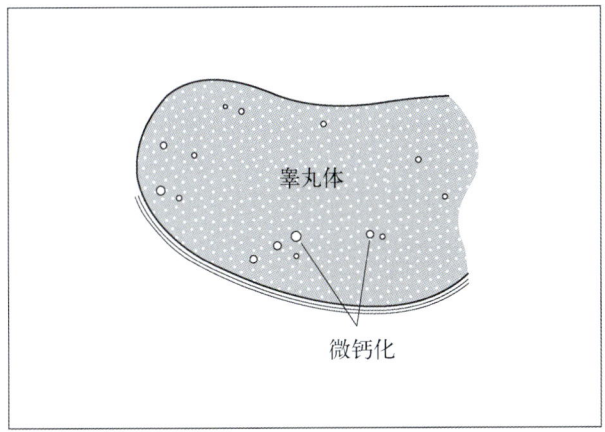
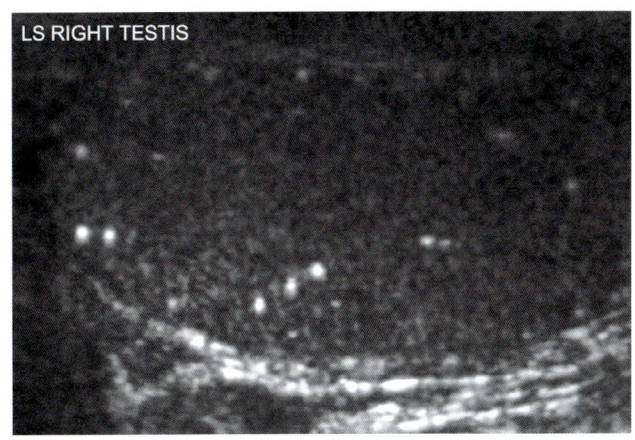

6a 睾丸肿瘤

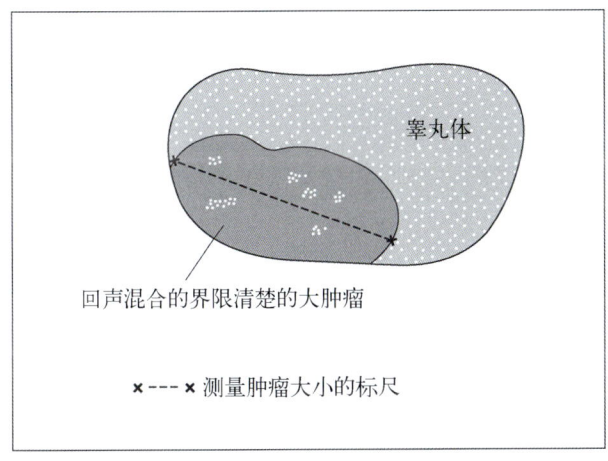
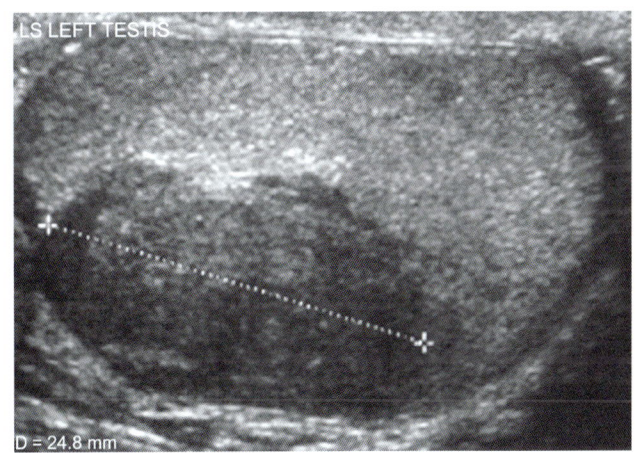

6b 睾丸肿瘤

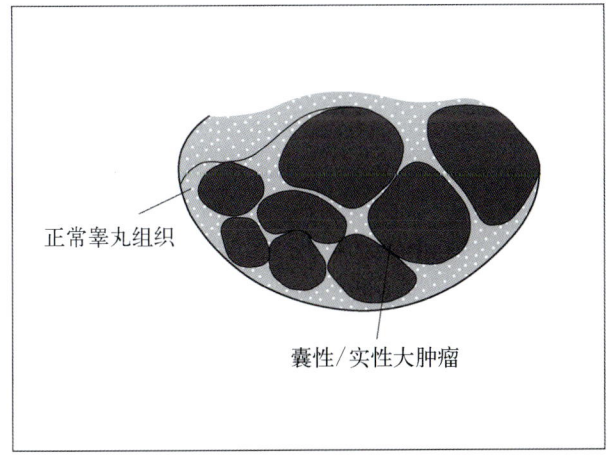
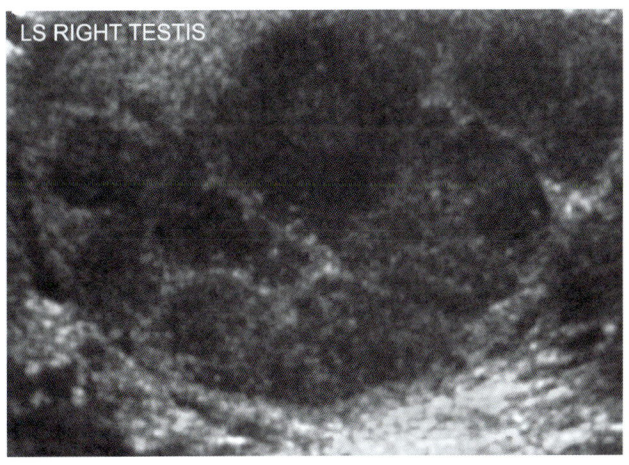

● 7 附睾睾丸炎

这是由逆行感染（例如，衣原体、淋病）或血液传播途径（例如，腮腺炎）导致。这在年轻男性中很常见。大多数病例是单侧的，仅附睾炎。

超声特征

- 附睾出现肿胀（＞3 mm）和混合回声；尾部是最常受影响的部位
- 在急性期，受影响区域的彩色/能量多普勒血流增加
- 可能有反应性鞘膜积液
- 阴囊皮肤水肿性增厚很常见
- 这种情况很少会发展成脓肿
- 如果睾丸受累，则表现为肿胀，弱回声区域（均匀或局灶性）
- 睾丸中的彩色/能量多普勒血流增加，但在非常严重的情况下，可能会减少，导致睾丸扭转的诊断混淆

● 8 睾丸扭转

这是精索扭曲而导致睾丸缺血。它通常是由"铃锤"解剖变异引起的，其中，在这种变异中，鞘膜延伸到睾丸后部，使其更容易扭曲。扭转可以是完全性的（360°扭转）、部分性或间歇性（扭曲/扭转）。

超声特征

- 睾丸回声不佳；常有反应性鞘膜积液
- 标志是使用能量多普勒睾丸内血流降低/消失（见上文）。请注意，附睾可能显示血流增加，因为它有侧支血供

注意：

- 注意假阳性：严重附睾睾丸炎
- 注意假阴性：间歇性扭曲/扭转

扭转是一种紧急情况，需要紧急的外科手术来预防睾丸梗死。许多人认为超声不应该用于诊断，因为它可能会延迟手术时间，并且扭曲/扭转也存在错误的假阴性表现的风险。

| 图像解析 | 超声图像 |

7 附睾睾丸炎

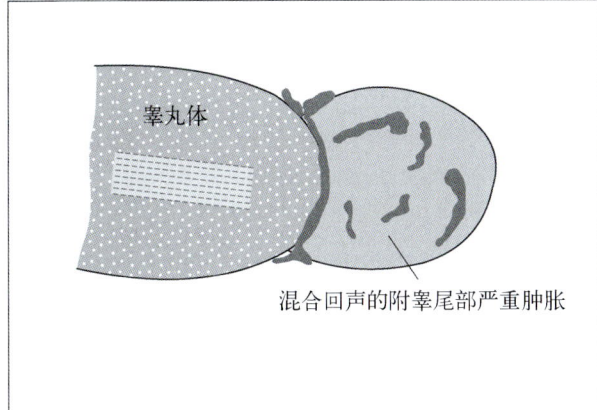

睾丸体

混合回声的附睾尾部严重肿胀

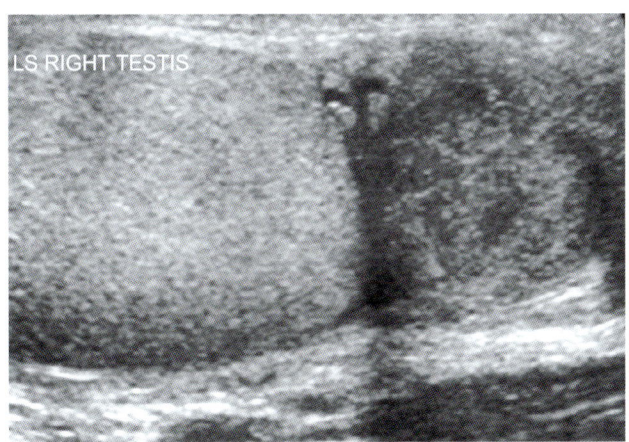

8a 睾丸梗死

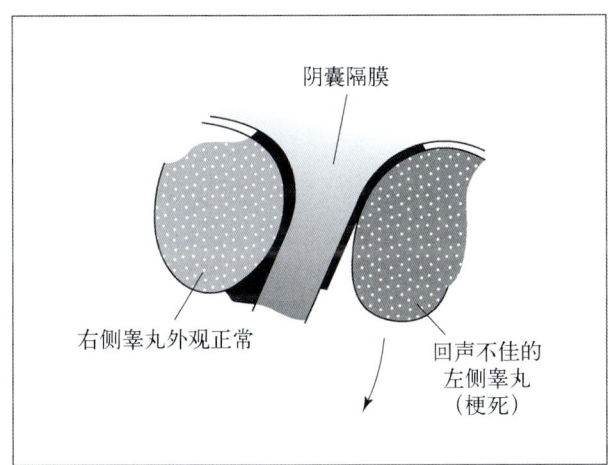

阴囊隔膜

右侧睾丸外观正常

回声不佳的左侧睾丸（梗死）

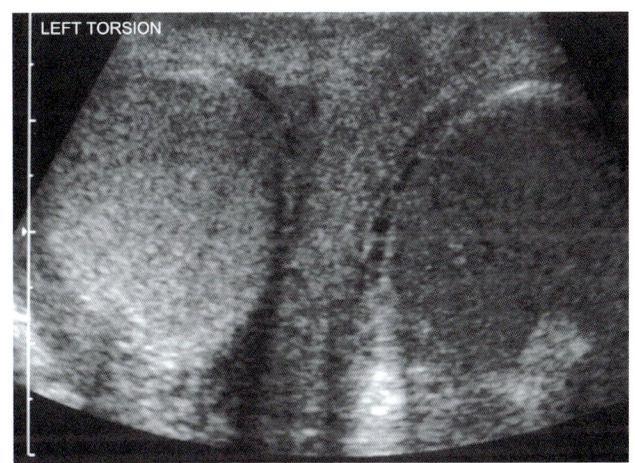

8b 睾丸梗死继发于未治疗的扭转

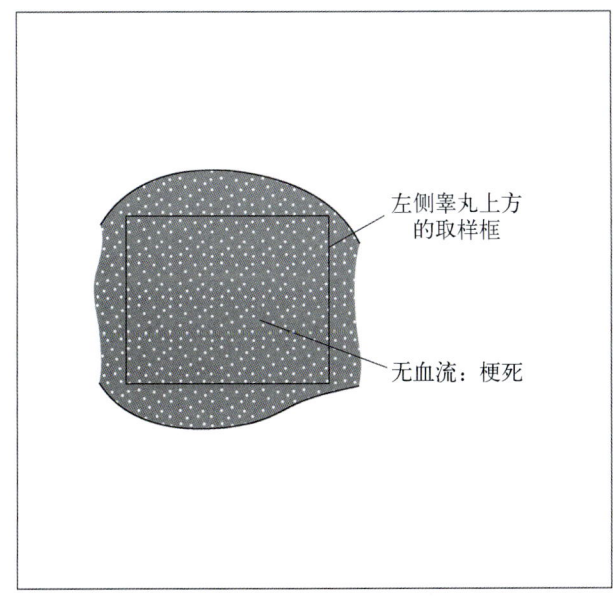

左侧睾丸上方的取样框

无血流：梗死

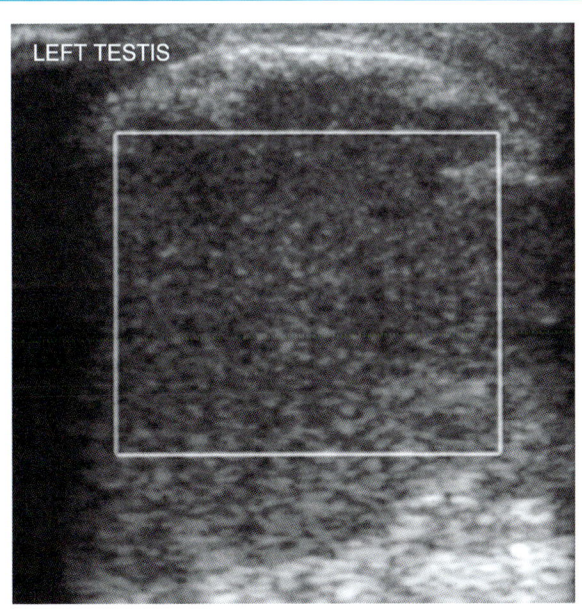

9 睾丸附件扭转

表现为阴囊突然疼痛和肿胀；这与睾丸扭转类似。然而，这种情况不需要手术干预，可以自行消退。附件通常会自行脱落，游离于阴囊内，在那里可能会钙化成阴囊结石（阴囊珍珠）。

超声特征
- 附件在急性时因水肿而增大，通常伴有反应性鞘膜积液
- 阴囊结石是阴囊内一个小的活动强回声结构

图像解析　　　　　　　　　　　　　**超声图像**

9 睾丸附件扭转

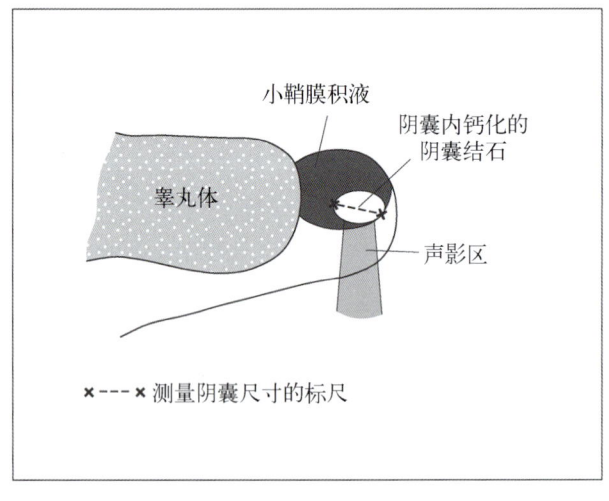 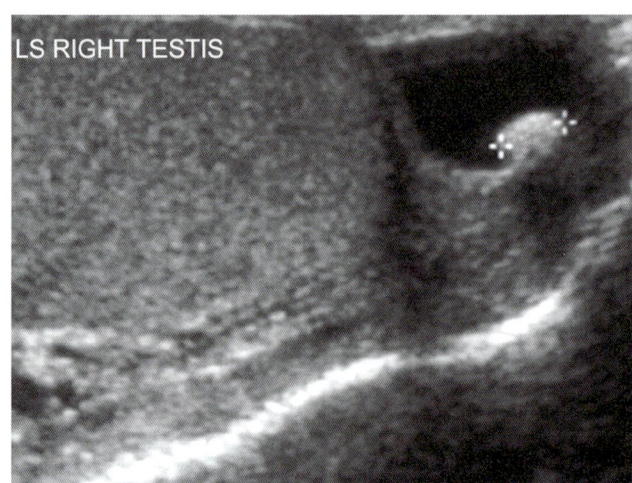

8 下肢静脉

解剖

右下肢深静脉

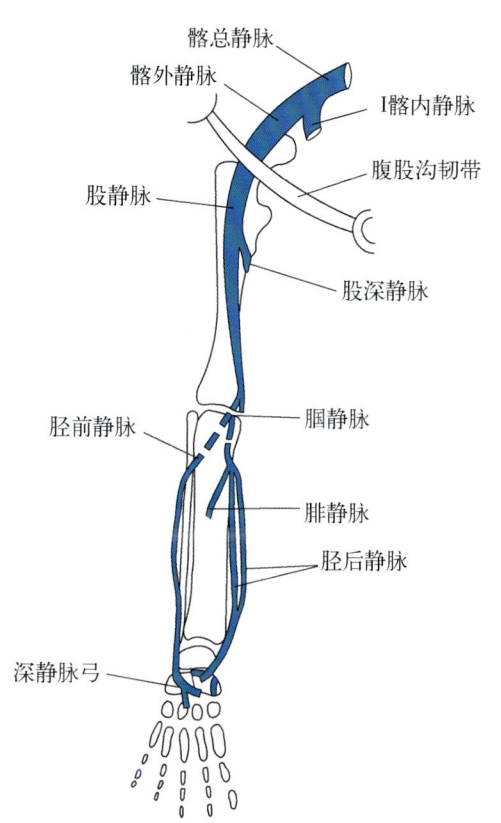

右下肢浅静脉

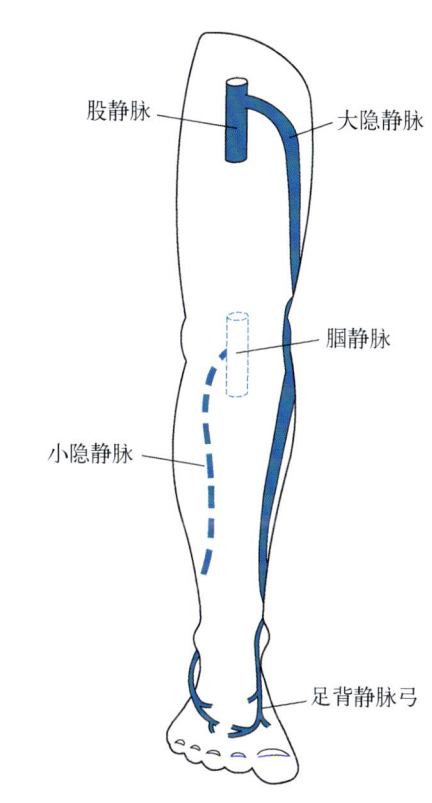

● 要点

1 浅静脉汇入深静脉。
2 深静脉及穿静脉上分布静脉瓣。
3 25%的人有双重股静脉或腘静脉——超声总是可以探及2个血管腔（3%的人有3根股静脉或腘静脉）。
4 股静脉在股动脉深面。
5 腘静脉在腘动脉浅面。

超声扫描

- **患者体位**：坐位，暴露下肢从脚趾到腹股沟区域。
- **准备**：不需要。
- **探头**：高频线阵探头（5~8 MHz）[对于非常肥胖或下肢肿胀，考虑使用低频（3~5 MHz）凸阵探头]。
- **机器**：选择静脉血管预设模式。如果信噪比较差，使用组织谐波。在横切面上获取挤压或非挤压探头图像时，使用双屏幕。
- **方法**：从腹股沟开始向远端探查。如果发现血栓：
  (a) 如果存在致使血栓脱落风险，停止向远端探查。
  (b) 探查近端查看血栓程度：例如，有股静脉血栓，探查髂静脉，如有髂静脉血栓，探查下腔静脉等。
  (c) 使用彩色血流信号区分闭塞性血栓与非闭塞性血栓，探查患者诉说的疼痛部位。

探头位置	操作说明
1 TS：股静脉近端	

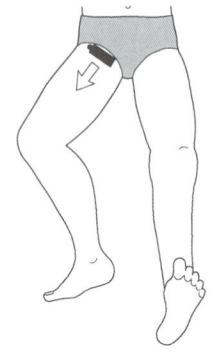

- 患者取坐位使静脉淤血量增加，患者屈膝，髋部外旋以便下肢向侧面展开。
- 将探头放在腹股沟褶皱中在横切面下找到股静脉近端。将焦点调整到血管水平。
- 寻找"米奇征"——股静脉是米奇的头部，耳朵分别是股动脉（侧方），大隐静脉（中部）。
- 用探头挤压静脉：
  — 完全可以压闭＝无血栓
  — 部分或不能压闭＝血栓
- 获取一个用探头挤压的图像和一个非挤压图像。

2 TS：股静脉中部

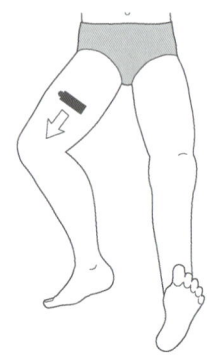

- 在横切面上持续探查
- 顺着股静脉滑动探头至大腿中部。
- 间断挤压探头，即每滑动 1 cm：
  — 静脉完全压闭＝无血栓
  — 部分或不能压闭＝血栓
- 随着探头下滑增加深度。
- 保持焦点在血管水平。
- 使用彩色多普勒以便定位血管。
- 获取一个用探头挤压的图像和一个非挤压图像。

8 下肢静脉　123

图像解析　　　　　　　　　　　　　　　超声图像

1（双侧扫描）

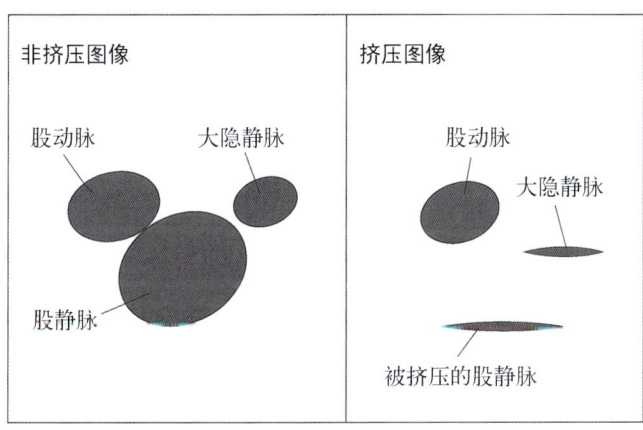
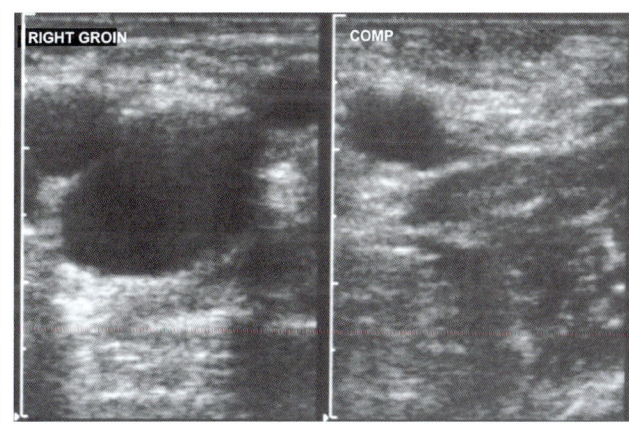

2

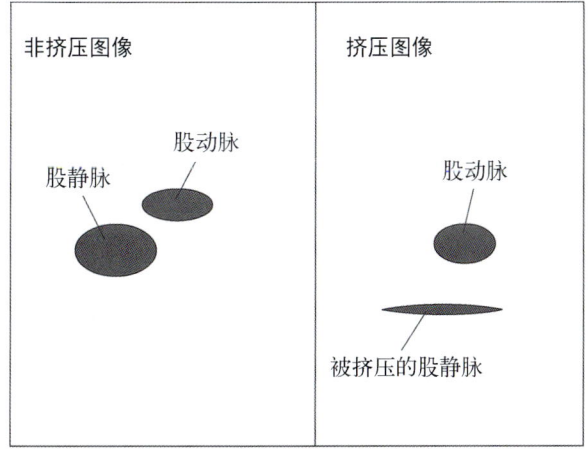
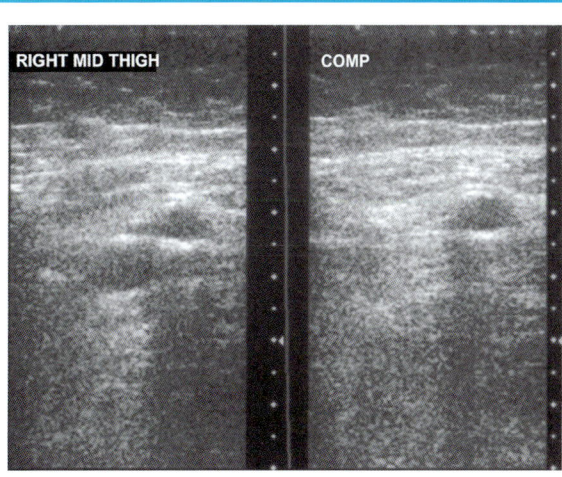

探头位置	说明

3 TS：股静脉远端

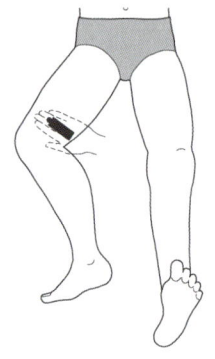

- 在横切面下持续探查。
- 顺着股静脉走行至膝关节，持续间断挤压探头。
- 在大腿下 1/3 处，股静脉穿过收肌管，因为股骨遮挡挤压静脉变得更加困难。因此，将另一只手放在大腿上，与探头相反方向往上推，从而能完全探及受压静脉。
- 获取一个用探头挤压的图像和一个非挤压的图像。

4 LS：股静脉

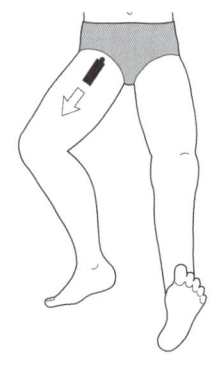

- 现在，在纵切面中探查股静脉。
- 回到腹股沟，首先在横切面中找到股静脉，然后顺时针旋转探头 90°，在纵切面下探查股静脉。
- 沿着股静脉向下到膝盖。寻找小的非闭塞性血管壁中的血栓，尤其是瓣膜周围的血栓。
- 打开彩色多普勒，并将脉冲重复频率、颜色增益和管壁滤波器等设置为适宜的清晰度范围，避免彩色血流信号流出静脉外。
- 用彩色多普勒在纵切面中再次探查股静脉，寻找充盈缺损，即非闭塞性血栓。测量所见的任何异常（血栓大小，淋巴结等）
- 获取一个或两个具有代表性的图像。

5 TS：腘静脉

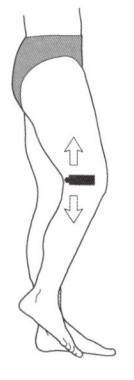

- 现在，在横切面下探查腘静脉。
- 要求患者左转，微屈膝。
- 将探头放入腘窝并寻找腘静脉（比动脉更浅表）。
- 将探头推向后胫骨以使完全受压探查（如果这种方法难以使用，请参阅附录中的替代方法）。
- 获取一个用探头挤压的图像和一个非挤压图像。

图像解析　　　　　　　　　　　　超声图像

3（双侧扫描）

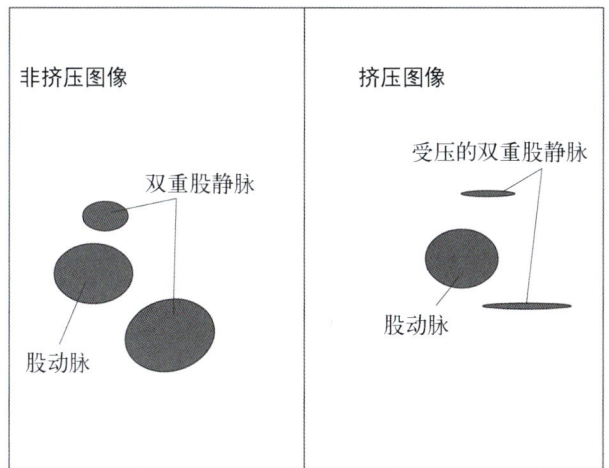
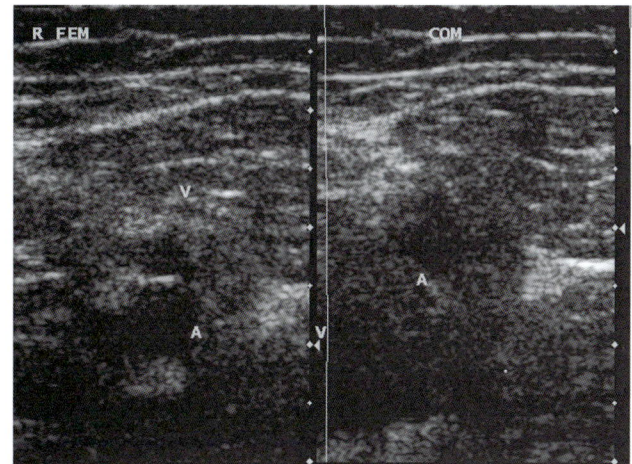

4

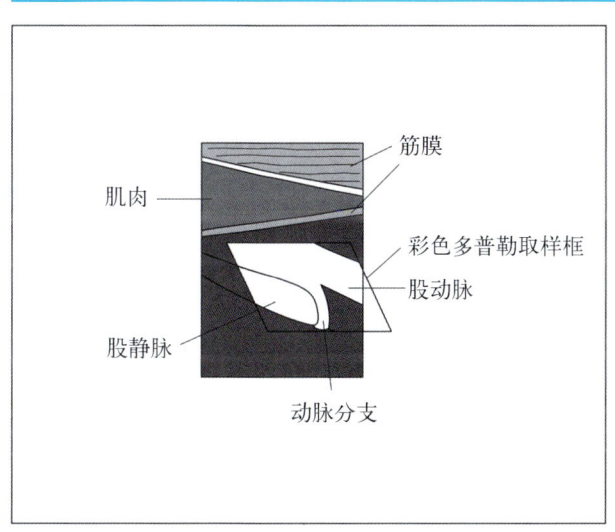
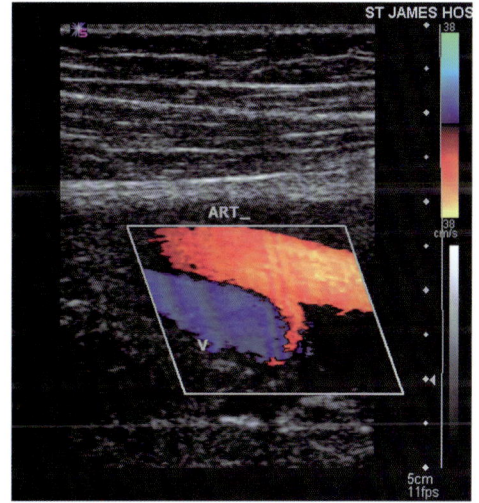

5（双侧扫描）

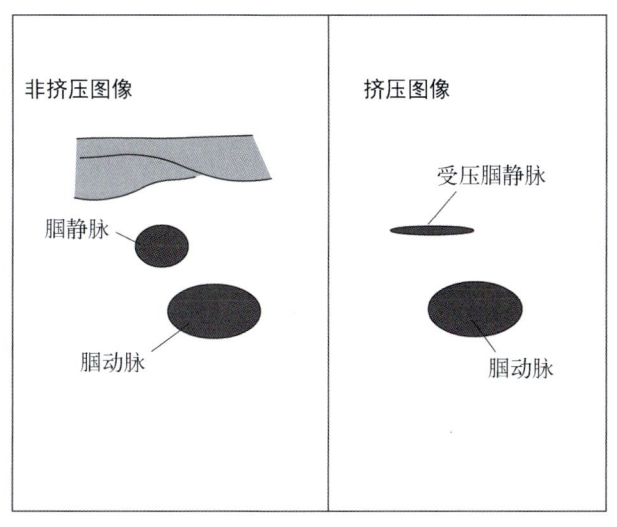
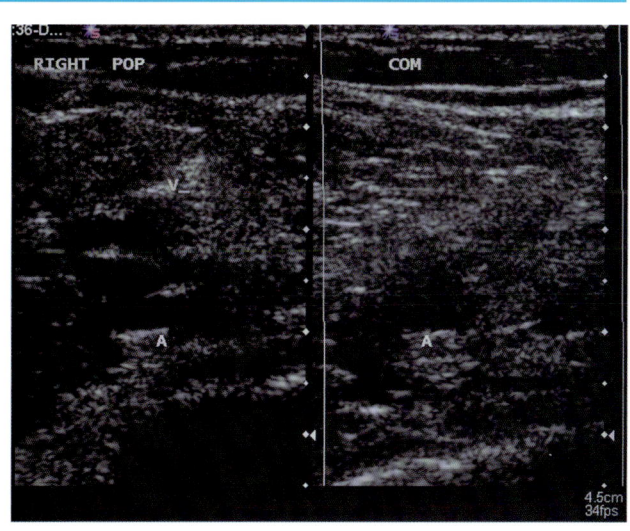

| 探头位置 | 说明 |

6 LS：腘静脉

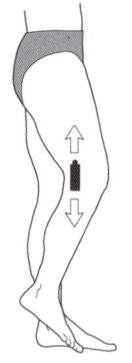

- 现在，在纵切面下探查腘静脉。首先在横切面下找到腘静脉，然后顺时针旋转探头90°，在纵切面下探查腘静脉。
- 在瓣膜周围寻找小的非闭塞性血栓。
- 用彩色多普勒在纵切面下再次扫描腘静脉，寻找充盈缺损，如非闭塞性血栓。
- 测量所见的任何异常。
- 获取具有代表性的图像。

7 LS：胫后静脉

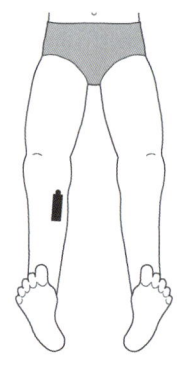

- 现在，探查胫后静脉。
- 要求患者坐位，探头放置于胫骨内侧。
- 寻找三条小腿血管：两条侧方的胫后静脉和一条胫后动脉，胫后动脉介于两者之间。从胫骨中部开始，从上往下探查是最容易的。不用彩色多普勒往往很难看到静脉。
- 加上彩色血流信号（通常流量非常小）。挤压脚踝增加血流量，来检查通畅性。
- 获取挤压脚踝的图像和非挤压脚踝图像。

| 图像解析 | 超声图像 |

6

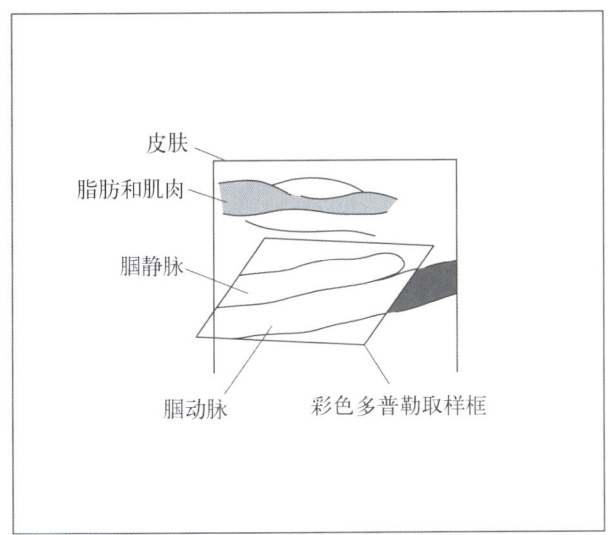
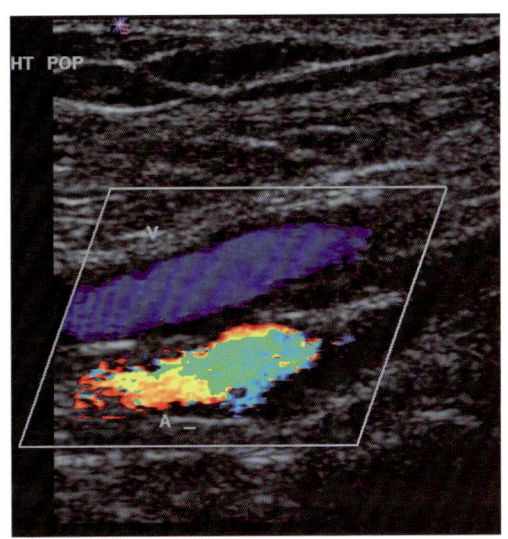

7

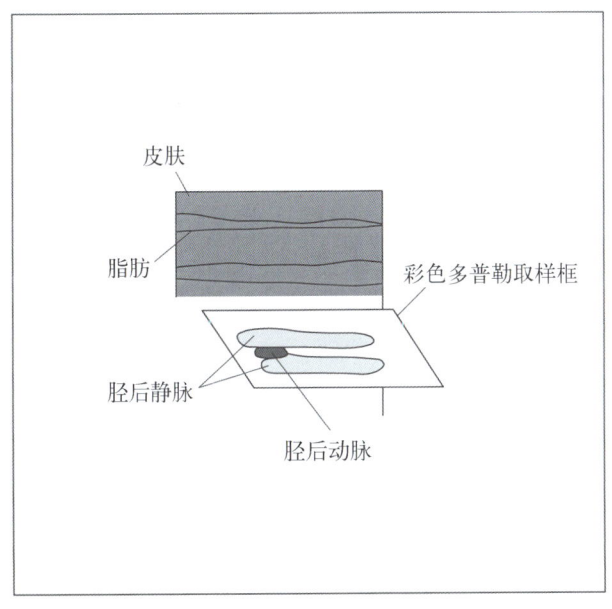
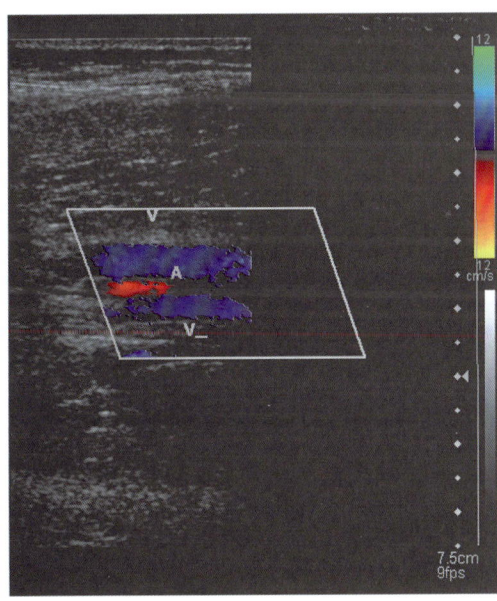

● 步骤5的附录：腘窝血管探查的替代技术

有3种常用探查腘窝血管的技术。最主要取决于患者，取决于患者年龄、并发症以及活动度。

患者体位	优点	缺点
1 侧位；屈膝 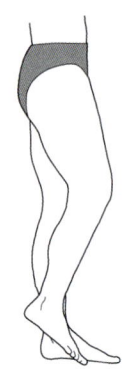	● 患者能很好地耐受这个体位 ● 探头容易探查 ● 容易挤压血管	● 在骨性关节炎或骨盆/髋骨骨折患者难以实现
2 俯卧位；微屈膝 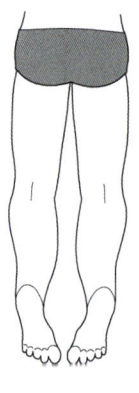	● 探头便于探查 ● 在年轻人中便于挤压血管	● 在老年人中不挤压或轻压即可使血管受压或塌陷 ● 有的患者无法实现该体位

患者体位	优点	缺点
3 坐位，一条腿平放，另一条腿屈膝90° 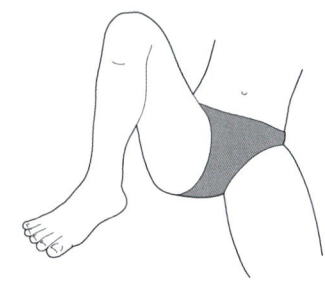	● 对于不能活动的患者来说是个容易的体位	● 对于腿部疼痛或肿胀的患者来说该体位稍困难 ● 由于静脉淤积需要大力挤压探头才可使静脉受压 ● 探头不容易探查

下肢：常见疾病

● 1 深静脉血栓

危险因素包括年龄、制动、静脉注射毒品、恶性肿瘤、肥胖、口服避孕药、妊娠和手术。深静脉血栓表现为肢体疼痛肿胀。鉴别诊断包括蜂窝织炎、Baker's囊肿破裂和血肿。

尽管探查结果正常，但是如果血栓形成的症状/体征持续存在，则应在1周后复查超声。

超声特征
- 急性（＜1周）：淤积静脉内无血栓影像
- 慢性：收缩静脉内有高回声的血栓影像，有时伴有曲折的再通

	血栓性闭塞	血栓性狭窄
横切面下挤压图像表现	不能压闭	不能完全压闭
纵切面下彩色多普勒	无血流信号	充盈缺损
纵切面下频谱多普勒	无血流信号	狭窄部位流速增加

D 二聚体

- 纤维蛋白降解产物
- 升高的D-二聚体可见于多种病理状态，包括静脉血栓栓塞、恶性肿瘤和感染
- D-二聚体阴性可排除血栓

膝以下深静脉血栓

- 局限于小腿深静脉的血栓
- 正常小腿静脉彩色血流信号不可测，因此单独的彩色血流信号缺失不能诊断深静脉血栓
- 扩张的静脉且挤压脚踝时没有血流信号可提示有血栓形成
- 孤立的膝以下深静脉血栓与肺栓塞无关
- 如果不进行治疗，大约20%的膝以下深静脉血栓会扩散到腘静脉，可能导致肺栓塞；因此，需要进行动态探查以监测进展及结局

图像解析 　　　　　　　　　　　　　　　　　　　　　　　　　超声图像

Ia 横切面下的深静脉血栓

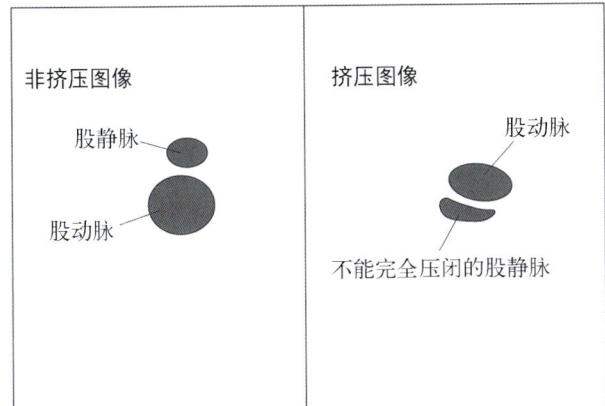
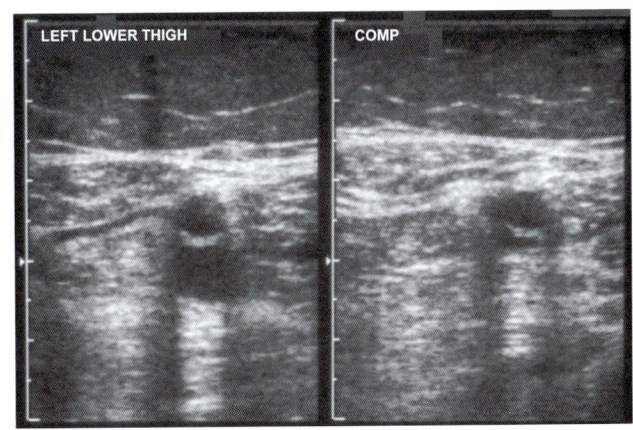

Ib 纵切面下的深静脉血栓

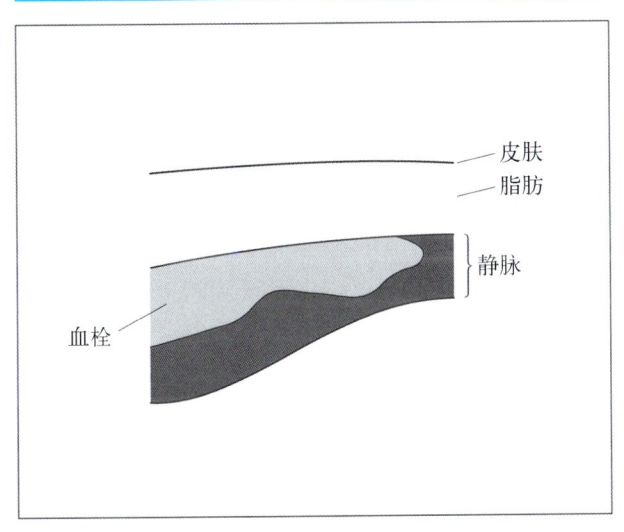
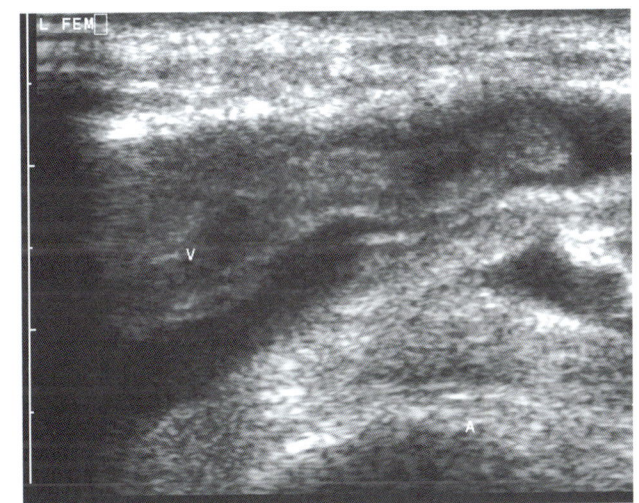

Ic 深静脉血栓彩色多普勒

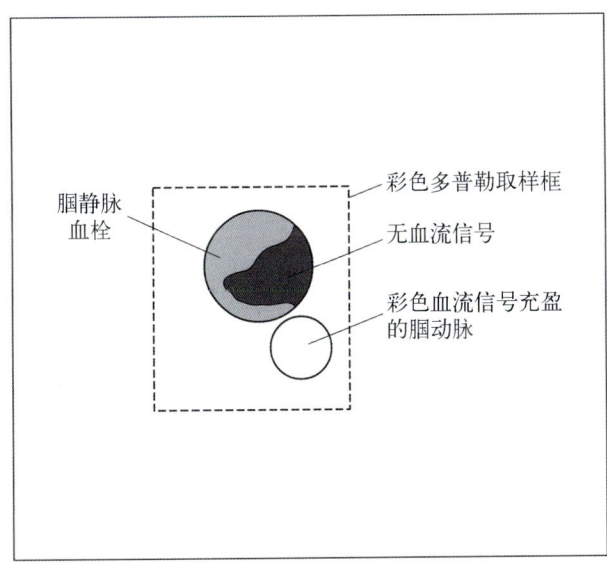
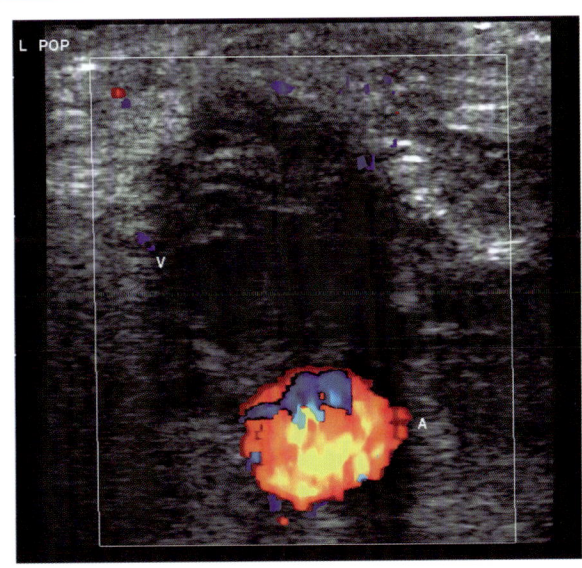

2 Baker's 囊肿

Baker's囊肿出现在腓肠肌的内侧头部和半膜肌腱之间。当囊肿破裂时会造成腿部疼痛和肿胀。

超声特征
- 位于腘窝内侧
- 椭圆形/月牙形
- 通常无回声暗区
- 与膝关节相通并显示为"对话泡泡"征
- 囊肿破裂时,囊肿液体可蔓延至小腿导致腿部肿胀

3 血肿

与深静脉血栓有类似的表现(即疼痛和肢体肿胀)。这通常是由于肌肉撕裂或外部创伤导致。

超声特征
- 在软组织中或肌层中
- 边界清楚
- 低回声,也可能包含高回声的纤维蛋白链

4 蜂窝织炎

这是皮下组织的感染。表现为受累肢体红、肿、热、痛(或身体的任何受影响的区域)。

超声特征
- 水肿:液体聚集于皮下脂肪,导致"铺路石"的效果
- 血管充血

| 图像解析 | 超声图像 |

2 Baker's 囊肿

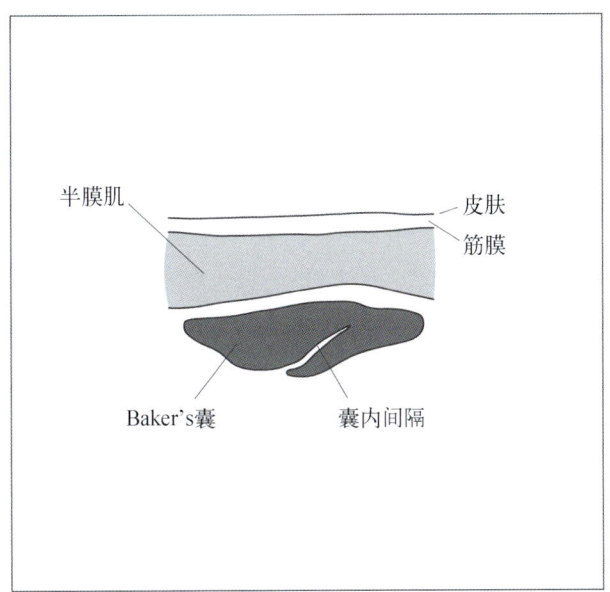
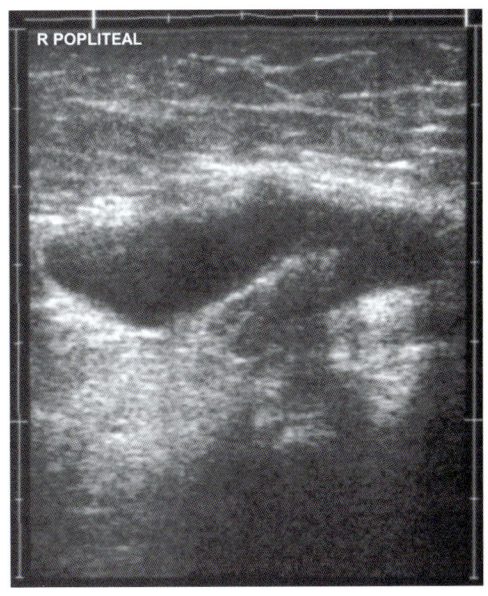

3 血肿

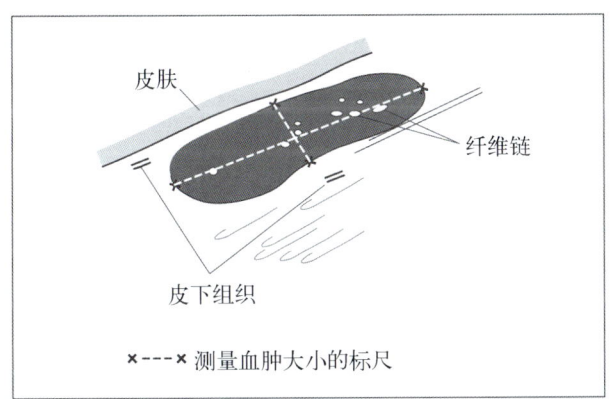
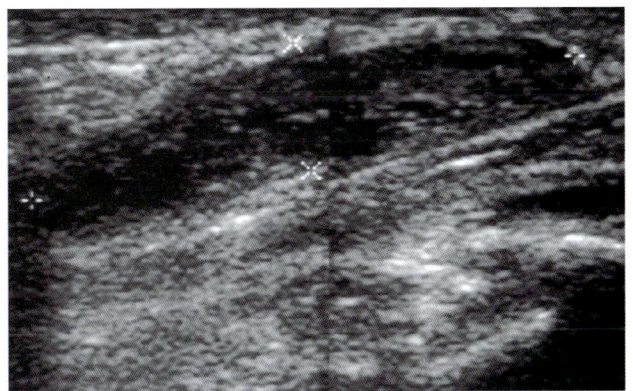

4 蜂窝织炎

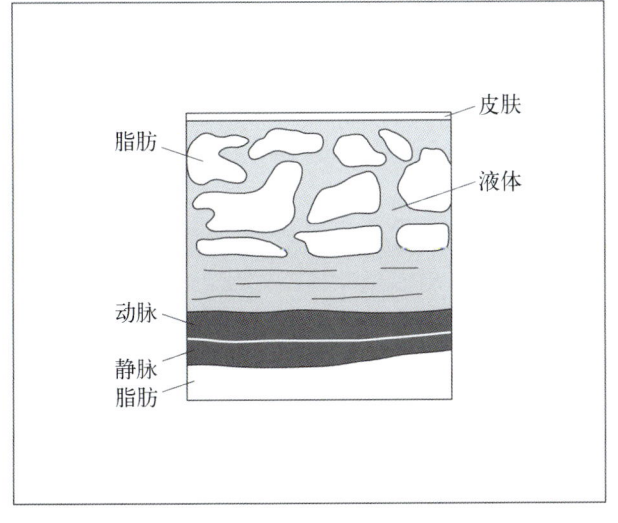
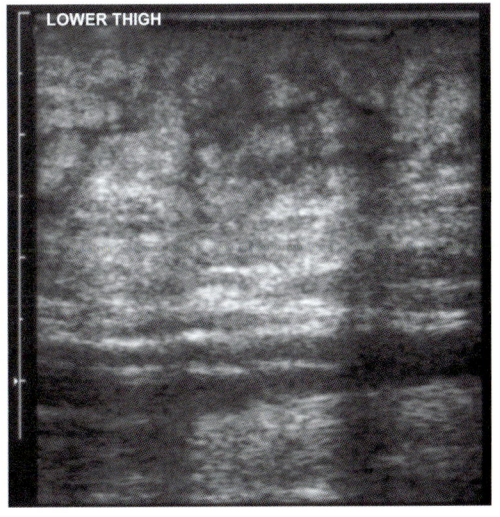

5 血栓性静脉炎

这是浅静脉的炎症,可能是血栓形成,例如,大隐静脉和小隐静脉。

超声特征
- 不规则/粗糙的浅静脉管壁
- 管壁仍然可被压闭

提示:检查血栓是否延伸至深静脉系统。

6 静脉曲张

这些是扩张迂曲的浅静脉。危险因素包括年龄、怀孕、家族史和肥胖。

超声特征
- 扩张迂曲的浅静脉

7 淋巴结肿大

常见原因包括感染(局部或全身),肿瘤转移和淋巴瘤。淋巴结肿大提示患者可能存在蜂窝织炎或深静脉血栓(需警惕这两种疾病可同时并存)。

正常淋巴结超声特征
- 椭圆的
- 长轴<10 mm,短轴<7 mm
- 高回声的淋巴门
- 低回声的皮层

异常淋巴结超声特征
- 球形
- 长轴>10 mm
- 高回声的淋巴门消失
- 影响周围组织结构

| 图像解析 | 超声图像 |

5 血栓性静脉炎

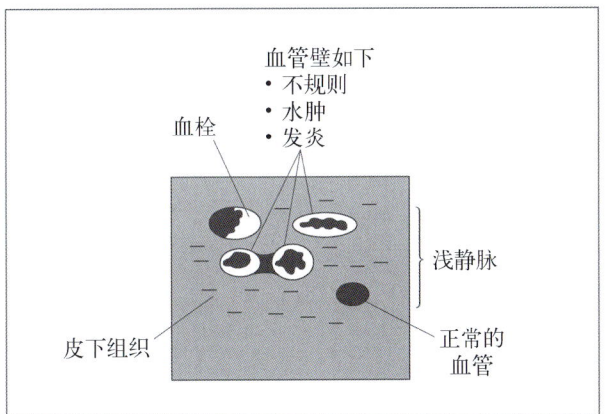
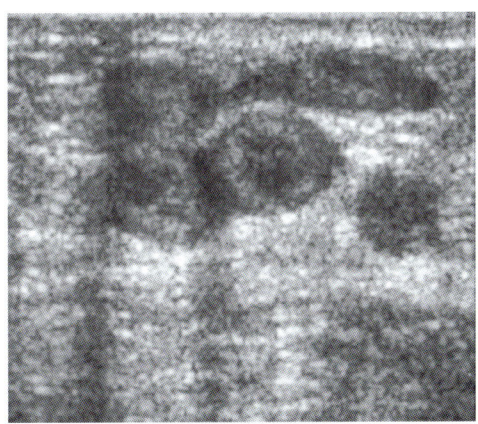

6 静脉曲张

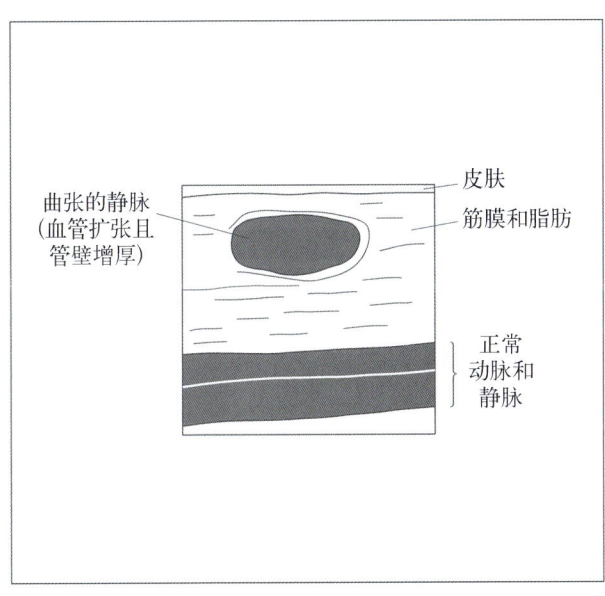
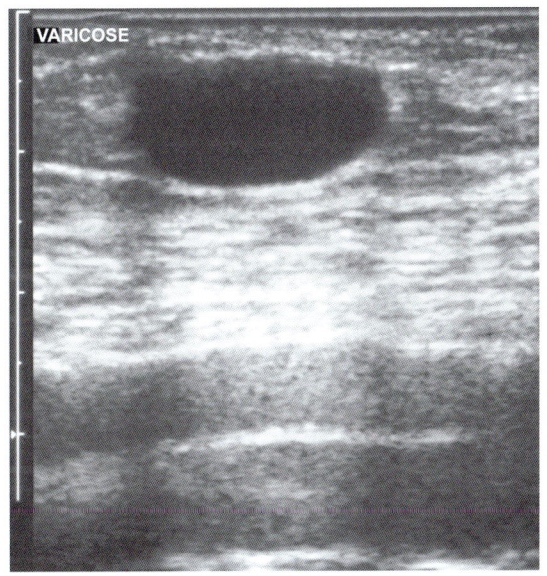

7 淋巴结

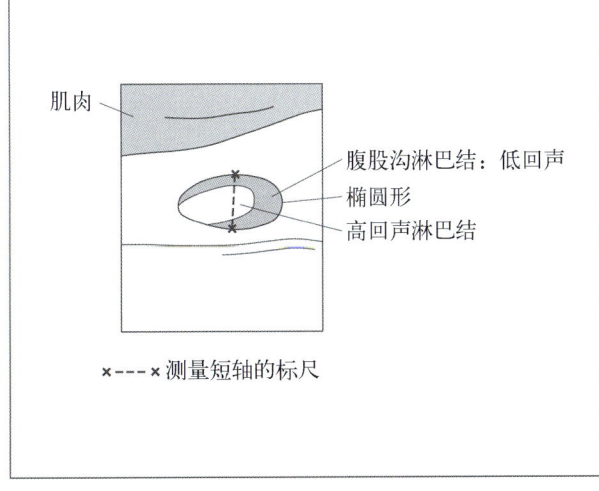
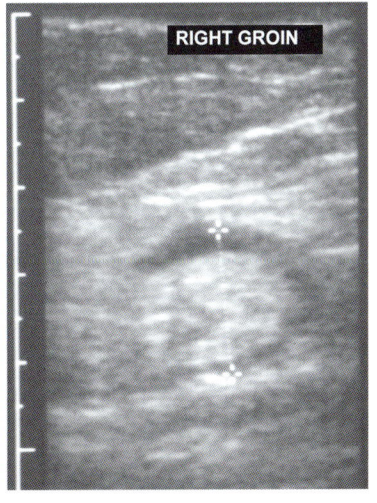

9 颈动脉多普勒超声

解剖

大血管

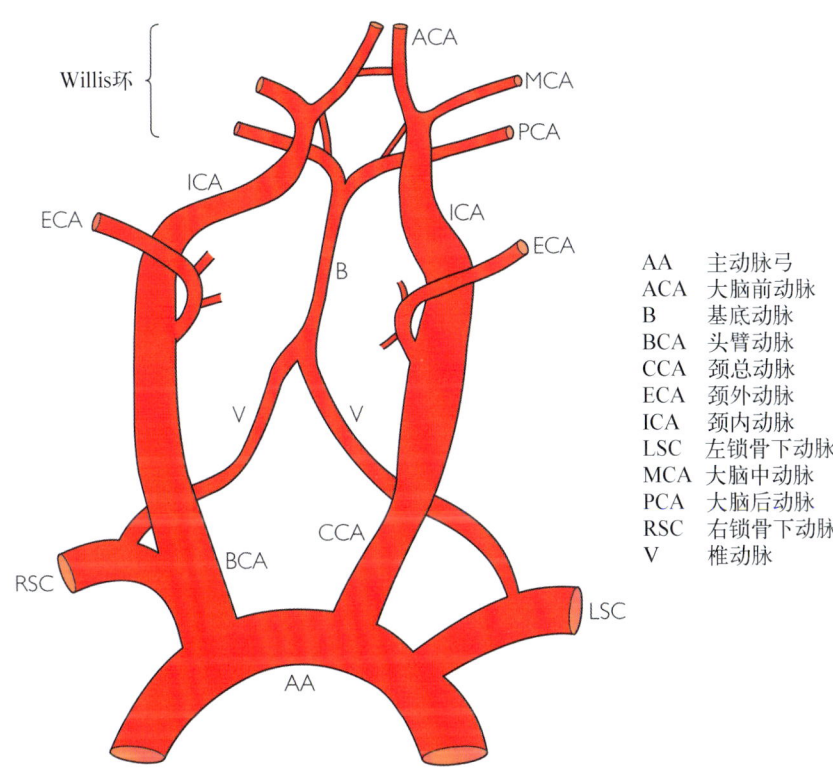

AA　主动脉弓
ACA　大脑前动脉
B　基底动脉
BCA　头臂动脉
CCA　颈总动脉
ECA　颈外动脉
ICA　颈内动脉
LSC　左锁骨下动脉
MCA　大脑中动脉
PCA　大脑后动脉
RSC　右锁骨下动脉
V　椎动脉

● **要点**

1 颈内动脉没有颅外分支。
2 一侧椎动脉往往比另一侧更占优势：通常左＞右。
3 如果颈总动脉阻塞，则有两种侧支通路，通过：
　（i）willis环
　（ii）眼动脉

超声检查

- **患者位置**：颈部延伸，头部转向对侧。
- **准备**：不需要。
- **探头**：高频线阵探头（7.5 MHz）。
- **机器**：选择动脉血管预设模式。使用组织谐波和复合成像。将聚焦区域设置为血管的后壁。
- **方法**：请勿对探头施加任何压力。从颈根部开始，沿着血管的走形向头部探查。探查双侧颈部。

探头位置	说明

1 TS：颈总动脉

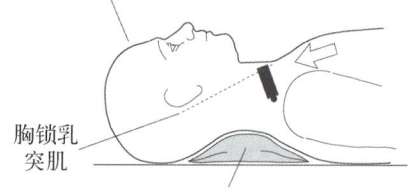

- 首先以横切形式将探头放在颈根部，即在颈总动脉起始部。
- 使用胸锁乳突肌作为扫描窗口。如果血管图像不清楚，尝试扫描胸锁乳突肌的前部或后部。
- 尽可能高地沿颈部动脉向上走。
- 寻找：
  — 颈总动脉分叉水平
  — 动脉病变证据
- 测量所探查到的任何异常情况。
- 获取具有代表性的图像。

2 LS：颈动脉

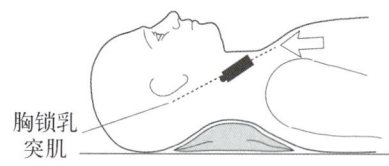

- 现在纵切面探查颈动脉。首先如步骤1中在横切面下找到颈总动脉起始部，然后顺时针旋转探头90°，使颈总动脉显示在纵切面下。
- 尽可能高地沿颈动脉向上探查。
- 颈内动脉和颈外动脉在不同平面：因此找到颈总动脉分叉，将探头的下部保持在颈总动脉上，并且下角度旋转探头上部，然后使颈内动脉和颈外动脉分开。
- 寻找：
  — 动脉粥样硬化斑块
  — 内膜–中膜增厚（在颈动脉球下方，应＜0.8 mm）
- 获取具有代表性的图像。

9 颈动脉多普勒超声 139

图像解析　　　　　　　　　　　　　　　超声图像

1

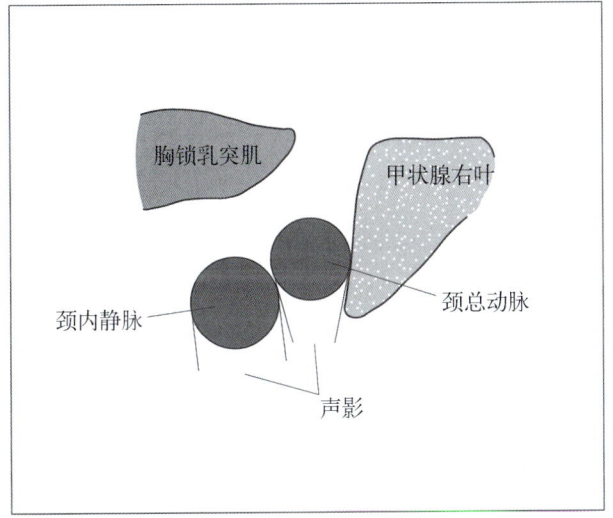 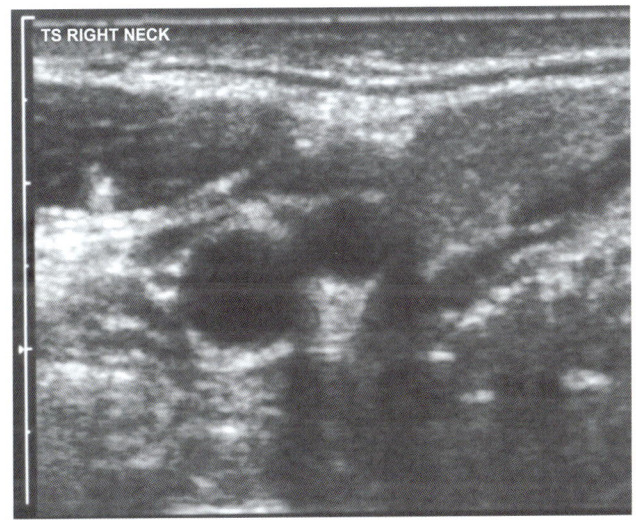

2

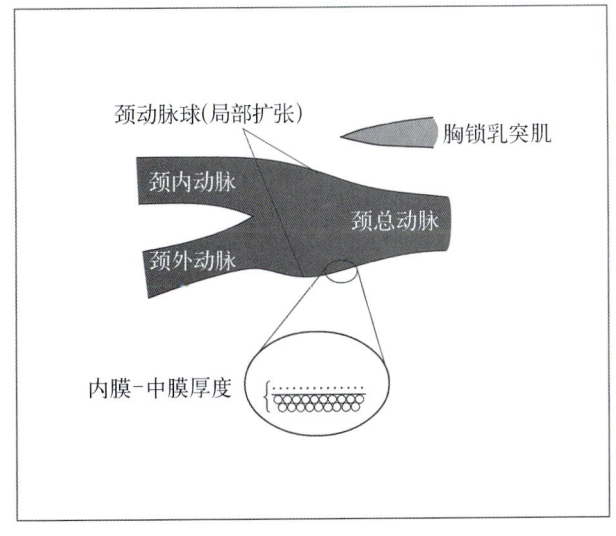 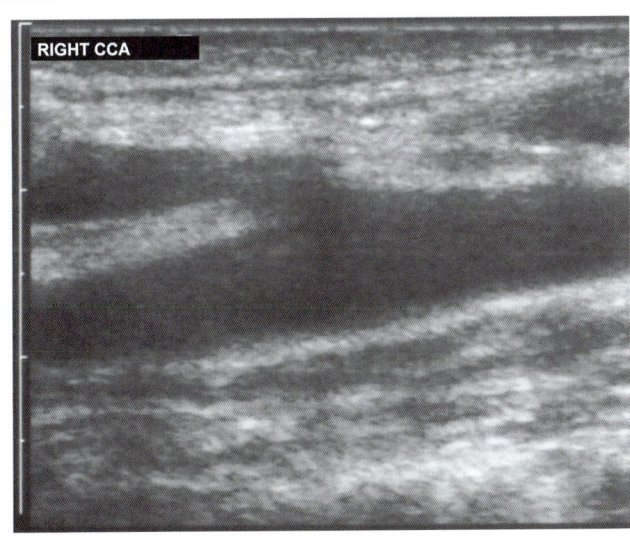

探头位置

操作说明

3 LS：颈部血管多普勒超声

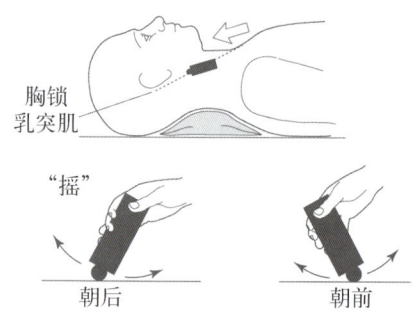

- 在纵切面探查颈部血管，打开彩色多普勒模式，把彩色多普勒取样框放置在血管上，调整取样框，使取样框的角度与血流方向相同，通过摇摆探头来调整可以获得一个好的超声投照角度。
- 优化彩色信号：调整颜色增益和焦点位置，缩小超声视野并减小彩色取样框尺寸。设置脉冲重复频率以便在峰值收缩期间避免发生彩色混淆。
- 在纵切面根据颈总动脉、颈外动脉、颈内动脉走行向上探查颈部。
- 寻找：
    — 小分支确定颈外动脉
    — 速度变化/色彩混叠（狭窄）
    — 充盈缺损（动脉粥样硬化斑块）
    — 血流信号缺失（闭塞）
- 获取具有代表性的图像。

4 LS：颈总动脉频谱

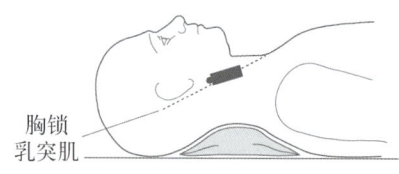

- 在彩色多普勒模式以纵切面探查，选择一个颈总动脉节段，如果发现狭窄，选择这个节段。
- 现在打开频谱多普勒，并将标尺放在颈总动脉上最大峰值流速点，获取轨迹。通过调整标尺优化波形并确保血管束角度为40°~60°。
- 在机器上选择"计算"，然后测量速度峰值。（如果用彩色多普勒检测不到血流信号，则增加色彩增益和减少脉冲重复频率以增加灵敏度。如果仍然没有检测到血流信号，则血管被堵塞了。）
- 获取一个或两个频谱波形。提示：记得引导彩色多普勒取样框使其角度与血流方向相同。

5 LS：颈外动脉频谱多普勒

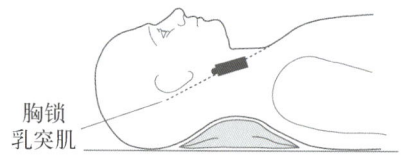

- 如步骤4探查颈外动脉。
- 正常的颈外动脉波：
    — 具有特征缺口的搏动
    — 高阻力血流
    — 低舒张期流速
- 获取一个或两个声波波形。

提示：有时候鉴别颈外动脉和颈内动脉是困难的记住颈外动脉：

- 有颅外分支——使用彩色多普勒来帮助识别它们。
- 有"颞部敲击"现象在耳前敲击颞动脉，并且寻找颈外动脉频谱的变化（对颈内动脉波形没有影响）。

图像解析

3

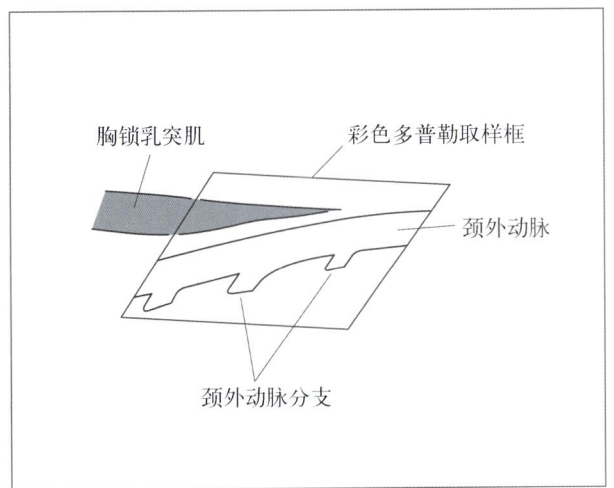

超声图像

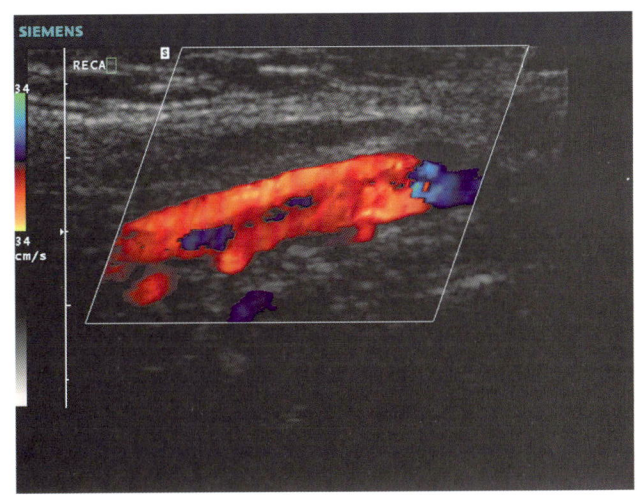

4

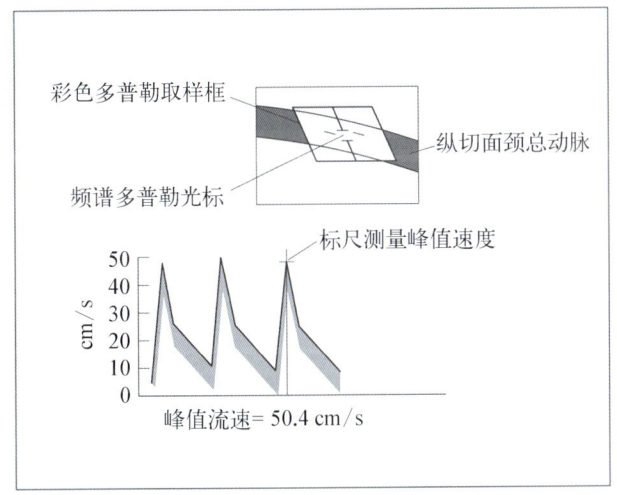

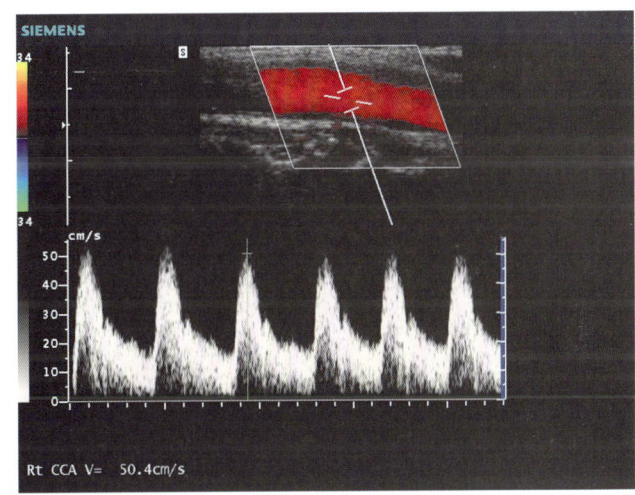

5

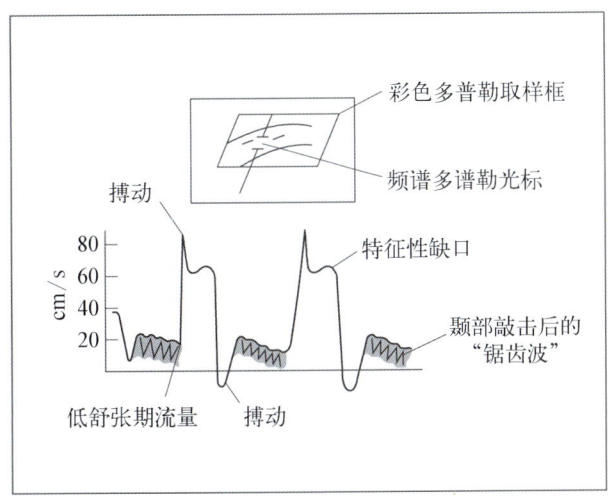

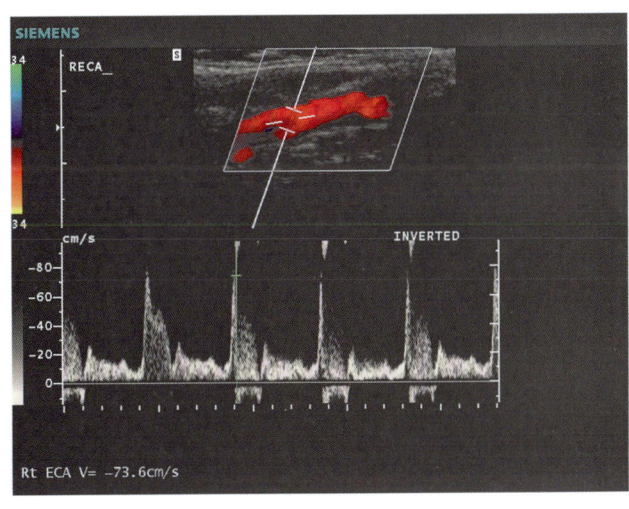

探头位置	说明

6 LS：颈内动脉频谱

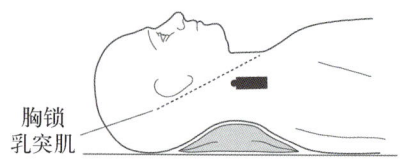

- 重复步骤4探查颈内动脉。
- 测量流速峰值。
- 正常颈内动脉波：
  — 比颈外动脉更少的搏动
  — 低阻力血流
  — 更高舒张期流速
- 获取1~2个频谱波形。

提示：确保血流束角度为40°~60°，以获得准确的流速测量。

7 LS：椎动脉彩色多普勒

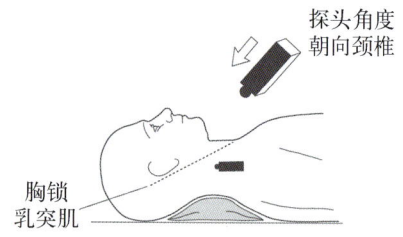

- 现在在纵切面探查椎动脉，关闭频谱多普勒仅仅打开彩色多普勒取样框。
- 定位椎动脉：
  — 首先在纵切面找到颈总动脉中部
  — 然后将探头向后朝颈椎方向倾斜
  — 增加深度并加深聚焦位置
  — 寻找椎体过程（高回声）——椎动脉，静脉位于它们之间，呈现出"闪烁"的颜色
- 获取具有代表性的图像。

8 椎动脉频谱多普勒

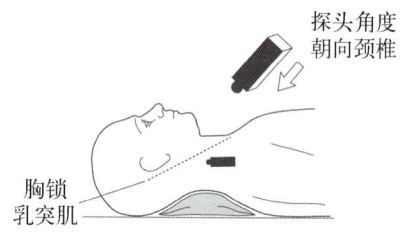

- 现在打开频谱多普勒，如步骤4中描述的将光标定位在血管上获取频谱波形。
- 仅记录血流方向。
- 获取1~2个频谱波形。

9 对侧颈部血管

- 重复步骤1—7探查颈部另一侧的血管。

在检查结束时，不要立刻让患者站起来，因为会引起血管迷走神经性晕厥的风险。

图像解析　　　　　　　　　　　　　　　　　　　超声图像

6

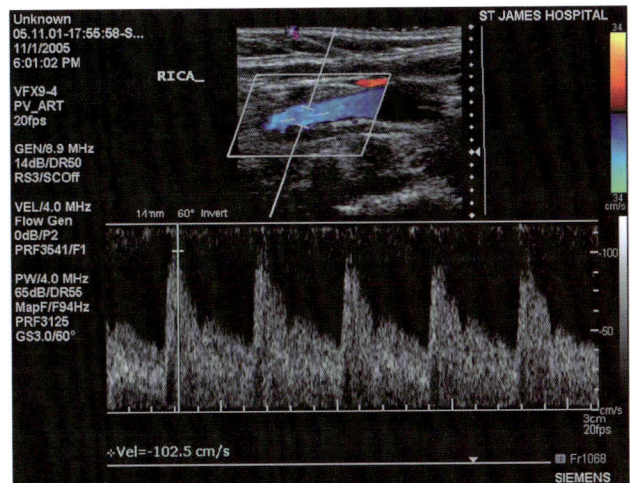

7

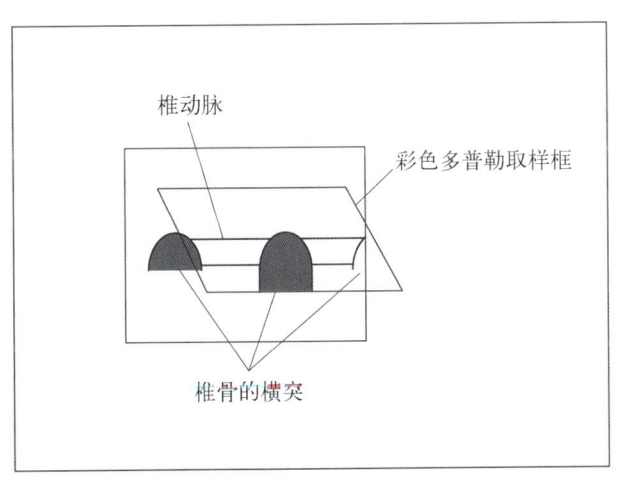
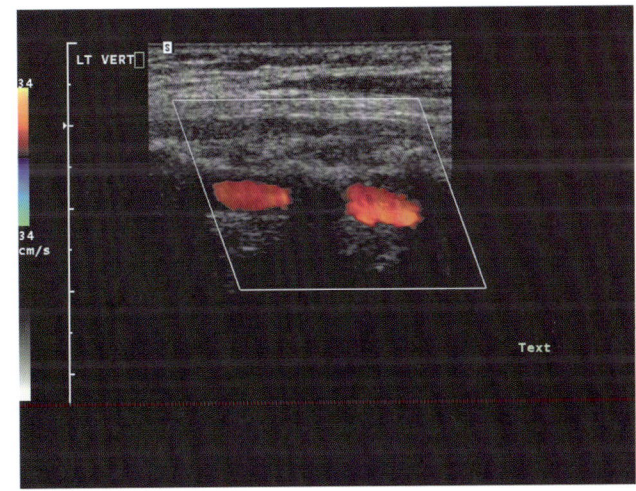

8

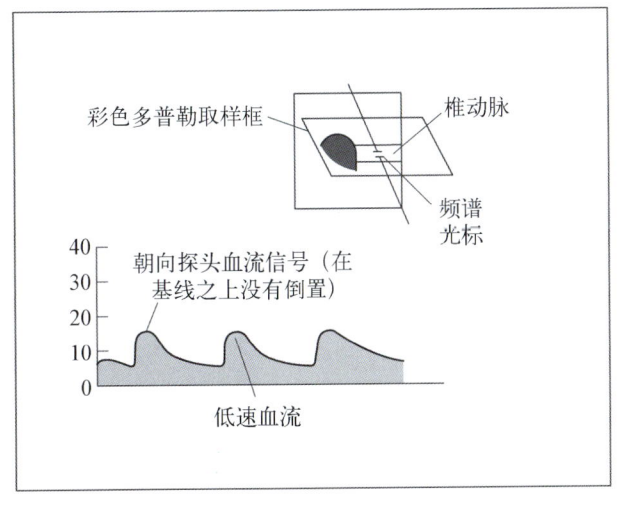
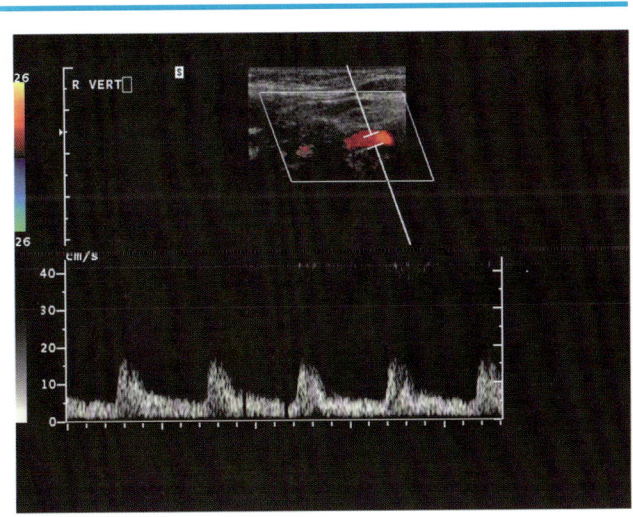

病理学

● 1 动脉粥样硬化斑块

动脉粥样硬化是一种大—中肌性动脉疾病。它的特点是血管壁内膜脂质、钙和细胞碎片沉积，形成动脉粥样硬化斑块。这些斑块导致管腔阻塞，血流异常和靶器官供氧减少。危险因素包括吸烟、高胆固醇血症、糖尿病和高血压。

超声特征
- 血管壁局限的不规则增厚导致管腔狭窄（在横切面或纵切面测量）。
- 斑块的回声特性取决于其内容物：
  — 低回声：血液或脂质充盈＝破裂风险增加。
  — 高回声：钙化＝更稳定。
- 彩色多普勒：
- 频谱多普勒：
  — 充盈缺损。
  — 彩色多普勒，血流信号色彩混叠。
  — 没有血流信号（完全闭塞）。
  — 频谱增宽。
  — 流速峰值增加。

根据其超声特征，动脉粥样斑块分为5种类型：

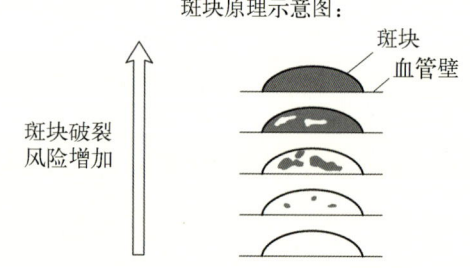

斑块Gray-Weale分类

类型1：主要为低回声
类型2：外周低回声伴随高回声
类型3：外周高回声伴随低回声
类型4：主要为高回声
类型5：主要为钙化

血流通过狭窄部位：
- 血流速度峰值增加程度与狭窄程度相关。
- 正常的血流波形改变。
- 血管频谱波增宽，代表血流湍流。

因此通过频谱波测量流速峰值，来评估狭窄程度。

有许多不同的收缩期速度峰值临界值来确定颈内动脉狭窄。以下是一个用于利兹教学医院NHS Trust的例子（见下表）。但是由于医院之间存在相当大的差异，因此建议使用放射科确定的临界值。

收缩速度峰值（m/s）	狭窄程度（%）	治疗
<1.5	0~49	内科治疗
1.5~2.3	50~69	内科治疗
≥2.3	>70	外科治疗
无	闭塞	内科治疗

图像解析 　　　　　　　　　　　　　　 超声图像

Ia 内膜增厚

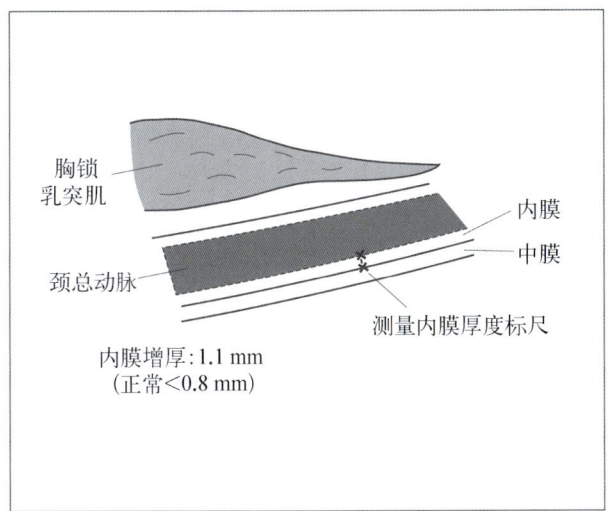
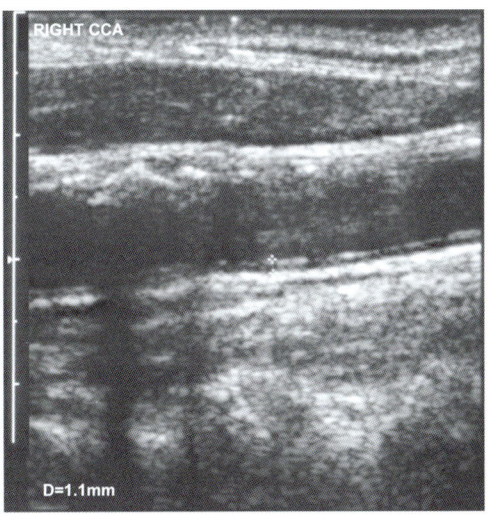

Ib 高回声斑块

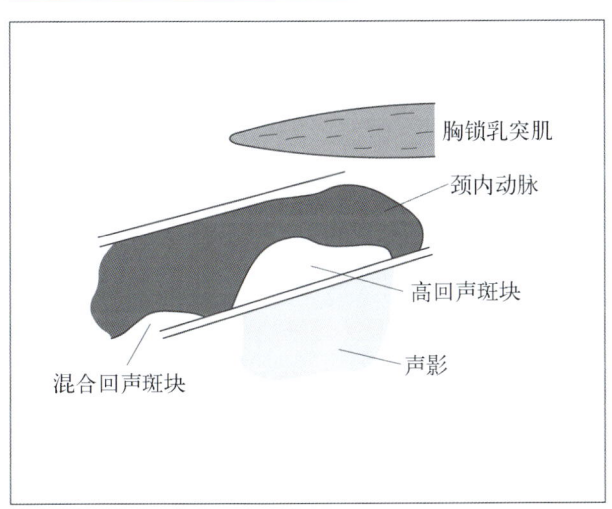
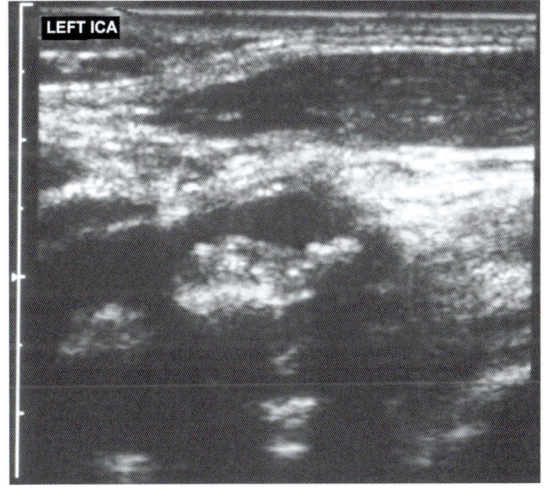

Ic 低回声斑块

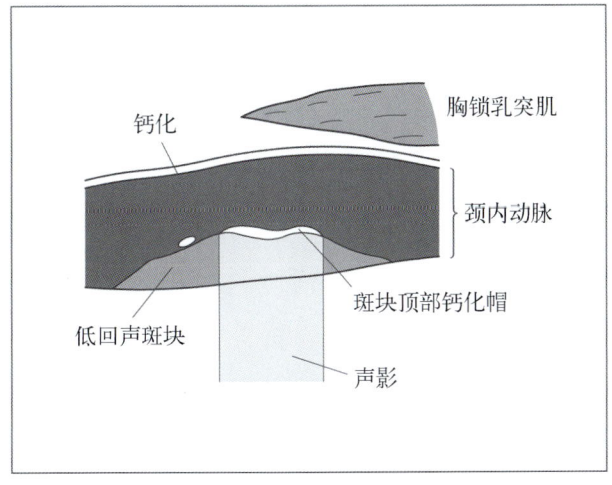
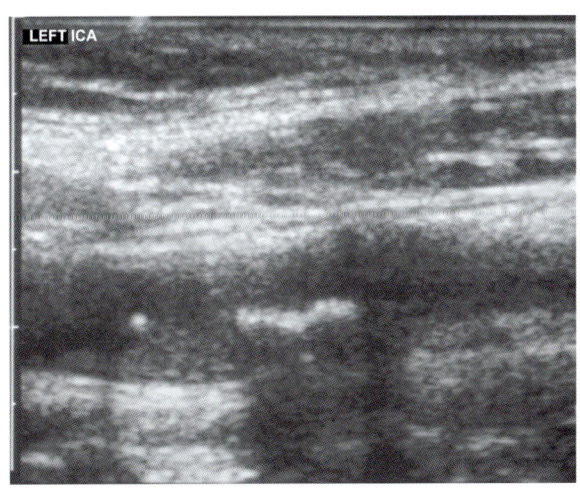

图像解析　　　　　　　　　　　　　　　　　超声图像

ld 颈内动脉狭窄程度 0~49% 的频谱图像

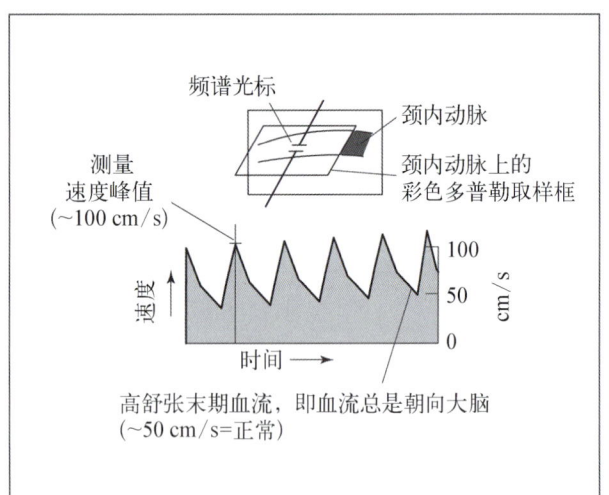
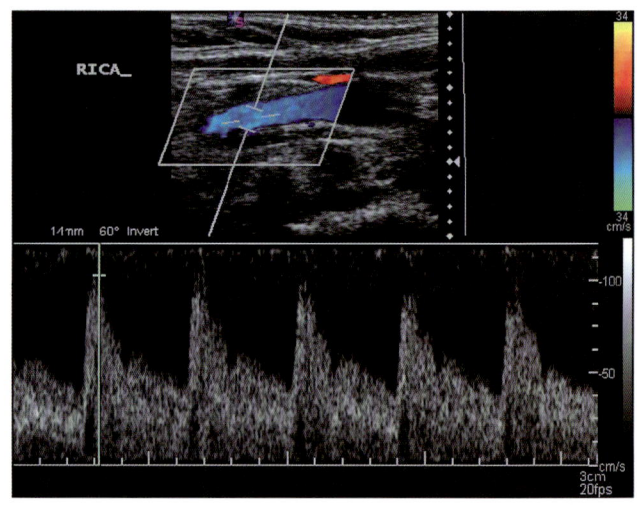

le 颈内动脉狭窄程度 50%~69% 的频谱图像

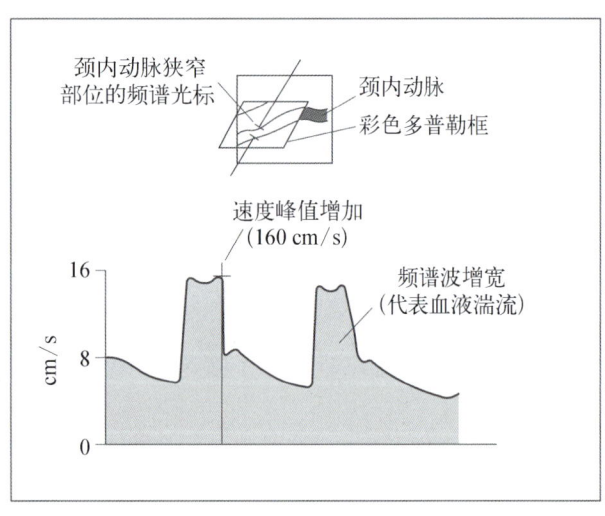
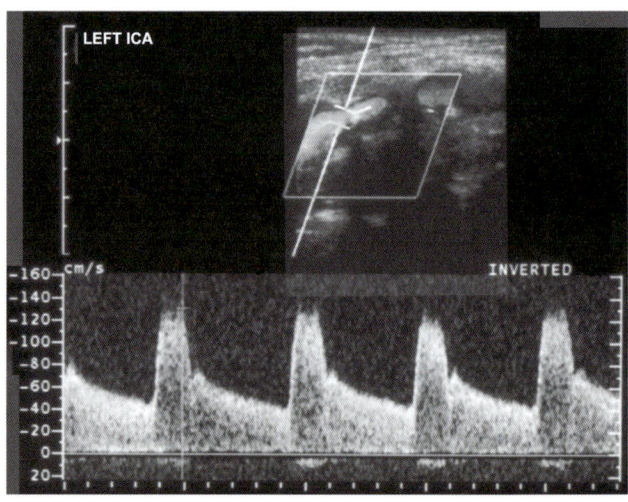

lf 颈内动脉狭窄程度 > 70% 的频谱图像

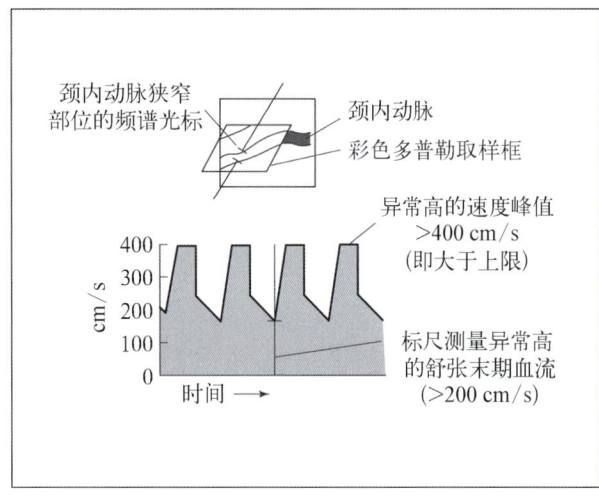
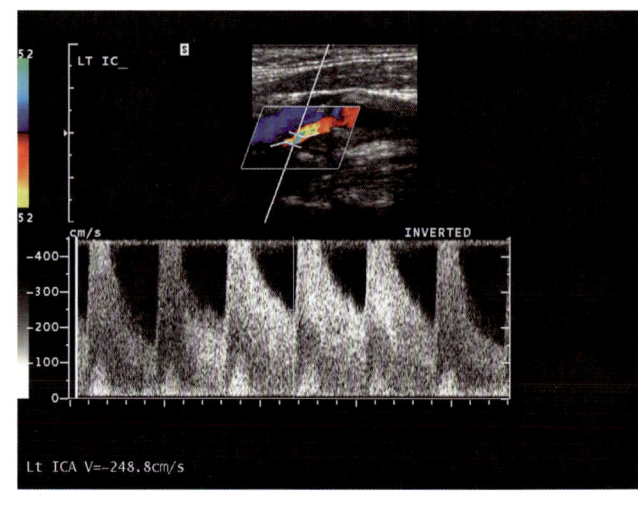

● 2 锁骨下动脉盗血综合征

这是由于近端锁骨下动脉(或头臂动脉)闭塞造成的——即它通常是由于闭塞性动脉粥样硬化斑块。血液逆向流向同一侧椎动脉供给远端锁骨下动脉。

超声特征

- 在锁骨下动脉(或头臂动脉)中见到斑块
- 彩色多普勒检查锁骨下动脉(或头臂动脉)无血流信号
- 单侧椎动脉逆向流动

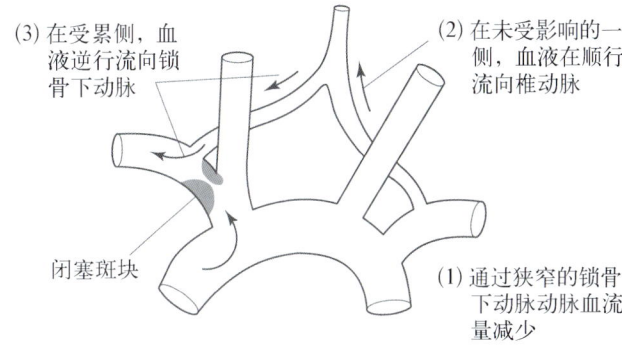

图像解析　　　　　　　　　　　超声图像

2a 正常椎动脉频谱图像

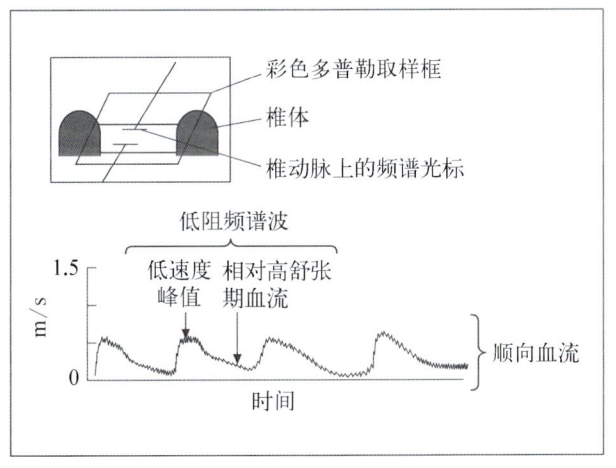

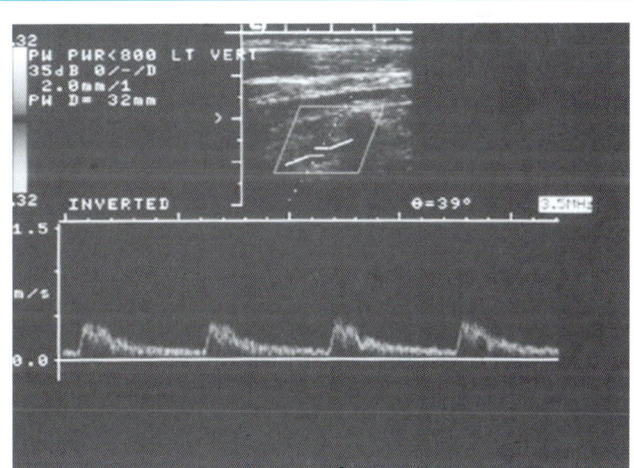

2b 部分锁骨下动脉盗血频谱多普勒

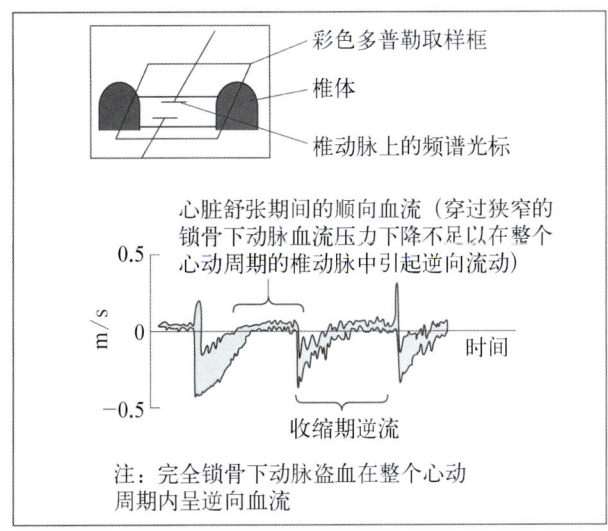

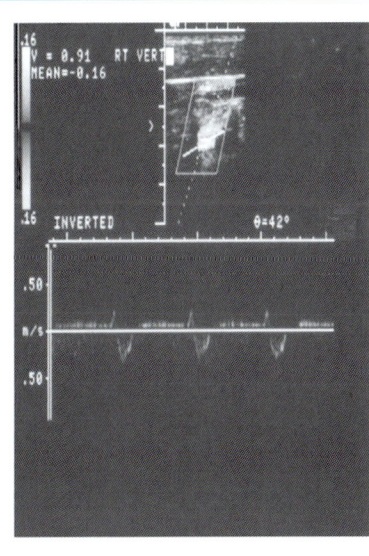

注：完全锁骨下动脉盗血在整个心动周期内呈逆向血流

10 女性盆腔

解剖

(i) LS：解剖

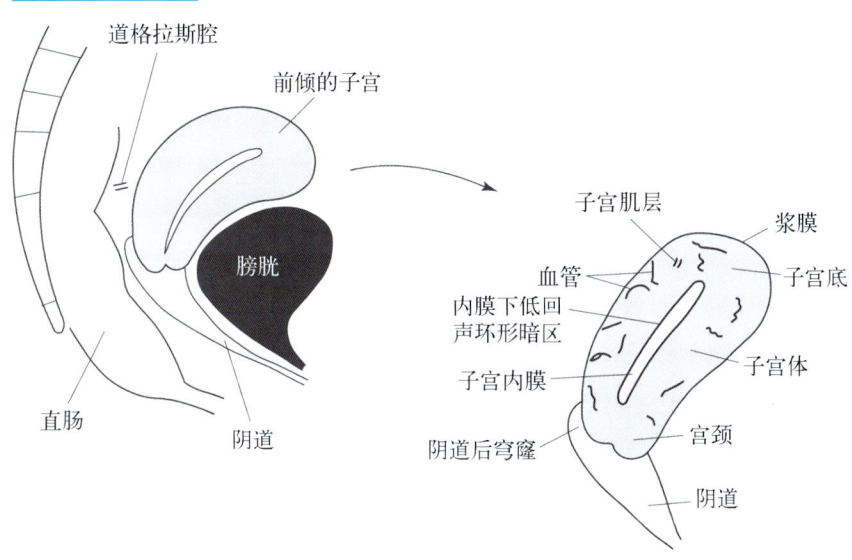

- 80%的女性子宫前倾或前屈。
- 正常子宫肌层呈均匀回声，其中可见细小——低回声血管。
- 子宫内膜呈高回声[外观因月经周期而异——见(iv)]。
- 子宫内膜周围由内膜下低回声环形暗区围绕，代表紧密的子宫肌层边缘。
- 在道格拉斯腔中看到流动液体是正常的。
- 注意骨盆中的横切面和纵切面这些超声平面是相对于子宫而定义的，子宫通常偏离到一边。
- 子宫的大小取决于女性的年龄和怀孕次数。

(ii) TS：解

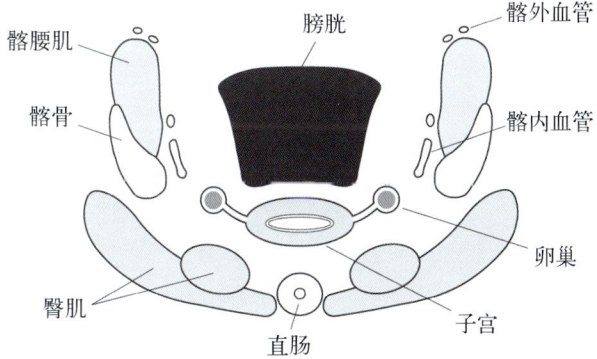

(iii) 卵巢

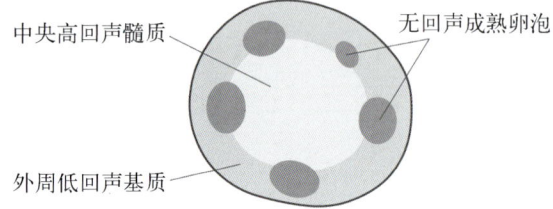

- 卵巢通过卵巢韧带和移动的卵巢系膜附着在子宫上。因此很难被定位。

(iv) 子宫和卵巢的周期性变化

	子宫	卵巢
1~4天：月经期	宫腔内的血液可能导致高回声子宫内膜线分离	小卵泡（<5 mm）
5~12天：增生期	细的高回声子宫内膜线逐渐增厚	优势卵泡增大（几个卵泡增大，但只有一个成为优势卵泡）
13~16天：卵泡期	子宫内膜出现低回声线及高回声边缘和中央条纹："三线征"	优势卵泡破裂
17~28天：分泌期	厚厚的不规则高回声亮线	黄体出现并逐渐萎缩

（v）正常子宫测量值

子宫大小	长度（cm）	宽度（cm）	深度（cm）	宫颈比（cm）
青春期前	3.0	1.5	1.0	2∶1
未产妇	7.1	4.6	3.3	1∶2
经产妇	8.9	5.8	4.3	1∶3
绝经后	7.9	4.9	3.2	1∶1

经腹扫描

- **患者体位**：仰卧位。
- **准备**：膀胱充盈。
- 记录末次月经（LMP）及简要的妇科病史。
- **探头**：低频（3~5 MHz）凸阵探头。
- **机器**：选择妇科预设模式。使用两个聚焦区域对卵巢进行成像。使用组织谐波和复合成像来提高图像质量。
- **方法**：如果找到病变，则不只获取每个步骤的代表性图像。

探头位置　　　　　　　　**操作说明**

1. LS：子宫 / 子宫内膜

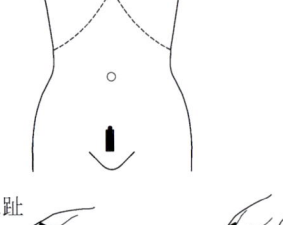
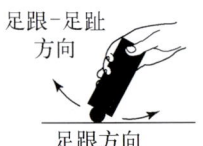
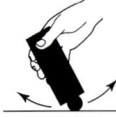

足跟-足趾方向　　足跟方向　　足趾方向

- 首先将探头放在耻骨上区正中线处。
- 寻找纵切面中膀胱后面的子宫。倾斜探头（见下文）并调整视野以优化图像。（**提示**：在耻骨联合处放置探头的末端可以提供良好的视野。）
- 现在寻找子宫内膜边界，其外观随着年龄和月经周期的不同而变化：
  — 是否有任何增厚或回声纹理异常？
  — 测量其厚度
- 获取具有代表性的图像。

子宫内膜成像

- 尽量让换能器与子宫平行，通过摆动探头以获得最佳成像效果——例如，如果子宫是前倾/前屈，那么使探头向足跟方向压
- 始终用纵切面测量厚度
- 测量中不要包含任何液体
- 正常值：绝经前＜15 mm；绝经后＜5 mm

2. LS：子宫旁组织

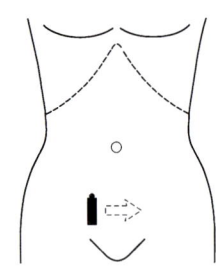

- 将探头保持在纵切面位置。
- 通过横向倾斜探头并将膀胱作为窗口向两个附件扫描。在这样做的同时，观察子宫肌层内的任何肌瘤或回声纹理异常。
- 获取子宫附件的具有代表性的图像。

图像解析　　　　　　　　　　　　超声图像

1

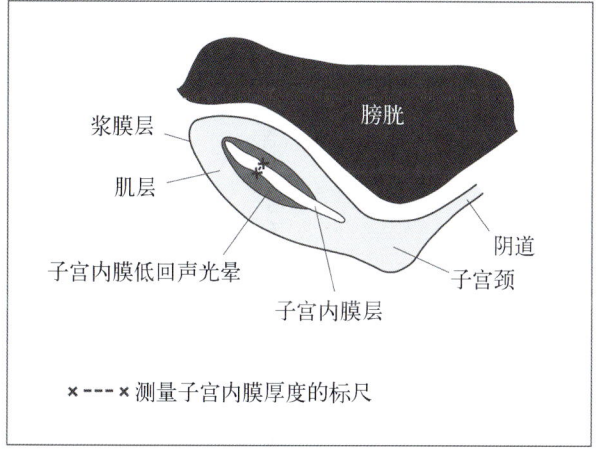
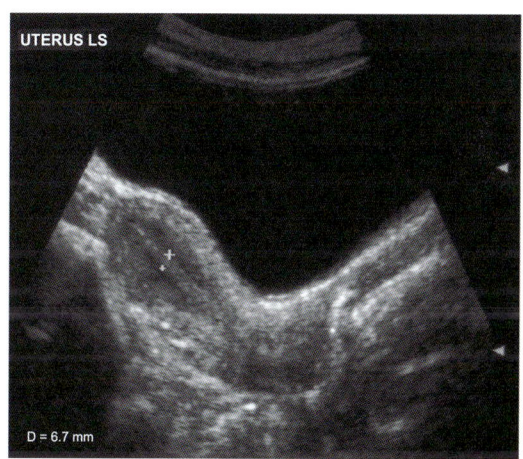

2

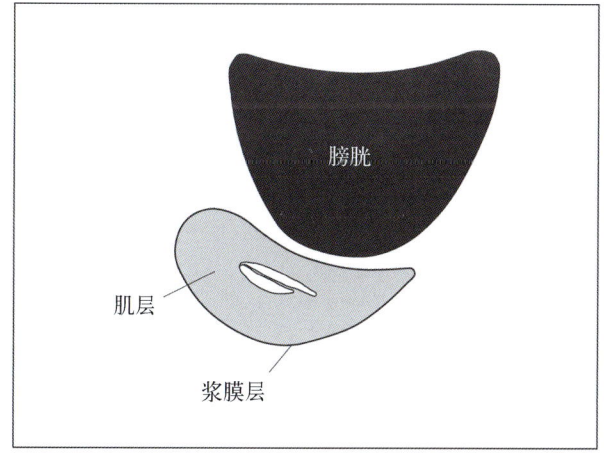
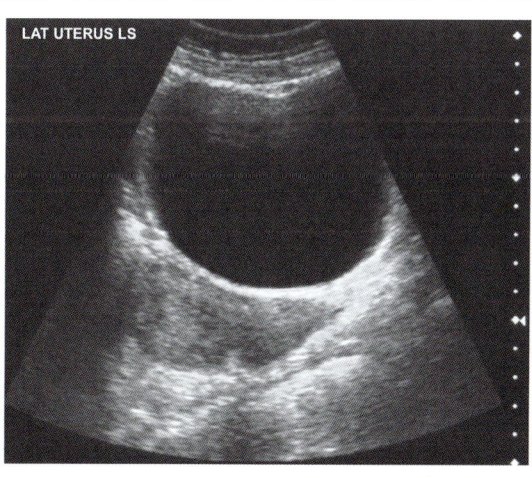

探头位置	操作说明
3. LS：	

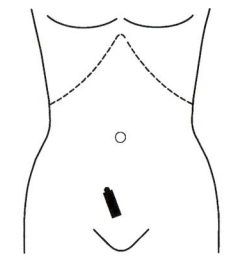

- 在两侧进一步横向扫描到每个附件区域。
- 寻找纵切面中的每个卵巢。缩小视野并使用两个焦点区域。髂内血管是骨盆的边界，也是定位卵巢的有用标志。
- 如果肠道气体影响采集图像，请尝试用另一只手按压腹部。
- 观察子宫附件是否有任何实性或囊性病变？
- 获取双侧子宫附件具有代表性的图像，如果可能也可获取卵巢的代表性图像。

卵巢图像

- 优化图像：缩小视野，增加频率，两个聚焦区域，使用缩放
- 如何确定卵巢？
  — 可以看到无回声的卵泡吗？
  — 它可能是肠道吗？（肠道表现为两个平面都不圆，显示蠕动）
- 绝经后卵巢因为萎缩很难看到。在这些情况下，检查的目的只是排除子宫附件肿块。

10 女性盆腔

图像解析　　　　　　　　　　　　　超声图像

3a

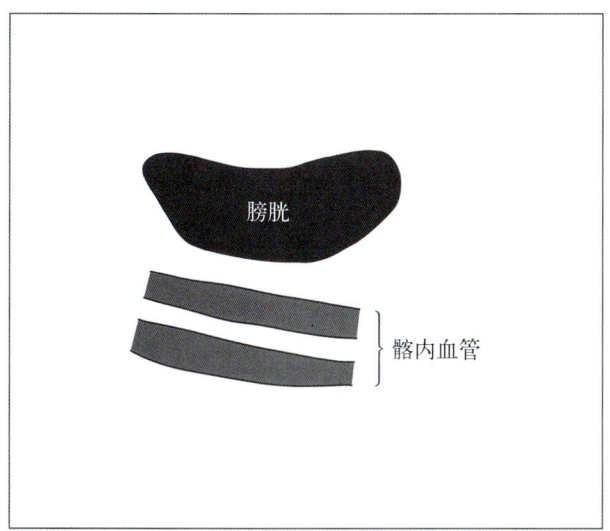
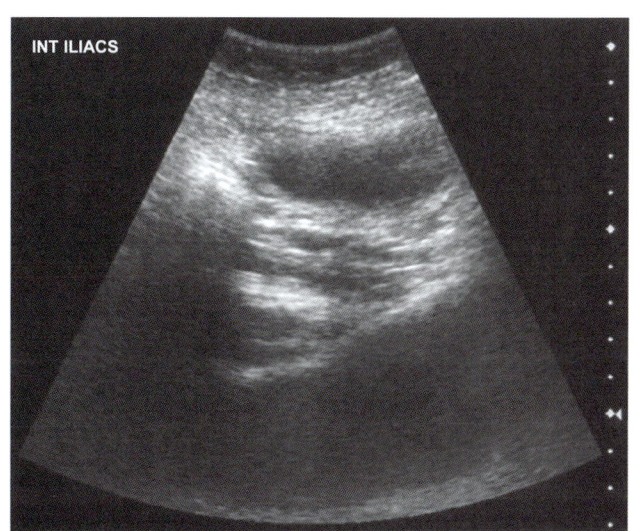

3b

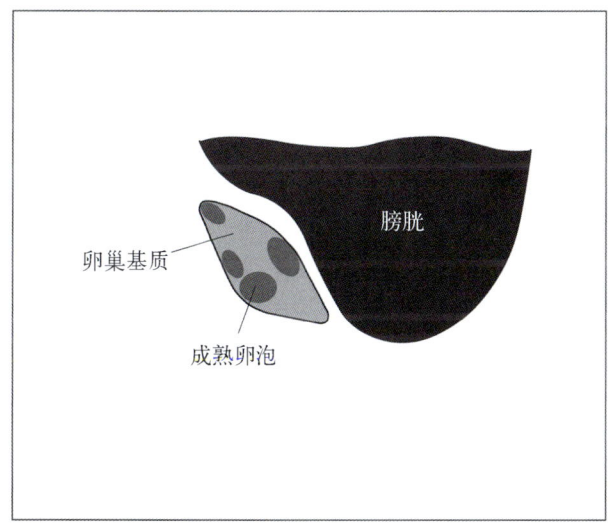
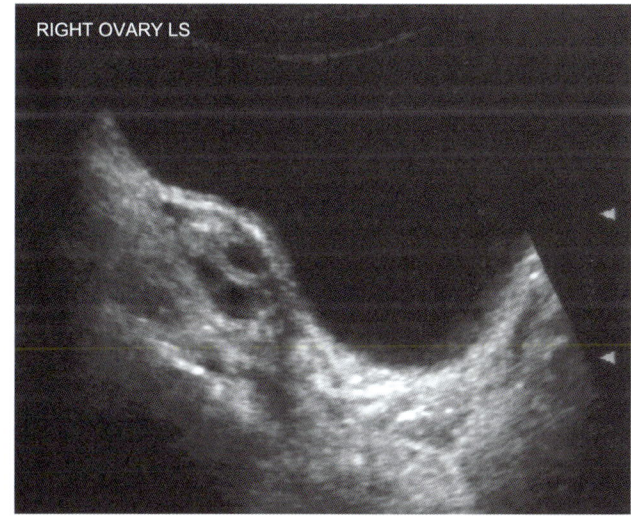

探头位置   **说明**

4 TS：子宫

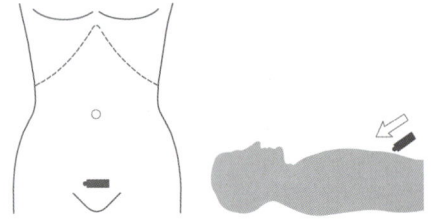

- 将探头逆时针旋转90°寻找膀胱的横切面图像，子宫/阴道在其后面。
- 调整视野和焦点位置。
- 通过向上和向下倾斜探头，从阴道到宫底观察子宫。
- 获取具有代表性的图像（例如宫底/宫体/子宫颈）。

5 TS：左右附件

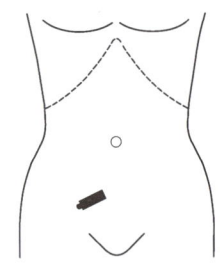

- 通过横向倾斜探头并将膀胱作为窗口观察子宫附件。
- 寻找横切面中的每个卵巢。缩小视野并使用两个焦点区域。宫体的最宽部分是定位卵巢的有用标志。
- 获取双侧子宫附件具有代表性的图像，如果可能也可获取卵巢的代表性图像。

按照第4章对肾脏进行成像完成扫描（寻找恶性输尿管梗阻引起的肾积水）

图像解析　　　　　　　　　　　　　　　　**超声图像**

4

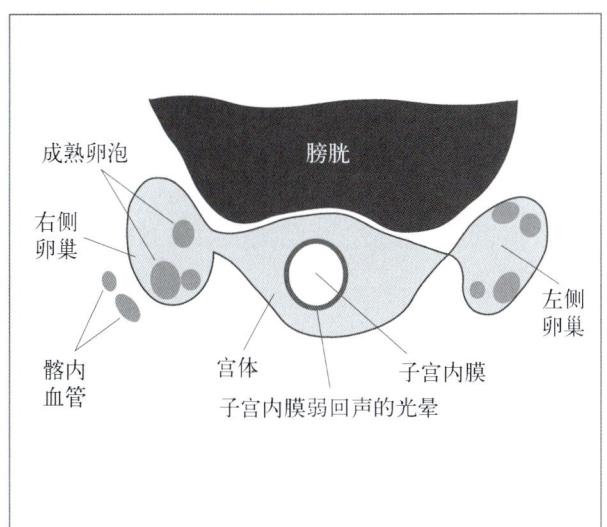
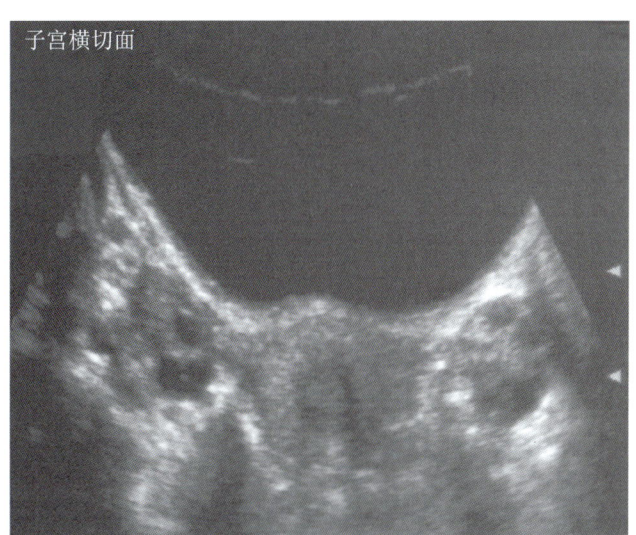

子宫横切面

5

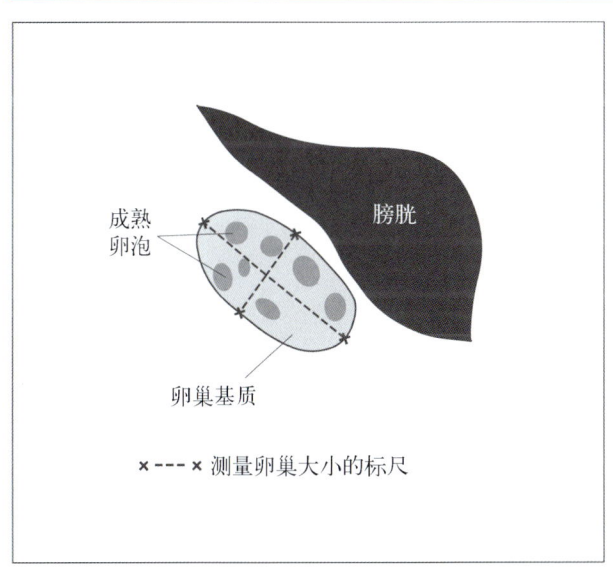
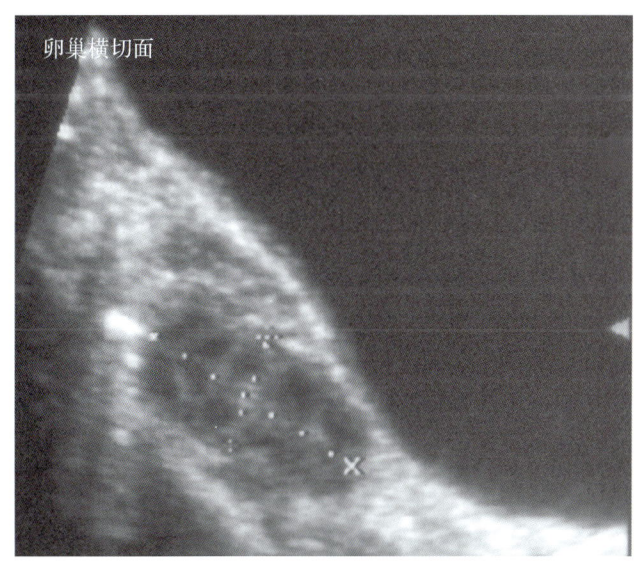

卵巢横切面

经阴道(TV)解剖

LS

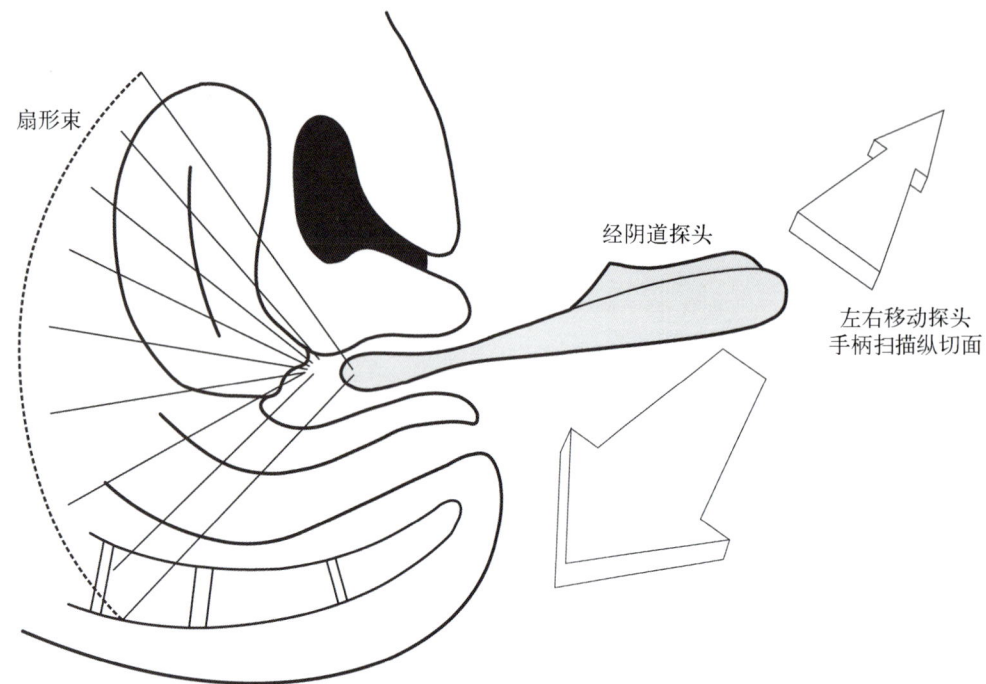

通过90°逆时针旋转从纵切面转向横切面

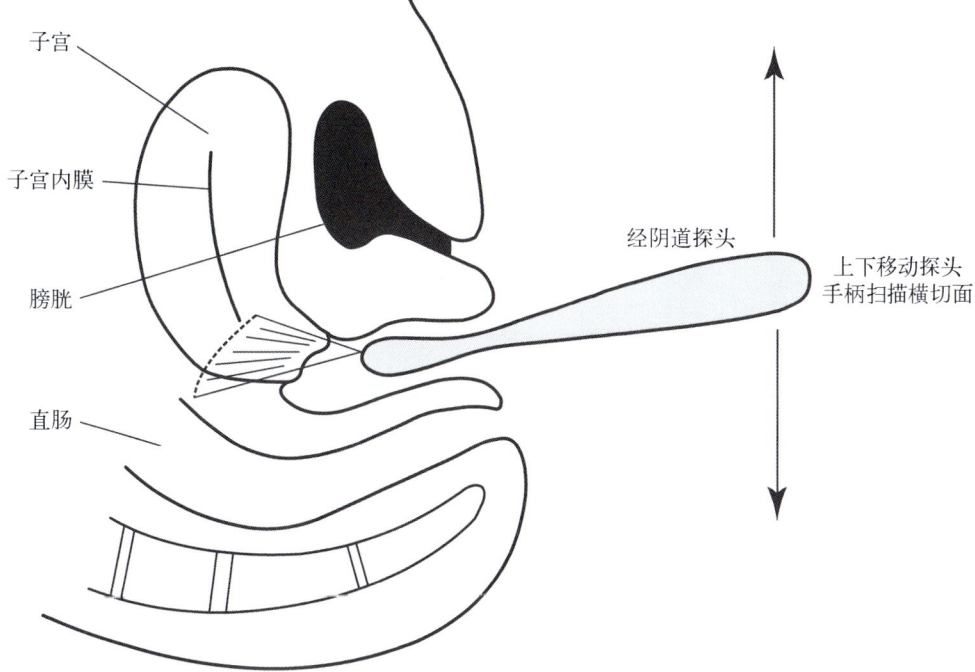

这些是经阴道超声检查中使用的两个基本成像平面。请记住，扇形光束很薄，要扫描结构，操作员需要在纵切面、横切面和斜面上移动探头。

经阴道超声检查

- 建议在检查期间有陪护人员在场。向其解释检查的性质,要求口头同意。
- **患者姿势**:仰卧位,双腿外展,膝盖弯曲,垫在臀部或臀部在沙发末端以及脚支撑在椅子
- **准备**:排空膀胱。
- 记录末次月经LMP并记录简要的妇科病史。总是询问骨盆内是否有特别柔软的区域。
- **探头**:选择阴道探头并使用凝胶涂抹探头。
- **机器**:选择阴道妇科预设模式。使用两个聚焦区域对卵巢进行成像。用复合成像来提高图像质量。
- **方法**:如果找到病理表现,则可获取更多具有代表性的图像。

探头位置	情况说明

1 LS:子宫/子宫内膜

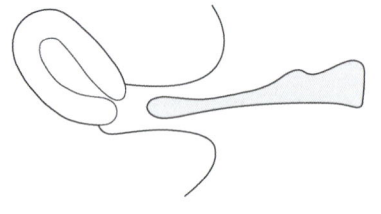

- 首先插入阴道探头,直到感觉到阻力。
- 寻找子宫纵切面。探头/子宫颈接口将位于屏幕顶部,扇形光束下降。前倾的子宫出现在屏幕左侧;后倾的子宫出现在屏幕右侧。
- 现在寻找子宫内膜条纹,其外观随着年龄和月经周期的不同而变化:
  — 是否有任何增厚或回声纹理异常?
  — 测量其厚度。
- 获取具有代表性的图像。

2 LS:子宫旁组织

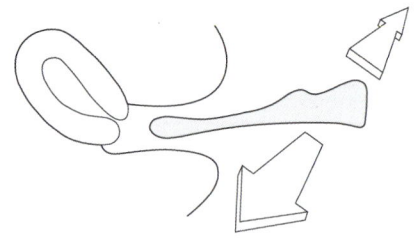

- 将探头保持在纵切面位置。
- 通过向左和向右倾斜探头手柄,通过宫体向纵切面中的子宫附件探测。与此同时,观察子宫肌层内的任何肌瘤或回声纹理异常。
- 获取子宫双侧组织器官具有代表性的图像。

3 LS:双侧子宫附件

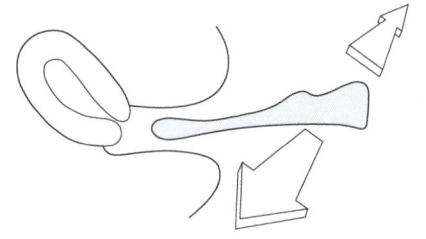

- 现在将探头手柄横向倾斜到附件区域。
- 寻找纵切面中的卵巢。缩小视野,并使用两个焦点区域。髂内血管是骨盆的边界,是定位卵巢的有用标志。
- 如果肠道气体影响采集图像,请尝试用另一只手按压腹部。
- 观察是否有实性或囊性附件病变?
- 获取双侧子宫附件具有代表性的图像,如果可以也可获取卵巢的代表性图像。

10 女性盆腔

图像解析 超声图像

1

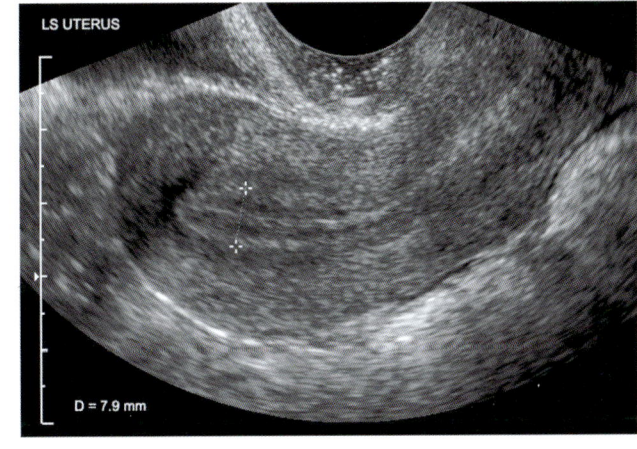

- 排卵期子宫内膜三线征
- 子宫内膜低回声光晕
- 探头
- 子宫肌层
- 浆膜层
- 子宫颈
- ×---× 测量子宫内膜厚度的标尺

2

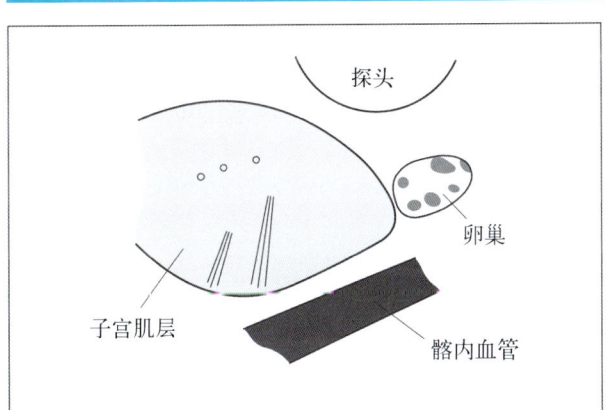
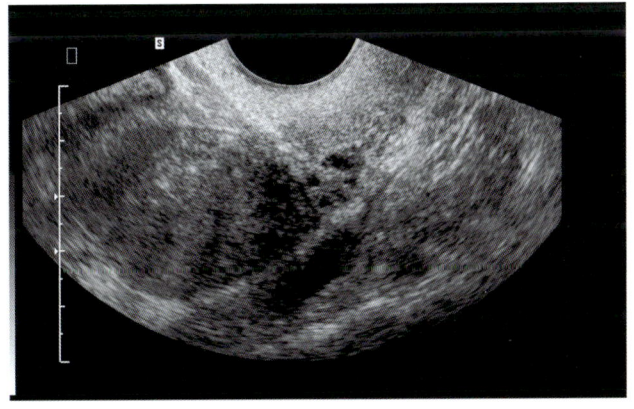

- 探头
- 卵巢
- 子宫肌层
- 髂内血管

3

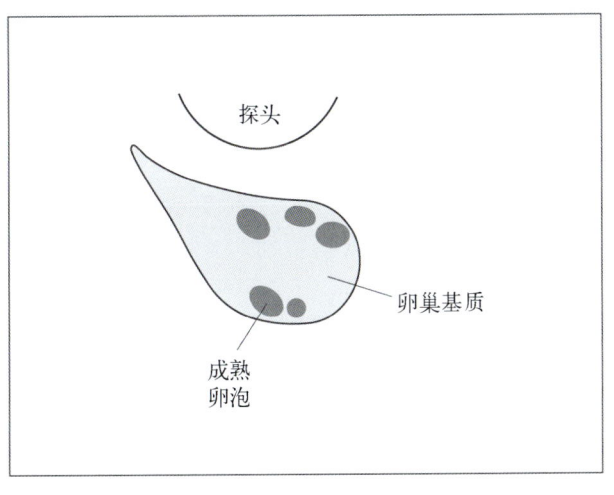
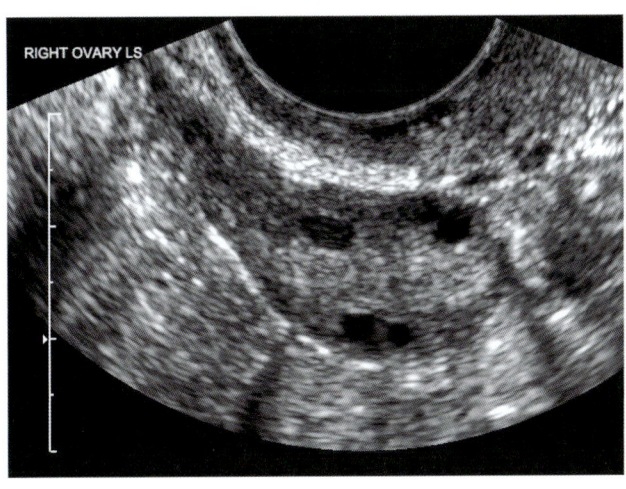

- 探头
- 卵巢基质
- 成熟卵泡

| 探头位置 | 操作说明 |

4 TS：子宫

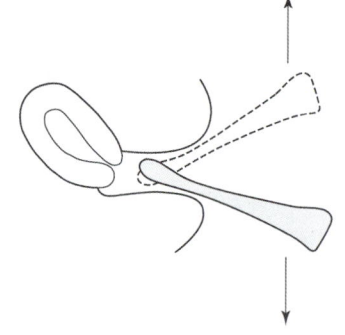

- 现在将探头手柄逆时针旋转90°（先轻轻拉出，避免撞到子宫颈）。
- 寻找子宫的横切面图像。
- 调整视野和焦点位置。
- 从子宫颈到宫底扫描子宫。对于前倾的子宫，向下倾斜探头手柄（尖端朝上）将显示宫底。向下倾斜尖端以寻找子宫颈。提示：如果床限制了整个探头移动范围，请让患者向上倾斜骨盆。
- 获取具有代表性的图像（例如，宫底，宫体，子宫颈）。

5 TS：双侧子宫附件

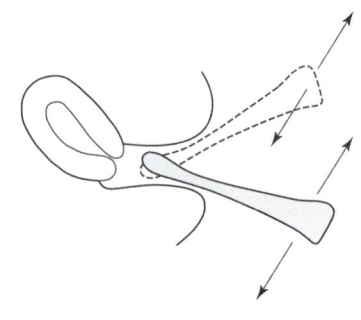

- 通过对侧倾斜探头手柄扫描到每个附件。
- 寻找横切面中的每个卵巢。缩小视野，并使用两个焦点区域。子宫体的最宽部分是帮助定位卵巢的标志。
- 获取双侧子宫附件具有代表性的图像，如果可行也可获取卵巢的代表性图像。

内脏器官评估

盆腔器官通常应在深呼吸和手动触诊（即手和探头之间）之间自由移动。如果不能自由移动，则可能表明炎症或恶性病变。

● 问题：多囊卵巢综合征（PCOS）?

- 超声用来寻找多囊卵巢的证据。多囊卵巢综合征诊断需要结合临床，生化和超声检查结果。
- 有必要测量卵巢体积（经阴道扫描比经腹扫描更准确）。
- 根据纵切面和横切面图像计算，测量3个平面的直径。分屏功能对此有帮助。
- 使用测量包计算体积（大多数机器均可）。
- 绝经前女性的正常体积 < 10 cm^3。
- 有关详细信息，请参阅病理学部分。

图像解析　　　　　　　　　　　　超声图像

4

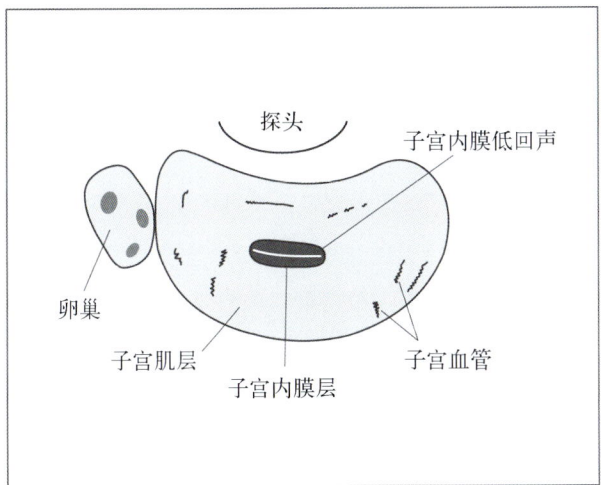
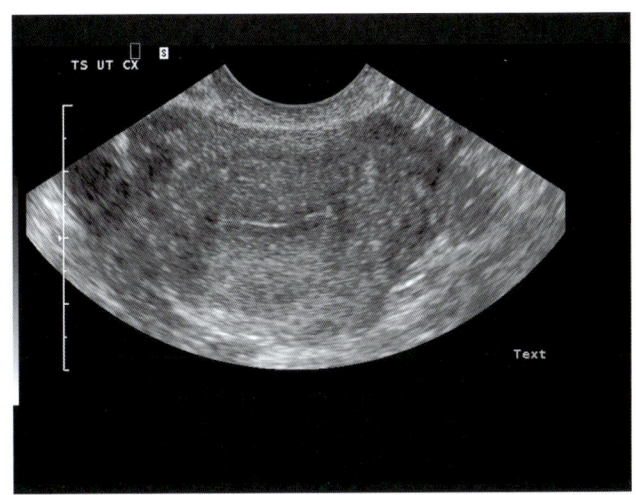

5

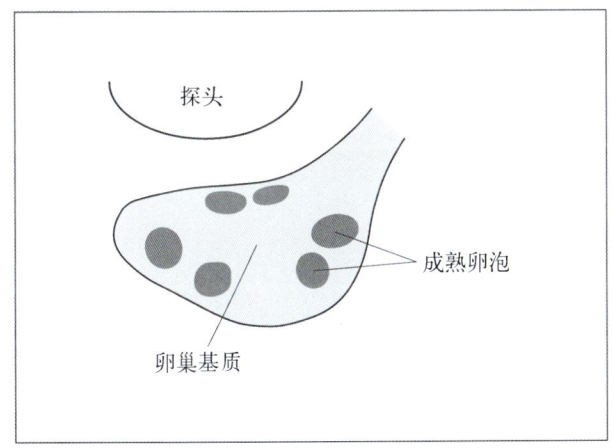
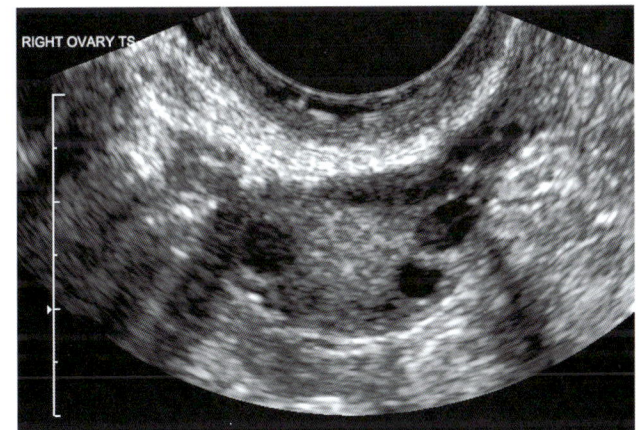

卵巢测量

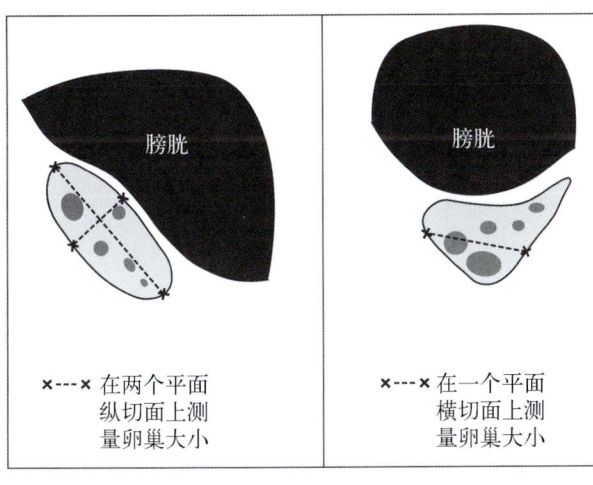
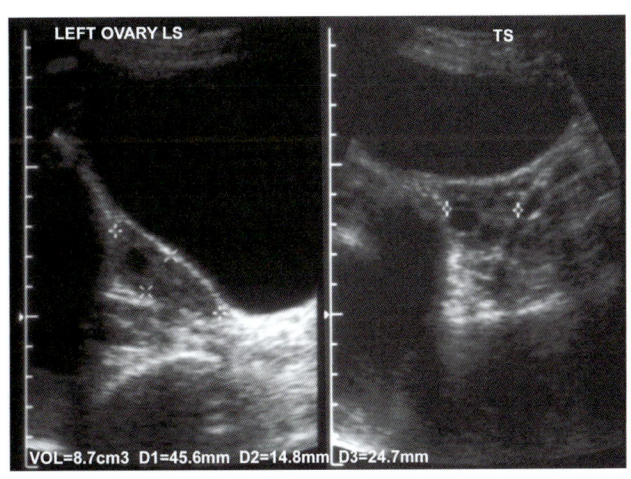

病理学

● 1 子宫肌瘤（平滑肌瘤）

这是一个非常普遍的发现（25%的绝经前女性），肌瘤是具有纤维性的良性平滑肌肿瘤。它们依赖于雌激素：它们可以在怀孕期间快速生长，并且在绝经后趋于退化。它们通常无症状，但可能导致月经过多，疼痛或不孕，这取决于它们的大小和位置：

- 中间层：在子宫肌层内出现（95%的子宫肌瘤）
- 黏膜下层：突出到子宫内膜腔
- 浆膜下：向子宫表面发展

超声特征

- 局灶性子宫增大
- 明确的回声低，具有特征性的薄层/旋转内部回波模式
- 可能包含回声清晰的钙化或变性区域
- 也可以发生为弥漫性子宫增大如子宫腺肌病：增大的子宫形状和子宫肌层的混合回声纹理

● 2 纳氏囊肿

这些是小的良性囊肿，通常见于宫颈管内区域。它们没有临床意义。

超声特征

- 边缘光滑
- 壁薄
- 无回音
- 回声增强

● 3 多囊卵巢综合征（PCOS）

多囊卵巢综合征是根据临床，生化和超声检查结果诊断出来的。只有约50%的多囊卵巢综合征患者会有典型的超声检查结果。因此，缺少这些超声特征并不能排除诊断。相反，大约25%的白人女性和33%的印度女性患有多囊卵巢，但没有这种综合征的表现。

超声特点

- 卵巢体积通常 > 10 cm^3。
- 卵巢中未成熟的卵泡（3~9 mm） > 12个。
- 外周卵巢基质回声强。
- 外周卵巢基质体积增大。

提示：多囊卵巢综合征不要与多囊性卵巢相混淆，多囊性卵巢可见于月经初期和厌食症（卵巢体积正常，卵泡数量较少）。

图像解析　　　　　　　　　　　　　　　　**超声图像**

1 子宫肌瘤

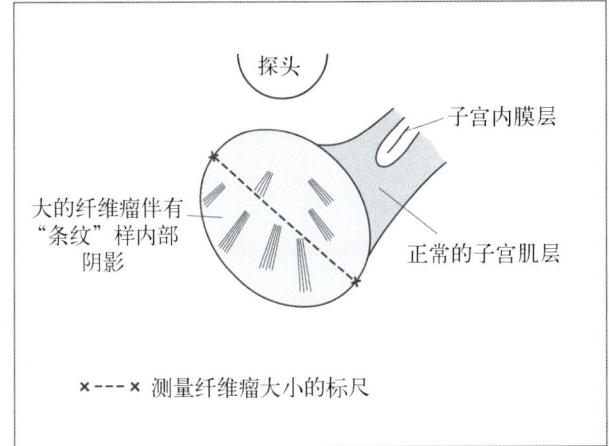
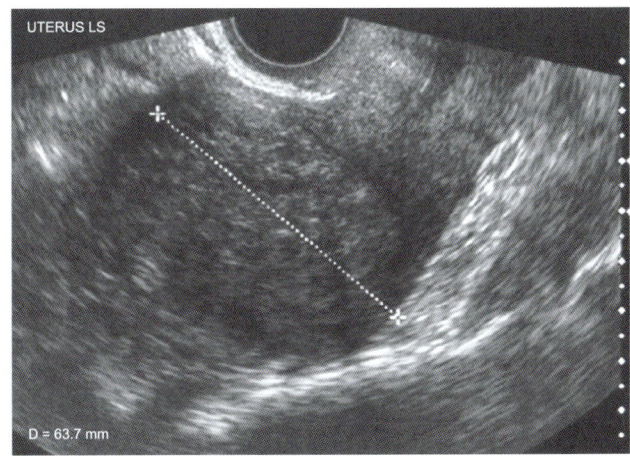

2 纳氏囊肿

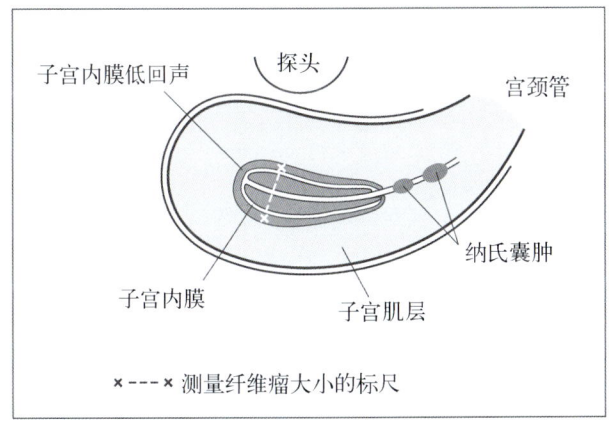
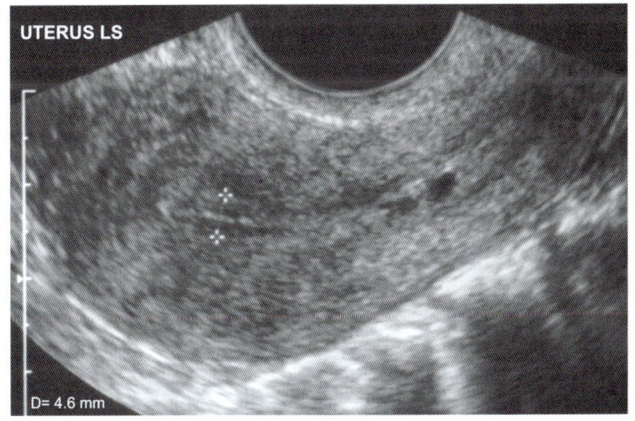

3 多囊卵巢综合征

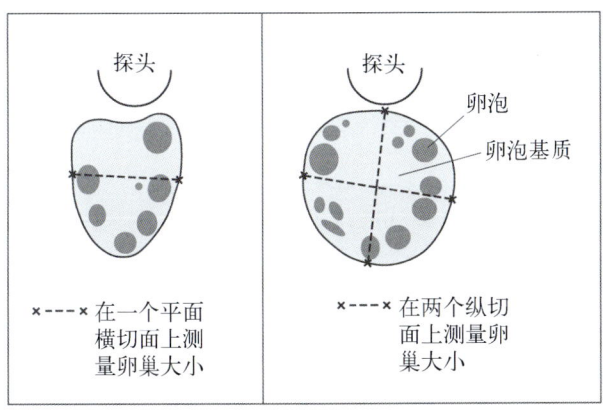
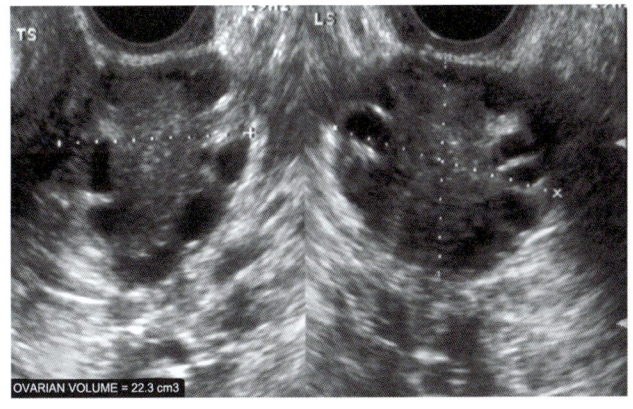

4 卵巢囊肿

当确定卵巢病变时,重要的是依其外观分类为良性、可疑或恶性。这将确定是否需要进一步观察治疗。

(a) 良性

表现为单个囊肿的典型特征(见前几页)。

它们在绝经前的女性中<3 cm;绝经后妇女<5 cm。它们通常是生理性的(例如滤泡性囊肿)。它们非常常见,没有临床意义,不需要进一步观察治疗。

(b) 可疑

这些囊肿的外观略微复杂,通常由内部出血(例如黄体囊肿)引起。可疑特征包括:
- 尺寸较大:绝经前女性>3 cm;绝经后女性>5 cm。
- 内部回声
- 精细的内隔膜

6~8周需要进行随访扫描(检查尺寸减小/分辨率)

(c) 恶性

这些囊性病变具有明显的肿瘤外观。它们通常是来自原发性卵巢癌。提示恶性肿瘤的特征包括:
- 厚且不规则的壁
- 厚的内隔膜
- 内部回声
- 囊壁上的乳头状结节
- 通常>5 cm

寻找其他恶性特征:
- 肾积水
- 肝转移
- 网膜增厚
- 腹水
- 胸腔积液
- 腹膜沉积物

检查患者的CA-125(卵巢癌血液标志物)。参考进一步的成像(例如MRI)。

10 女性盆腔

图像解析　　　　　　　　　　　　**超声图像**

4a 单个卵巢囊肿

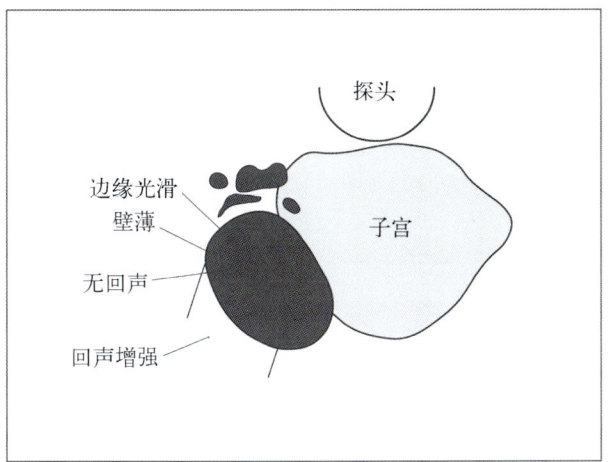
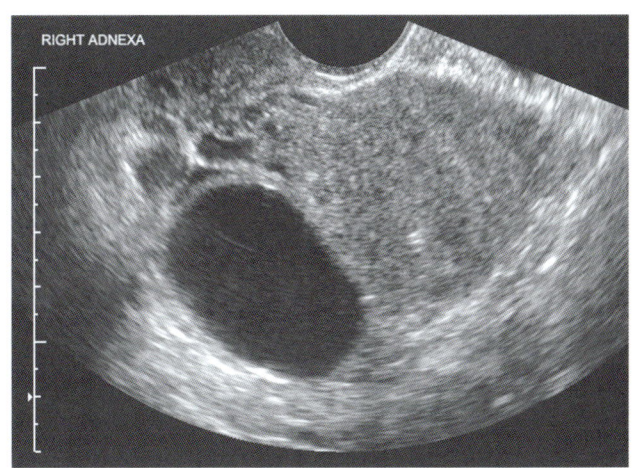

4b 复杂卵巢囊肿

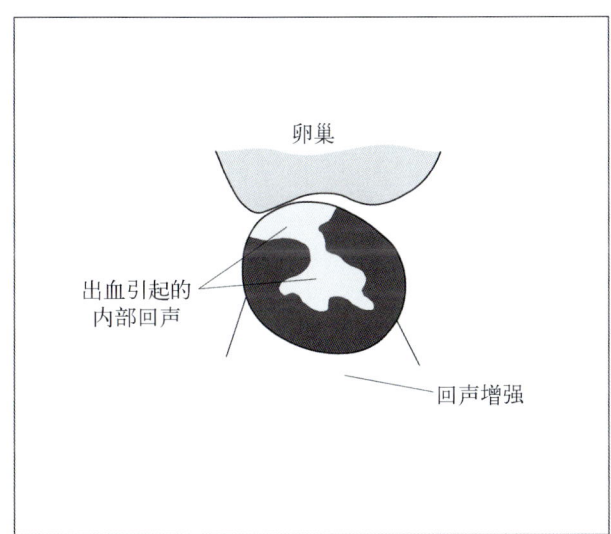
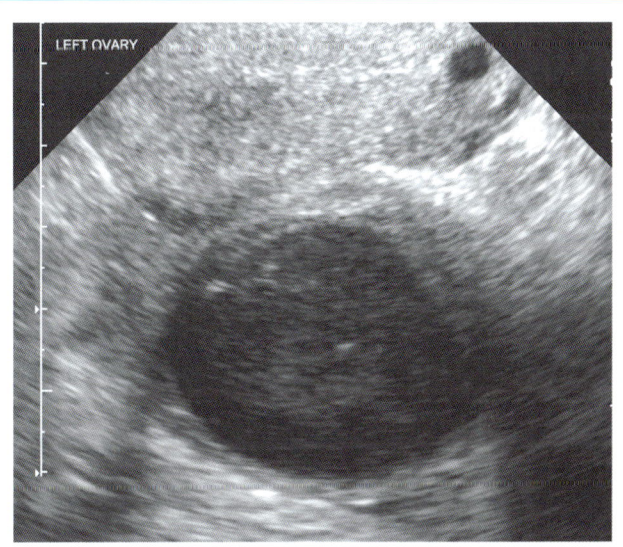

4c 卵巢恶性肿瘤

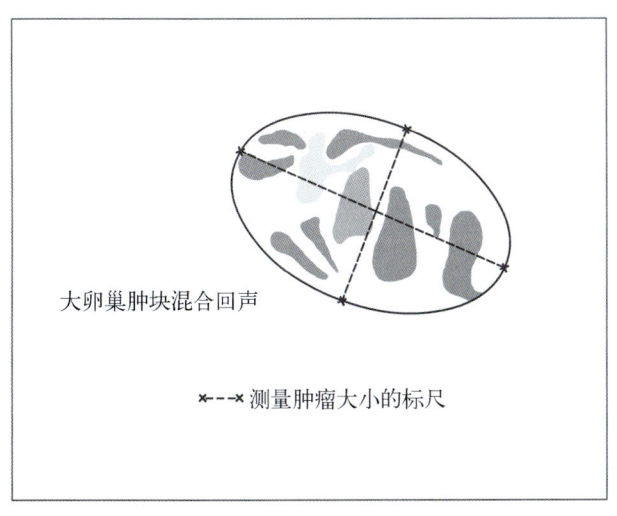
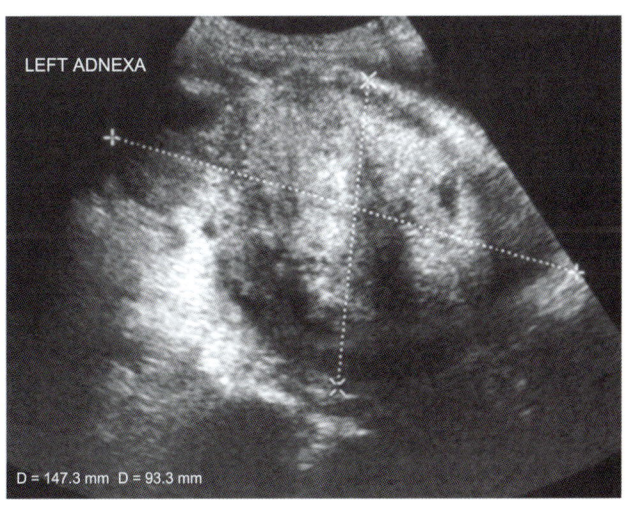

5 子宫内膜增厚

在以下情况下,超声检查的子宫内膜被认为是增厚的:
- 绝经前女性＞15 mm
- 绝经后女性＞5 mm

(a) 局灶性增厚

这可能是由子宫内膜息肉或黏膜下肌瘤引起的。

(b) 弥漫性增厚

- 子宫内膜增生:
  — 生理性增厚
  — 药物诱导(他莫昔芬,HRT)
  — 分泌雌激素的肿瘤
- 子宫内膜癌:
  — 这可能是由于增生或再次发生
  — 这是绝经后女性常见的恶性肿瘤

超声不能可靠地区分增生和癌,因此在所有情况下都需要宫腔镜检查和活组织检查。

(c) 可疑恶性肿瘤

- 子宫内膜增厚,边缘不规则
- 宫内膜上呈混合性回声物质
- 子宫内膜肿块可见渗入子宫肌层
- 宫外物质沉积

图像解析	超声图像
5a 局部增厚	

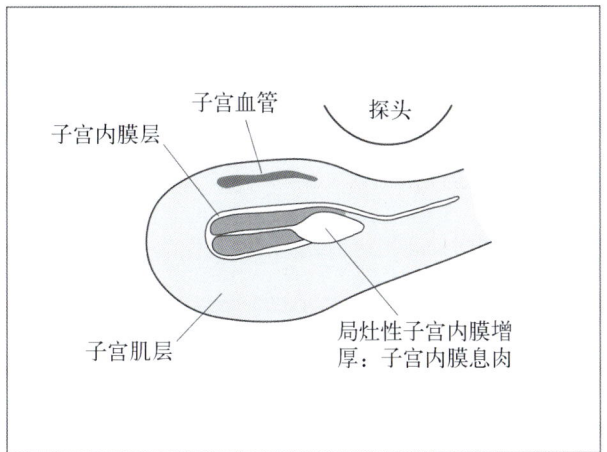 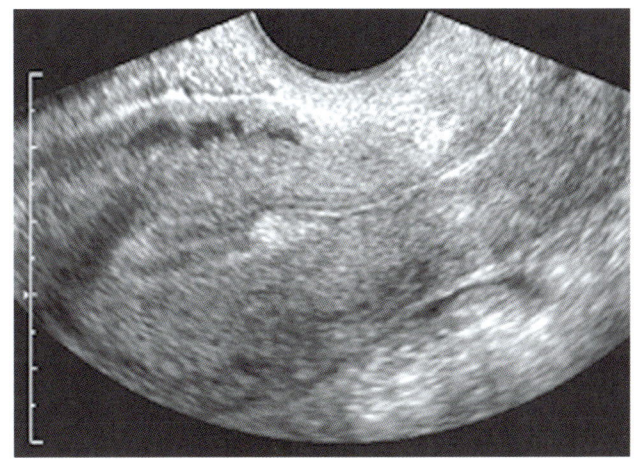

5b 弥漫性增厚

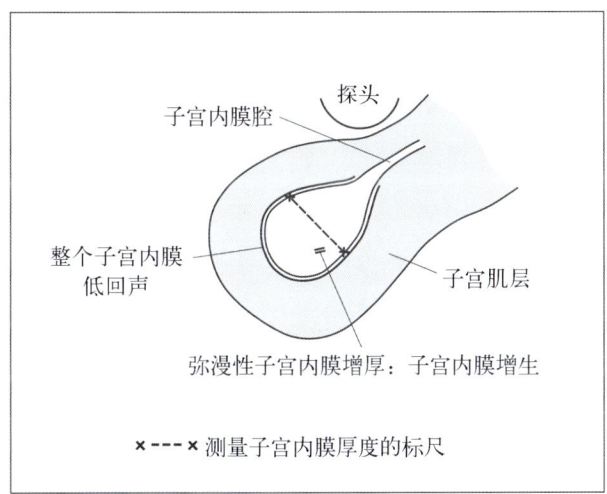 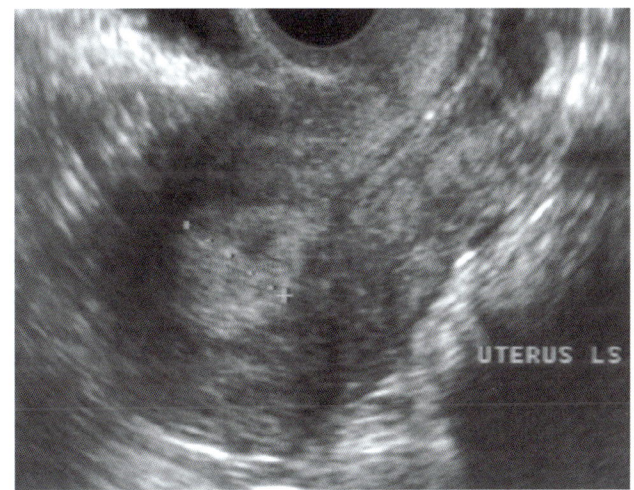

5c 恶性增厚

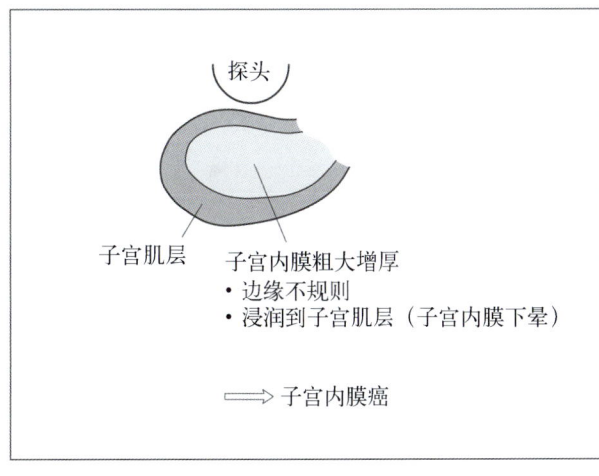 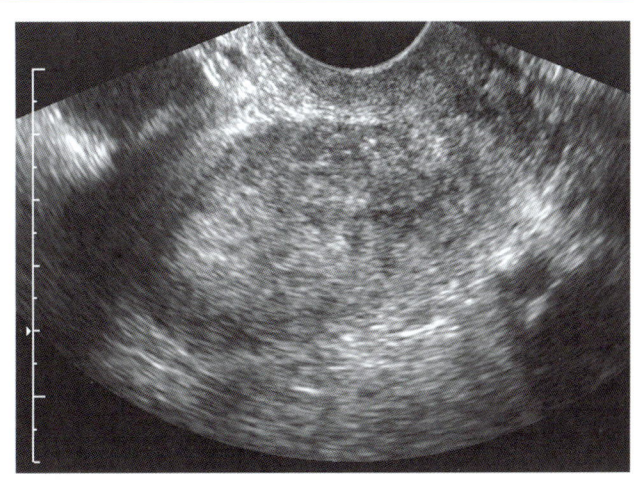

6 宫内避孕器（IUD）

有些避孕环很难被发现，超声可能只能看到它们的端点。为了有效，它们必须位于离子宫内膜上端 <5 mm 的位置。

超声特征
- 宫内避孕器通常被认为是腔内的高回声结构
- 可投射出强烈的声学阴影

7 假盆腔肿块

在子宫后面可以看到膀胱的镜像伪影。它很容易被误认为是骨盆肿块。它是由道格拉斯窝中的肠袢异常引起的。

超声特征
- "肿块"缺乏明确的上下壁
- "肿块"位于太后方，在解剖学上是不可能的

  较瘦患者要注意骶骨！

| 图像解析 | 超声图像 |

6 宫内避育器

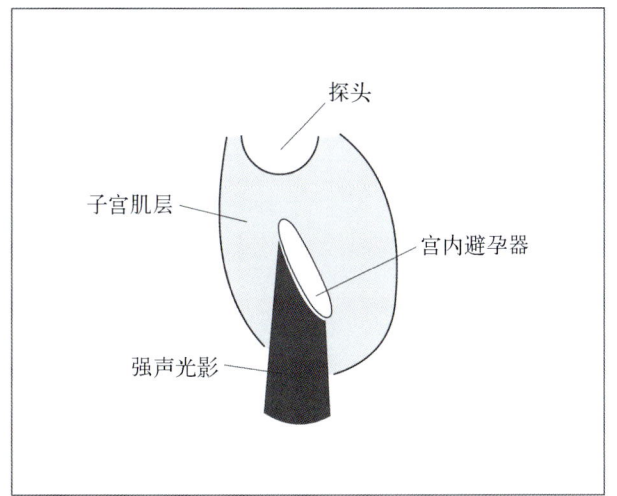
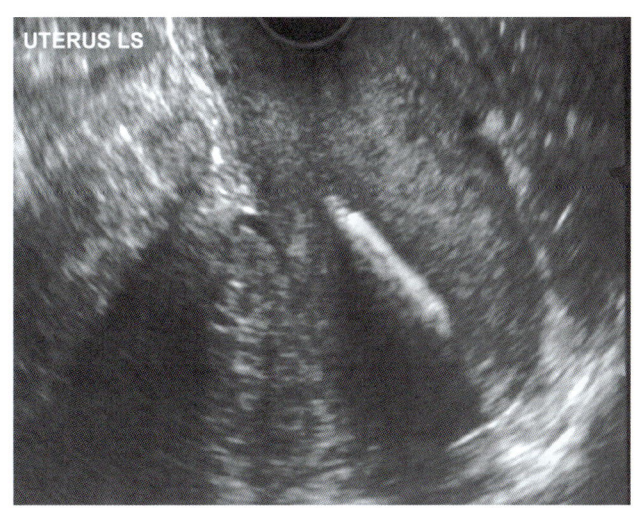

7 假盆腔肿物

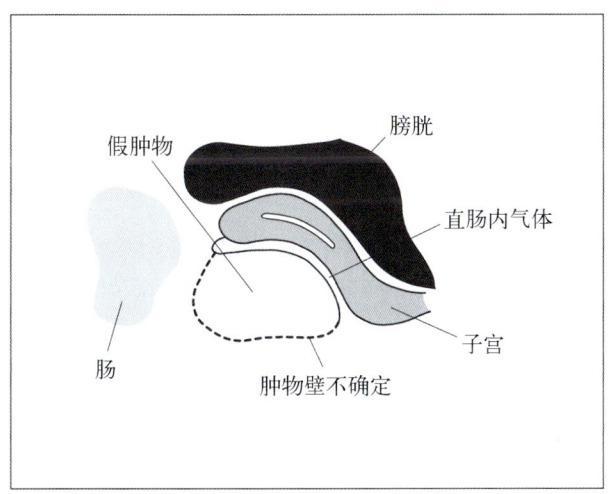
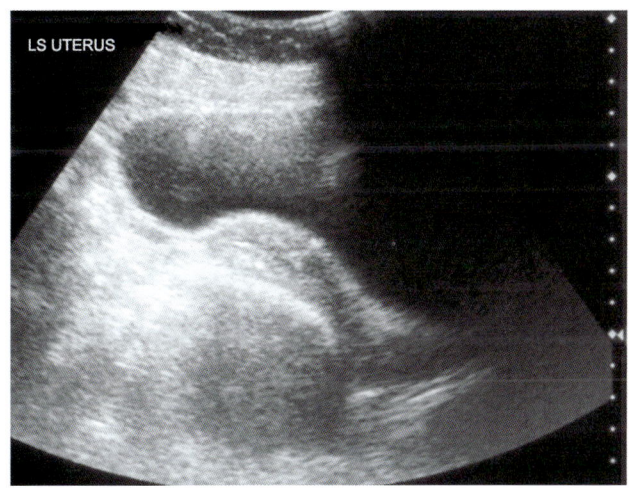

11 早孕

解剖

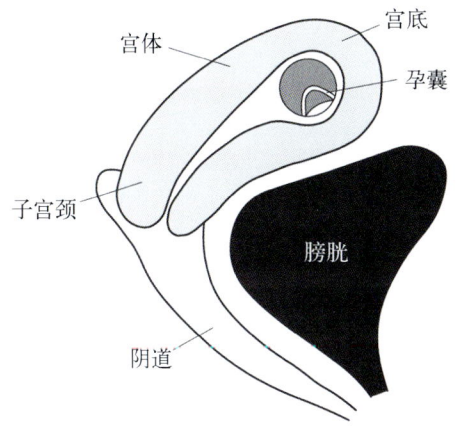

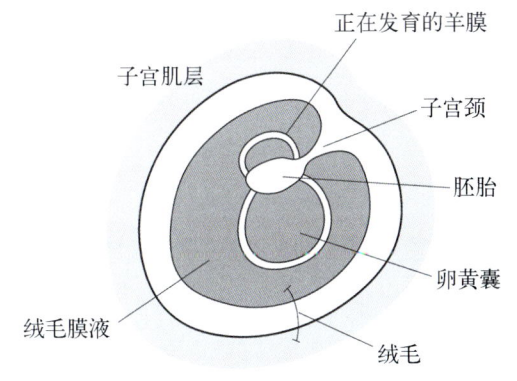

怀孕5周半

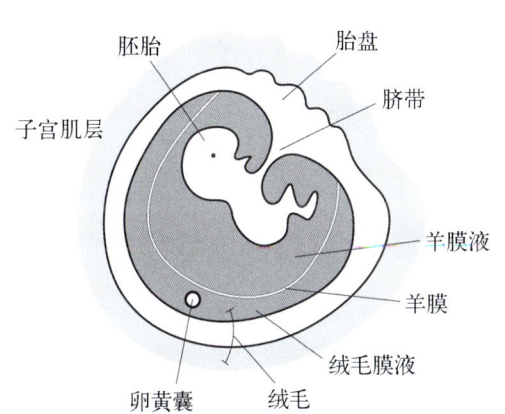

随后

● 要点

- 80%的女性患有前倾或前屈的子宫。
- 孕囊通常位于子宫的基底区域。
- 卵黄囊通常是孕囊内第一个可见的结构。它的存在证实了这是一种妊娠,而不仅仅是一种液体聚集。

超声扫描

超声在妊娠早期的主要作用是确认是否存在宫内妊娠,并将其与妊娠失败或异位妊娠区分开来。

必须提供适当的医疗和护理支持,并且当有不良事件发生时我们可以进入环境较为安静的房间。允许陪护人员检查期间在场。建议陪护人员应始终在场(对男性检查员至关重要)。首先向患者解释检查的性质、做法及原因,要求取得其口头同意。记录简短的产科病史,并记录末次月经LMP和妊娠开始的日期。

扫描可以经腹或经阴道进行。

● 经腹超声扫描

- **患者姿势**:仰卧位。
- **准备**:瘦弱的患者并不一定非要膀胱充盈。如果子宫是前倾的,通常可以顺利看见子宫。
- **探头**:低频(3~5 MHz)凸阵探头。
- **机器**:选择早孕或产科预设模式,并使用两个焦点区域。使用组织谐波和复合成像来提高图像质量。

● 经阴道超声扫描

- **患者姿势**:双腿外展仰卧(见第10章)。
- **准备**:排空膀胱。
- **探头**:选择经阴道探头并使用凝胶涂抹探头。
- **机器**:选择早孕或妇科预设模式,复合成像和使用两个焦点区域。

扫描技术与常规妇科扫描中使用的扫描技术基本相同。可参考第10章。

● 安全操作

- 机械指数(MI)和热指数(TI)应维持在能显示图像的最低水平:建议使用MI < 0.7。
- 通过使用冻结和录像循环功能减少扫描时间,最大限度地减少胎儿的暴露。
- 在进行早孕超声检查时时,应尽可能使用可能性低的合理可接受(ALARA)原则。
- 妊娠早期通常应避免做胎儿的彩色和(或)光谱多普勒检查。

早孕报告

该报告通常应包括以下信息：

- 孕囊位置：是宫内节育器吗？
- 胎儿数量。
- 如果是多胎，请注明标明胎盘数（绒毛膜）。
- 胎儿心脏搏动：存在/不存在？
- 平均孕囊直径（MSD）或如果存在，测量顶臀长/头围。
- 估计的孕龄以及使用的计算方法。
- 如果没有看到胚胎，应标明是否存在卵黄囊。
- 包括描述存在的任何妇科肿块。

有几个术语用于总结妊娠失败。这些包括流产和妊娠失败。许多人还使用"稽留流产"来总结一切，包括无胚胎怀孕。建议各部门对相应的术语达成共识。

探头位置

操作说明

丨 LS：子宫 / 孕囊

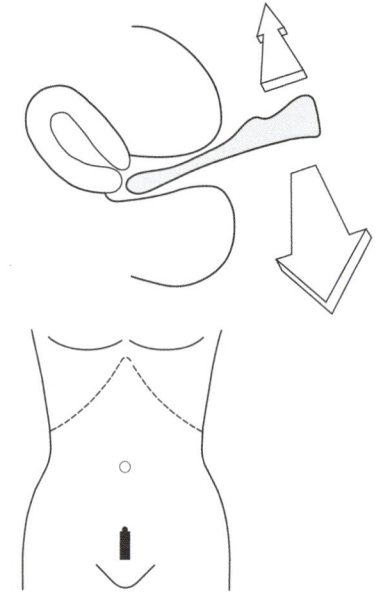

- 对于经腹或经阴道方法，首先在纵切面中对子宫进行成像。最初使用最宽的视野。调整深度和焦点位置（有关详细信息，请参阅第10章）。
- 寻找宫内孕囊，如果有，请观察：
  — 它是否含有可见的卵黄囊或胚胎
  — 是否可以看到任何心脏搏动
  — 孕囊与子宫颈的关系
- 缩小视野并变焦可能有助于查看
- 获取具有代表性的图像。

胎儿心脏搏动

- 当通过经阴道扫描测量顶臀径＞7 mm或通过经腹测量＞10 mm时，可以看到胎儿心脏搏动这种情况。
- 顶臀径低至3 mm时就可以检测到心脏搏动。

时间—运动模式（M-模式）

- 现在正式评估胎儿心脏搏动的实时情况：
  — 选择M-模式功能
  — 在大多数机器上，将出现双重图像（实时图像和M模式图像）
  — 将M模式线放置在胎儿胸部的大致位置——寻找心脏搏动的M模式证据
- 获取具有代表性的图像。

胎儿

- 现在测量：
  — 孕囊大小
  — 顶臀径和（或）
  — 头围（详见下文）
- 获取具有代表性的图像。

图像解析　　　　　　　　　　　　　　　　　　　　　**超声图像**

Ia LS：经腹检查子宫

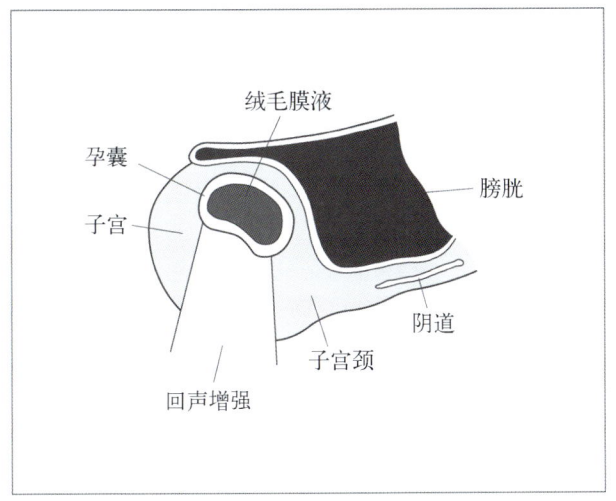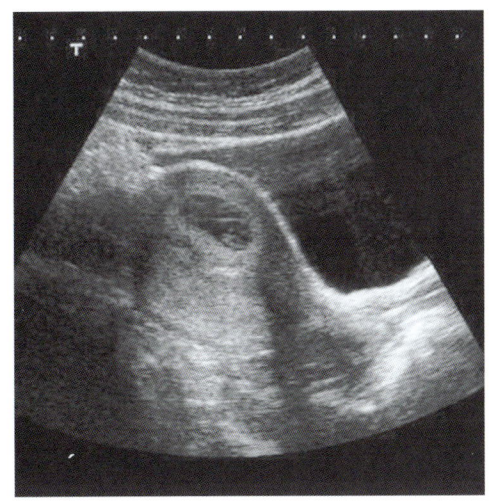

Ib LS：经阴道检查子宫

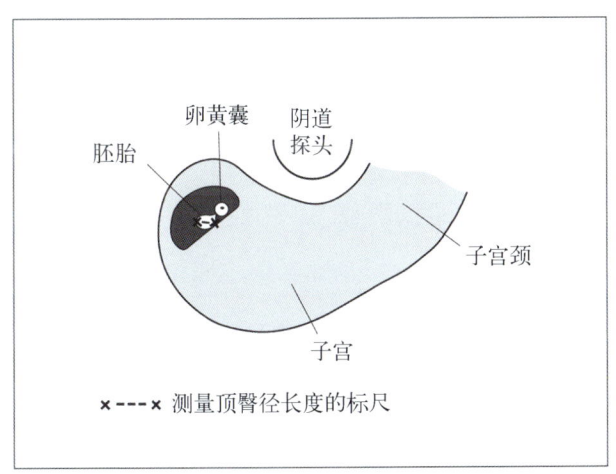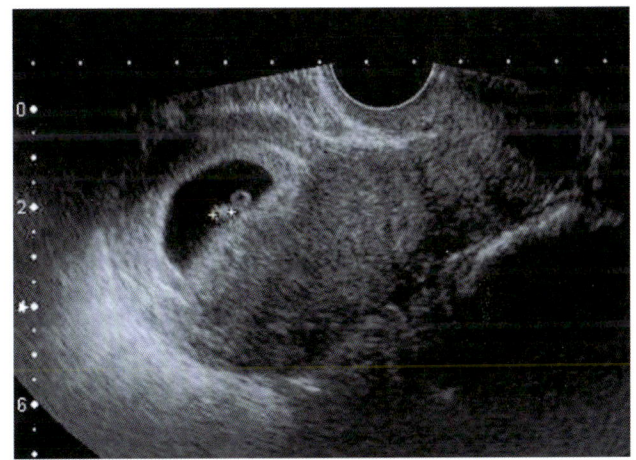

Ic TS：时间—运动模式

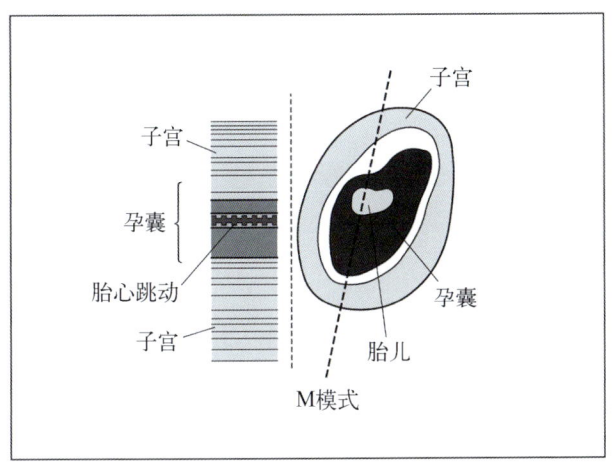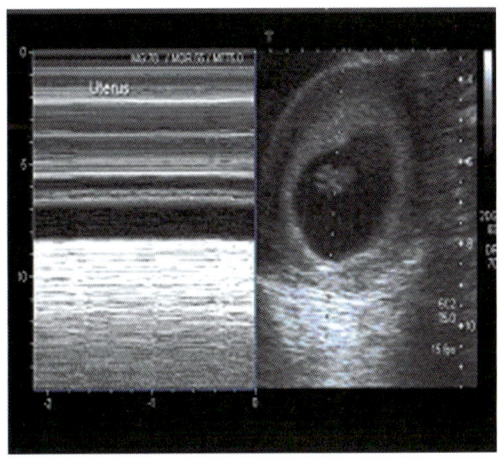

探头位置	操作说明
2 TS：子宫/孕囊	
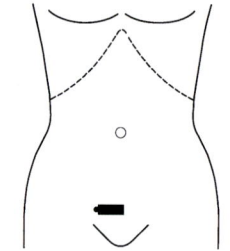	• 现在通过90°逆时针旋转探头在横切面中子宫进行成像，用于经阴道和经腹方法（更多详细信息，请参阅第10章）。 • 从子宫颈到宫底扫描子宫： — 再次寻找宫内孕囊。 — 当这样做时，记得检查子宫肌层内是否有肌瘤或回声异常。 • 获取具有代表性的图像。
3 LS/TS：双侧子宫附件	
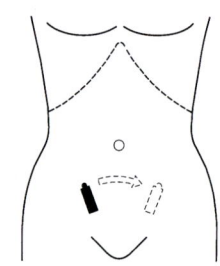	• 进行妊娠检查时，最好还要检查卵巢和附件区域的病理情况。 • 通过横向角度观察使用经阴道和经腹两种方法扫描纵切面和横切面中的附件（有关详细信息，请参阅第10章）。 • 特别是，寻找所有暗示异位妊娠的迹象（参见病理学部分）。 • 获取双侧子宫附件具有代表性的图像，如果可行获取卵巢的代表性图像。

估算孕龄

估算孕龄有几种方法，下面讨论3种常用方法。请注意，使用经阴道扫描方法可以进行更准确的估算。

● 1 孕囊大小

- 如果检测到孕囊，则平均孕囊直径（MSD）可用于估计孕龄。
- 使用纵切面和横切面图像计算平均孕囊直径并在3个平面中测量孕囊直径。分屏功能对此有帮助。
- 将3个测量值加在一起并除以3为MSD（以毫米为单位）。
- 获取具有代表性的图像。
- 通过与特殊图表的交叉引用，MSD可用于估计孕龄。

11 早孕

图像解析 **超声图像**

2 TS：子宫

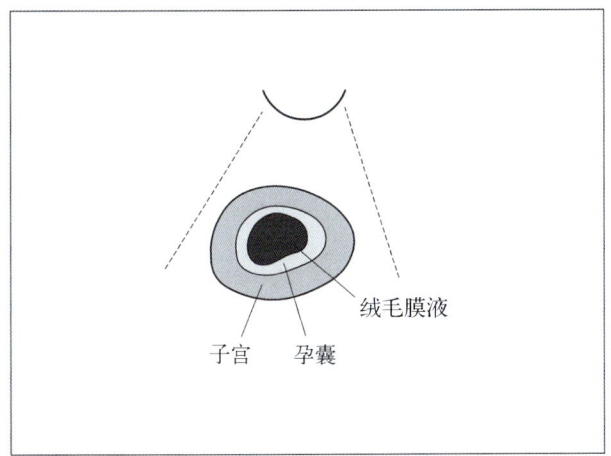
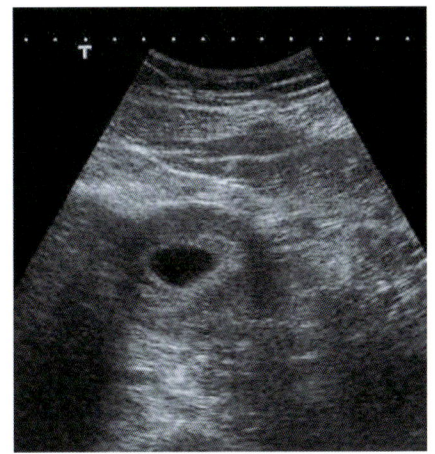

3 TS：子宫附件

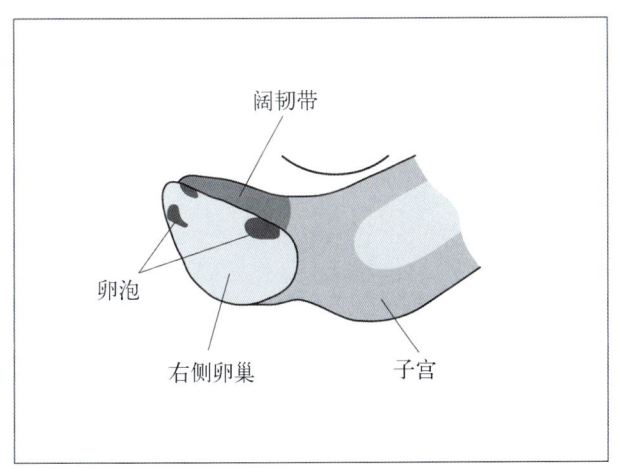
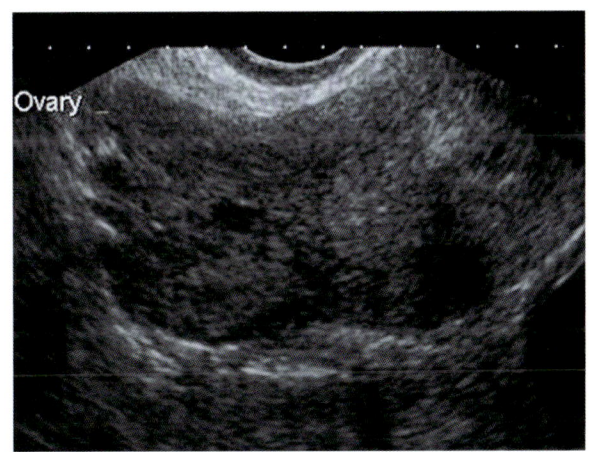

2 测量：孕囊

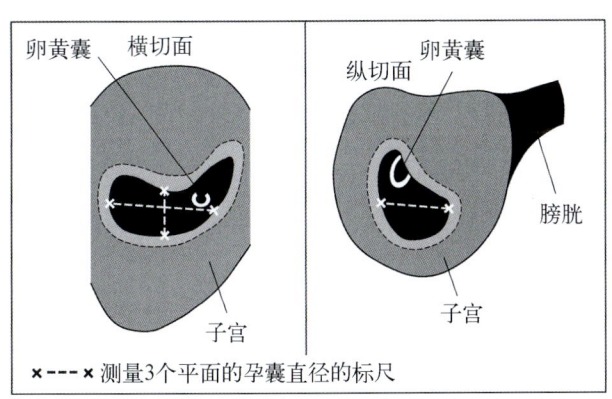
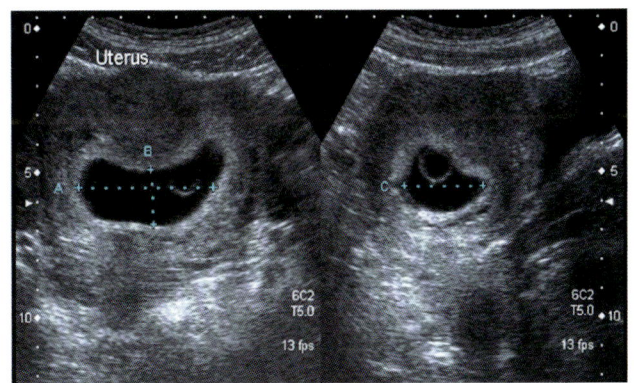

3 顶臀径（CRL）

- 如果在孕囊内检测到胚胎，则应使用其顶臀径CRL来估计孕龄。
- 首先优化图像以确保测量精度：缩小视野，使用多个聚焦区域和缩放功能。
- 胚胎应在其最长轴上测量，这是通过在纵切面、横切面和斜面上旋转探头发现的。
- 找到后，冻结图像。
- 选择顶臀径测量包（在大多数机器上）。
- 将卡尺放在胚胎的上端（其头顶），另一个放在下端（其臀部）。
- 机器将显示估计的孕龄（如果此功能不可用，则可以使用特殊顶臀径CRL图表对该距离进行交叉引用）。

提示：原始的菱形脑可以使头部看起来像卵黄囊。常见的错误包括漏掉头部或将卵黄囊算在测量中！

4 头围（HC）

- 如果顶臀径估计胚胎的胎龄为13周或更长，则应使用头围进行更准确的估算。首先优化图像：缩小视野，使用多个聚焦区域和缩放功能。
- 对于标准化、可重复的结果，应在真正的轴向（横切面）平面上测量头围。
- 通过缓慢操纵探头找到此信息，寻找以下关键解剖标志：
  — "橄榄球"型头
  — 半球间裂（IHF）
  — 等半球直径
  — 丘脑
  — 透明隔腔
  — 侧脑室的前角
- 选择头围测量包（在大多数机器上）。
- 测量颅骨外表面大小。
- 机器将显示估计的孕龄（如果此功能不可用，则可以使用特殊的头围图表对该距离进行交叉引用）。

| 图像解析 | 超声图像 |

3a 测量：顶臀径

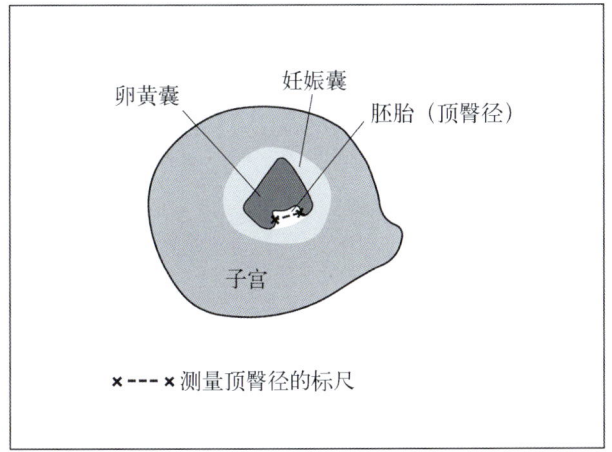
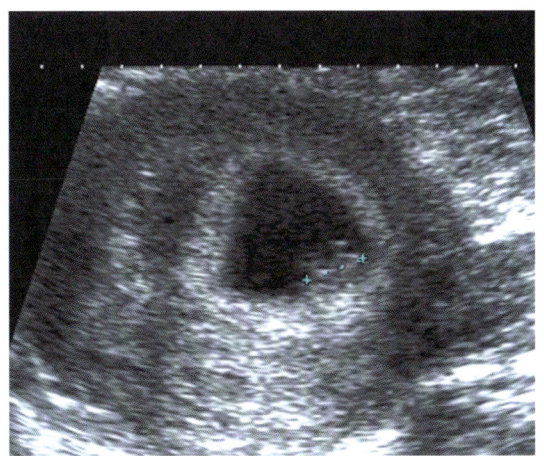

3b 测量：顶臀径

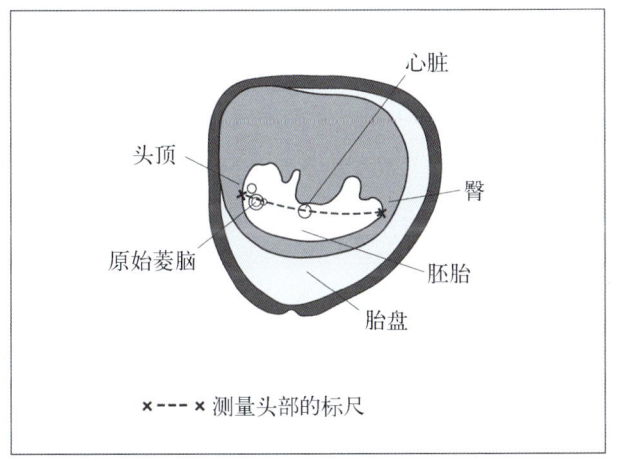
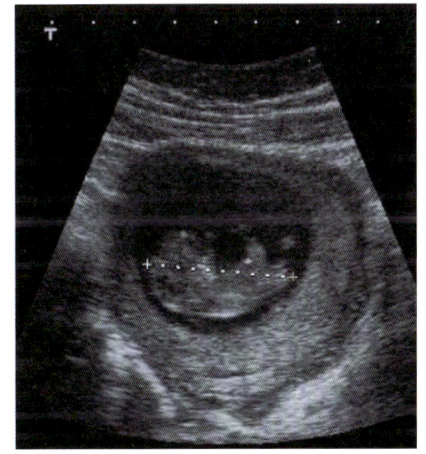

4 测量：胎儿头部

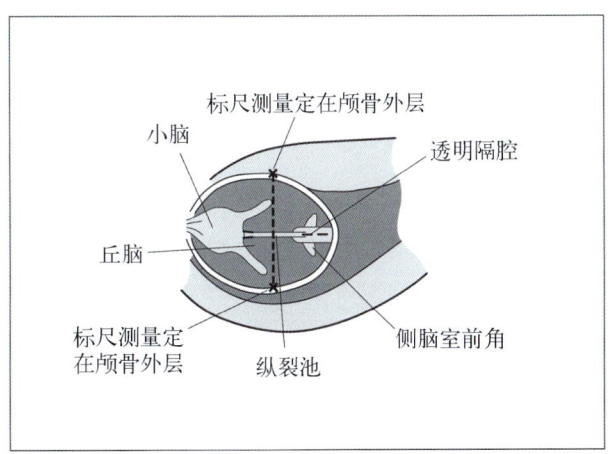
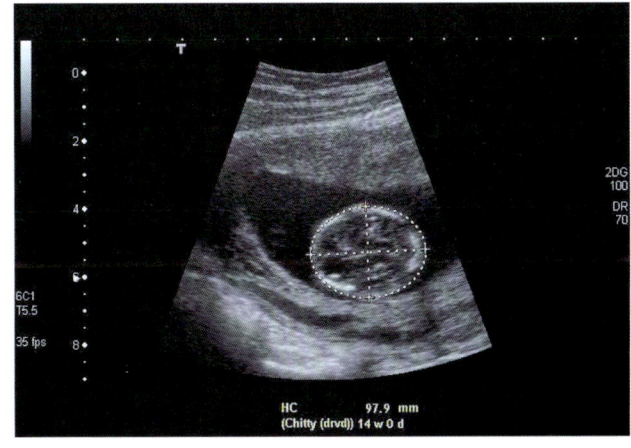

早孕异常

● 1 多胎妊娠

- 说明隔膜是否存在及其厚度。
- 评估胎盘的数量（绒毛膜）：寻找 λ 征（在胚胎间隔中形成的胎盘组织）。
- 评估羊膜腔（羊膜）的数量。
- 在报告中说明妊娠是单绒毛膜/单羊膜，单绒毛膜/双羊膜或双绒毛膜/双羊膜。
- 请注意胎儿的相对位置。
- 如果可能的话，评估胎儿是否为相同性别。
- 报告上的胎儿示意图很有帮助，将有助于后续复查。

● 2 妊娠黄体囊肿

受精后黄体持续存在（由于 β-HCG 的作用）。在这种情况下，容易发生出血，经常导致疼痛。大多数是可自愈的。

超声特征

- 大多 < 5 cm。
- 壁薄。
- 显示血液中的内部回声。
- 这种复杂的外观与卵巢恶性肿瘤相似；如果有疑问，请在 6~8 周内复查（有关卵巢囊肿的更多信息，请参见第 10 章）。

● 3 绒毛膜下的出血

这是静脉血进入绒毛膜下并扩展到胎盘边缘。此种情况通常发生在孕早期并且与吸烟有关。它预后良好。

超声特征

- 胎盘的边缘与子宫肌层分离。
- 如果出血是最新的，它可能含有内部回声——旧的出血是无回声。

提示：大的胎盘出血（早剥）往往发生在妊娠晚期，预后不良。靠超声诊断并不可靠。

图像解析　　　　　　　　　　　　　　　超声图像

1 双胎妊娠：λ征

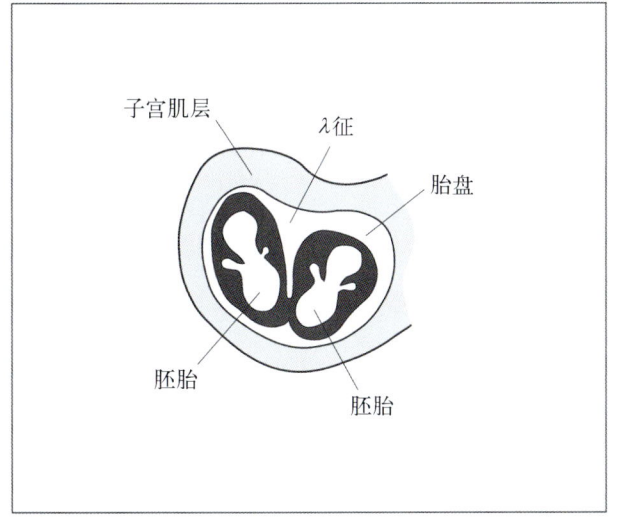
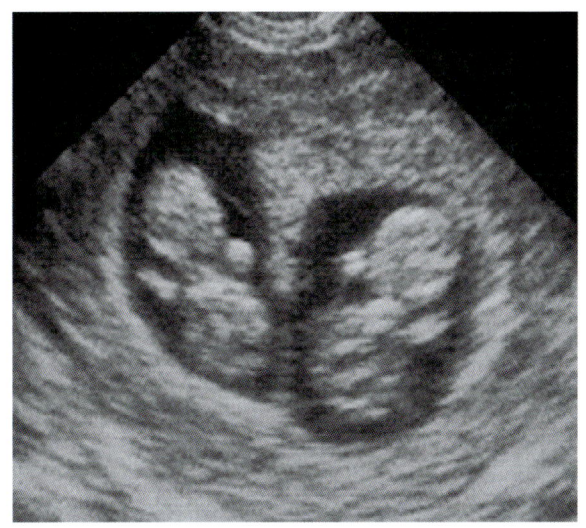

2 妊娠黄体

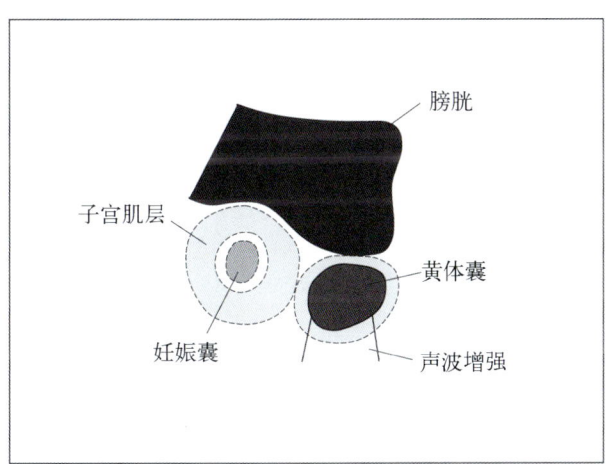
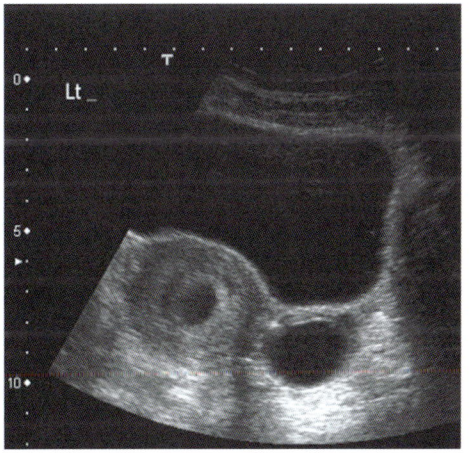

3 绒毛膜下出血

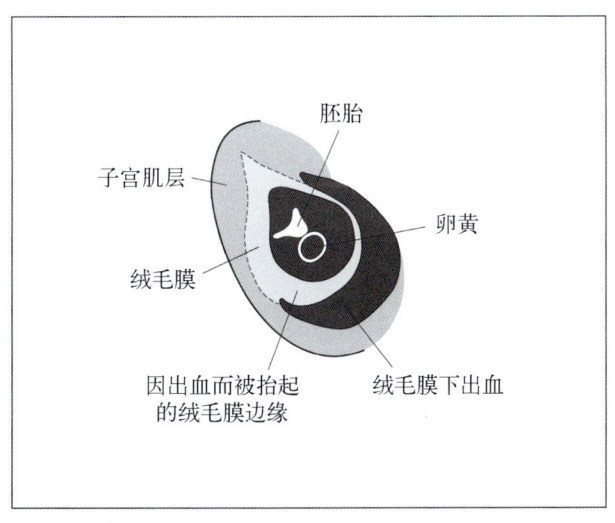
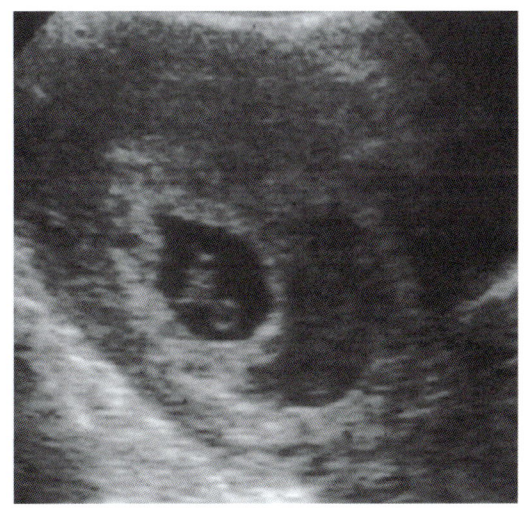

4 不完全流产/稽留流产概念（RPOC）

这是当胎儿死亡并且一些胎盘/胎儿组织保留在子宫内膜腔内时，通常导致大出血。

不要总是认为子宫内膜腔内的碎片是由不完全流产引起的。将B超结果与之前做的B超联系起来。如果患者以前已被证明子宫内有妊娠囊/胚胎，那么诊断是可靠的。此外：
- 如果 β-HCG 水平下降，那么报告应该指出不完全流产是最可能的原因
- 如果 β-HCG 水平是未知的，则不能排除与蜕膜反应相关的异位妊娠

超声特征
- 在子宫内膜腔内可见回声明亮或异质性物质

5 葡萄胎

这种罕见但重要的疾病发生在妊娠早期，是由胎盘中过度增殖的滋养细胞引起的。偶见胎儿组织形成，但这是不能生育的。由于 β-HCG 水平升高，患者表现为妊娠早期出血和剧痛。大多数葡萄胎由产物的病理诊断确诊，没有可识别的超声征象。

治疗包括转诊至一个专科中心以清除子宫内容物和连续监测 β-HCG 水平，以确保完全恢复。大约10%的人会患上侵袭性葡萄胎或恶性绒毛膜癌（持续升高 β-HCG 水平），而治疗方法是化疗。预后通常良好。

超声特征
- 在早期阶段，子宫扩大并充满了回声明亮的物质：呈"暴风雪"样
- 随着葡萄胎的进展，很容易看到回声差的囊性空间："一串葡萄"的外观
- 与大卵巢叶黄素囊肿相关（由于过量的 β-HCG 刺激）

图像解析 超声图像

4 不完全流产 / 稽留流产

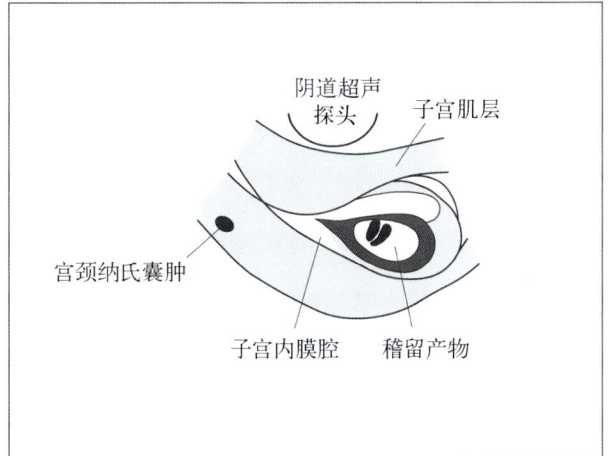

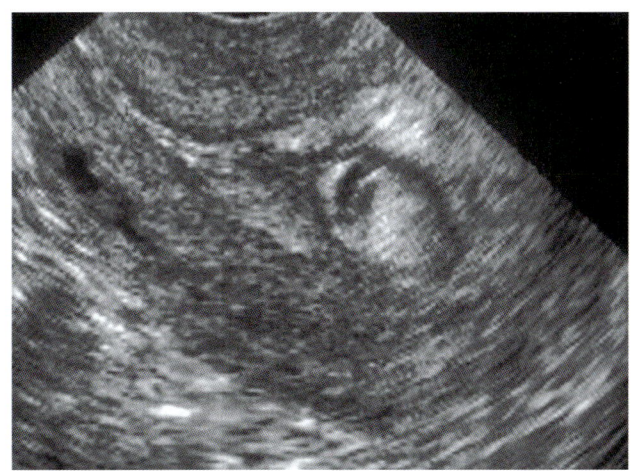

5 葡萄胎

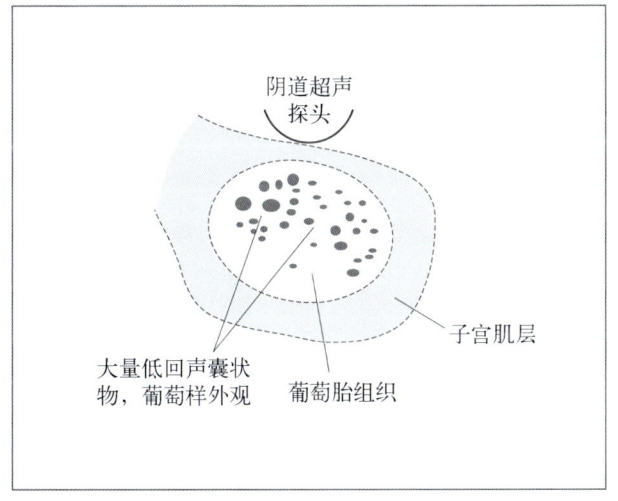

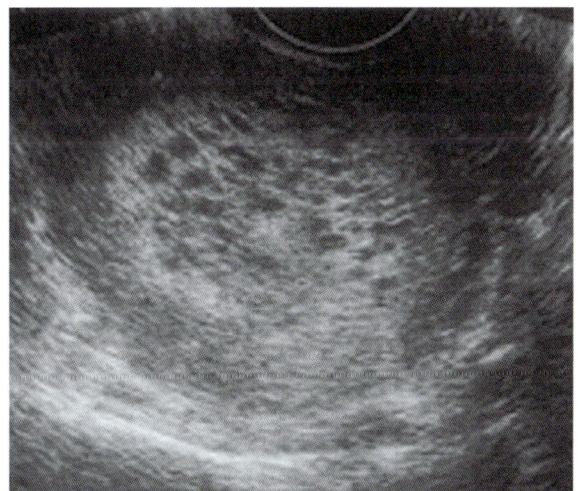

6 胚胎死亡

以下是胎儿死亡的迹象：

6a 空囊标志

- 妊娠囊，平均孕囊直径 MSD＞25 mm（经腹超声或经阴道超声）没有可见的卵黄囊
- 妊娠囊，平均孕囊直径 MSD＞25 mm（经腹超声或经阴道超声）没有可见的胚胎

  空囊的原因：
  — 稽留流产
  — 无胚胎妊娠
  — 异位妊娠导致的假妊娠囊

6b 空羊膜征

- 在没有胚胎的情况下，羊膜是清晰可见的

6c 无胎心搏动

- 顶臀长＞10 mm 胚胎，经腹部超声未检测到心脏搏动
- 顶臀长＞7 mm，经阴道超声未检测到心脏搏动
- 平面 M 超模式追踪

做出确诊需要两名合格的超声医生独立观察。如果其中一名医生有疑问，需要在 7~10 天内进行重新检查。如果没有第二个医生，应告知患者第一位医生的检查结果，并提出在另一天进行检查或者等待第二位医生的意见。

注意： 着手进行治疗意味着接受流产诊断，然后选择期待治疗或清宫。多数地方倾向期待治疗。

6d 怀孕失败

考虑到患者之间的差异，如果在 1 周的时间间隔后平均孕囊直径（MSD）没有增长，则可以确认怀孕失败。

| 图像解析 | 超声图像 |

6 胚胎死亡

6a 空囊

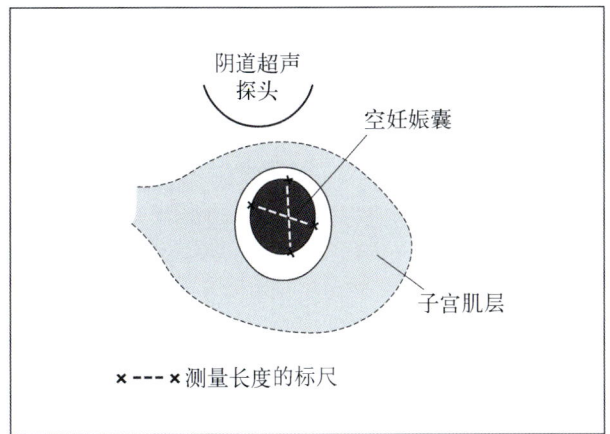
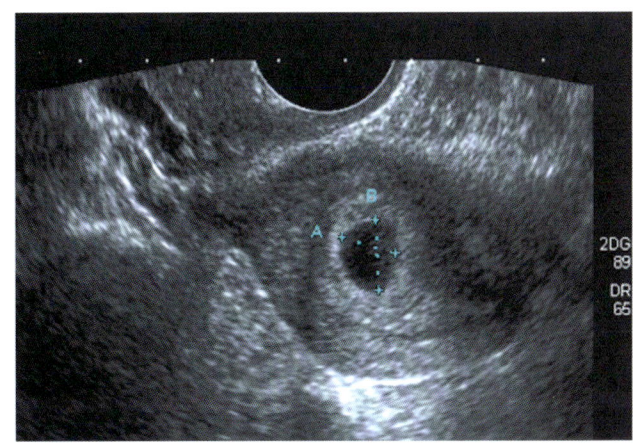

6b 空羊膜征象

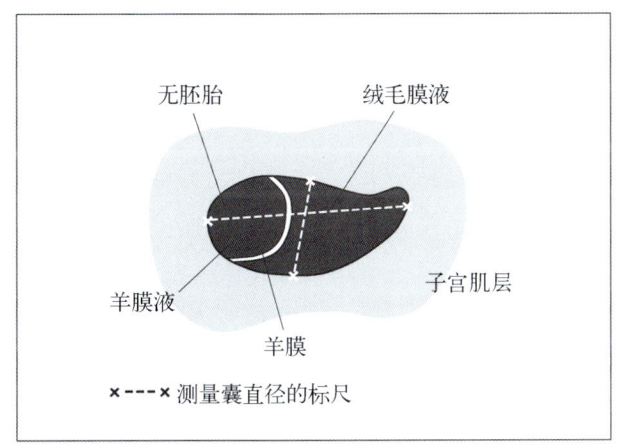
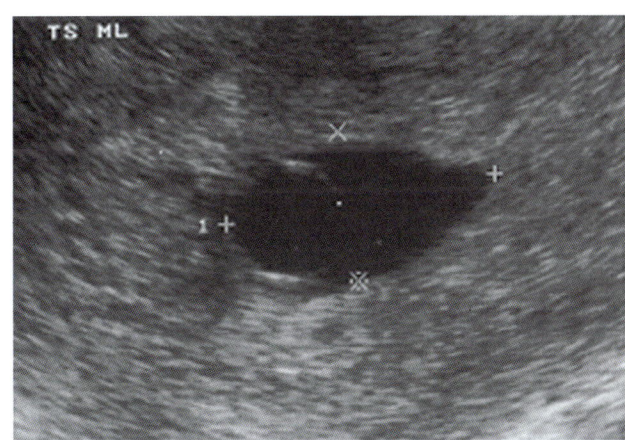

6c 无胎心搏动

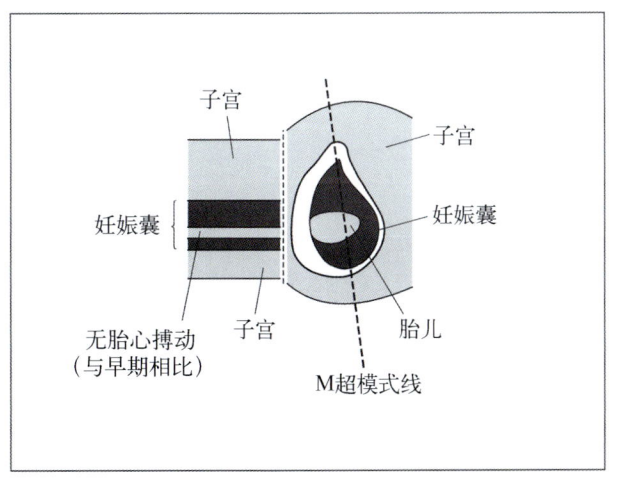
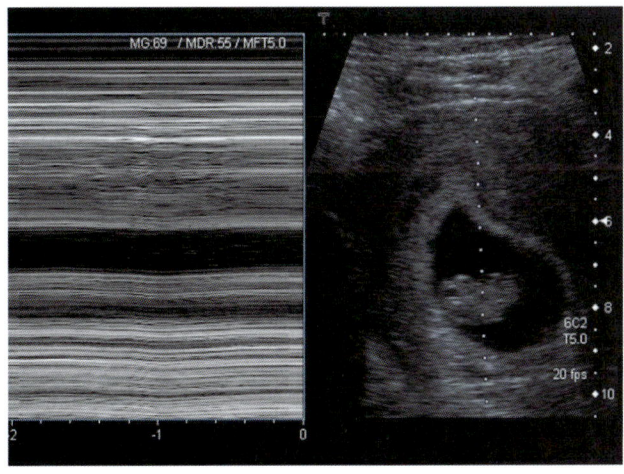

7 异位妊娠

这是在子宫内膜腔外的妊娠着床。

- 发病率为所有妊娠的 0.3%~1.6%，占孕产妇死亡人数的 10%。
- 如果患者晕倒或临床上高度怀疑异位妊娠，超声检查是不合适的。不要延迟手术治疗。
- 异位妊娠的转诊应该同时进行经腹和经阴道超声。
- B 超的作用是试图确定怀孕位置。
- 如果发现宫内妊娠，实际上就排除异位妊娠，因为同时存在宫内妊娠和异位妊娠的情况在正常妊娠中极为罕见（每 30 000 人中只有 1 例）。
- 在有以下危险因素的女性中，异位妊娠发生率要高得多：宫内节育器、盆腔炎、既往的异位妊娠和输卵管手术、绝育复通、不孕不育治疗和吸烟。
- 注意由蜕膜反应引起的假性囊肿。
- 超声检查结果必须与临床症状和 β-hCG 水平相结合
  - 子宫空虚和妊娠试验呈阳性可能是由于宫内妊娠不到 5 周，流产（需要在本次检查前看到宫内妊娠）或异位妊娠
  - 最好使用 β-hCG > 1 000 mIu/mL 的鉴别值，在这一水平下胚胎应该始终是可见的。在模棱两可的情况下连续测定 β-hCG 是有用的。
  - 超过 1 000 mIu/ml 应该能够在子宫中看见妊娠囊。
  - 超过 1 800 mIu/ml 应能看见直径 > 5 mm 的妊娠囊
  - 正常怀孕时每 48 小时翻一倍。
  - 流产后 72 小时内减半。
  - 异位妊娠的数值上升不理想（48 小时内大约为 2/3）。
  - 极高的数值可能表明葡萄胎妊娠。

在不孕症治疗中，高水平的 β-hCG 可导致卵巢过度刺激和多个大的功能性囊肿，从而引起急性盆腔疼痛；这也与大量的盆腔积液和胸腔积液有关。

来源不明的妊娠适用于妊娠试验阳性，没有"可见"的宫内妊娠，并包含以下 3 种最大的可能性：① 宫内妊娠，但太早看不到；② 怀孕已经流产，但孕检测试验仍然呈阳性；③ 异位妊娠。

超声特征

假孕囊还是妊娠囊？

一个真正的妊娠囊：
- 位于子宫内膜而不是腔内，所以通常看起来在偏心位置
- 通常是更圆润的
- 通常有一个明亮的边缘——绒毛膜边缘标志
- 可能显示一个明亮的绒毛膜边缘和一个明亮的蜕膜边缘（子宫内膜）的双囊征象
- 包含胚胎结构（卵黄囊或胎芽）

假孕囊：
- 位于宫腔内
- 通常更细长，与子宫内膜腔相符
- 无明亮的边缘

图像解析　　　　　　　　　　　　　　　　　**超声图像**

7a 异位妊娠：腹腔积血

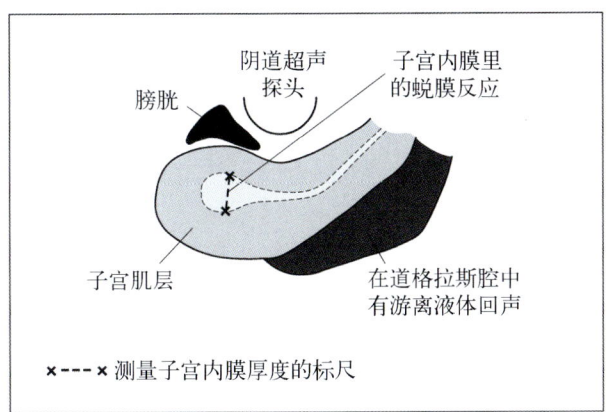
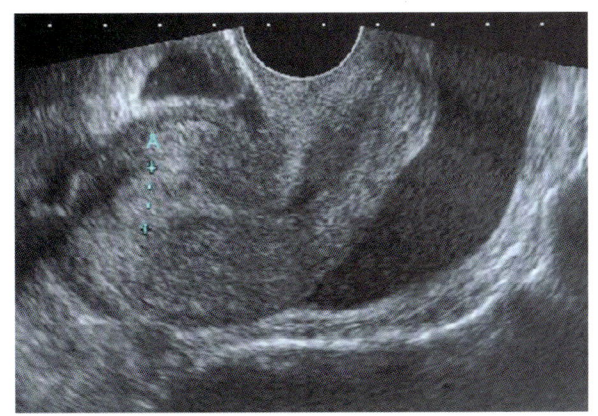

7b 异位妊娠：附件肿块

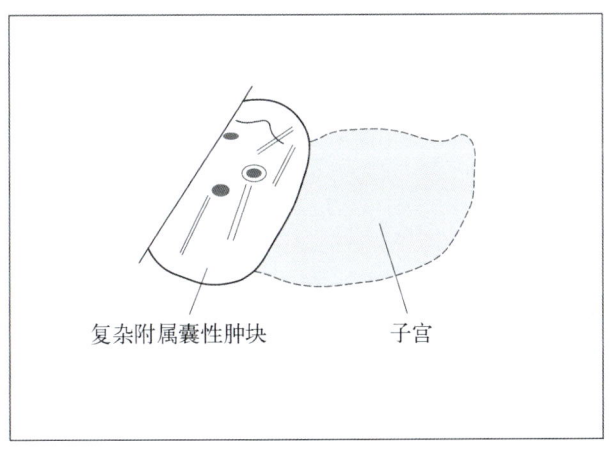
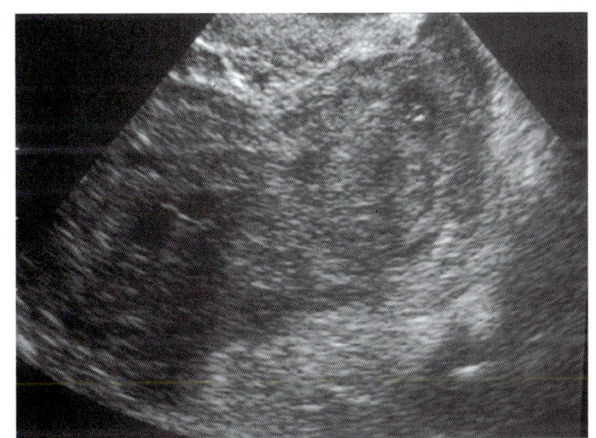

7c 异位妊娠：宫外孕囊

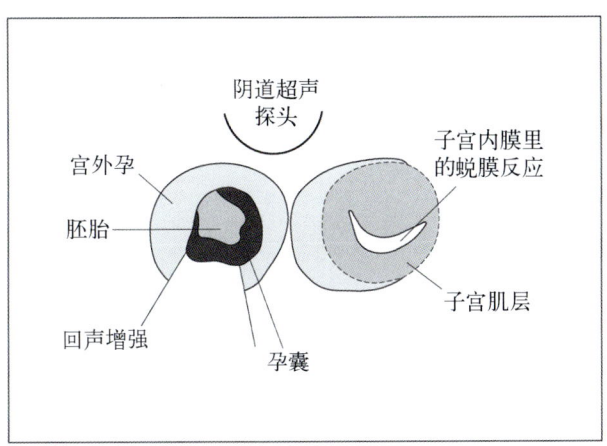
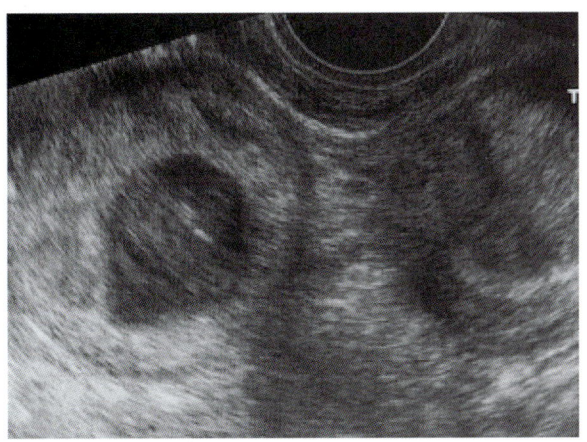

- 无胚胎结构

异位妊娠的超声特征
- 20%~25%的病例可在道格拉斯窝中见到游离液体；强回声液体可能代表异位妊娠破裂出血
- 宫外胚胎心跳的出现是有诊断意义的，但这并不常见
- 含有回声的液体（腹腔积血）具有很强的阳性预测价值（最好用经阴道超声方法观察）
- 由异位妊娠引起的激素刺激导致回声明亮增厚的子宫内膜是常见的，其中20%可见假孕囊
- 可以看到一个实性/囊性附件肿块。它通常有一个同心的外观，并被比作"甜甜圈"
- 事实上，很难从病理中区分这些附件的肿块，例如：复杂的卵巢病变（见关于女性骨盆一章中的病理部分）

正常的经阴道超声不排除异位妊娠。报告：看到一个空虚的子宫。虽然孕检结果呈阳性，但仍有不明位置的怀孕。连续 β–hCG 监测能够在此种情况下为后续的处理提供依据。

提示：使用彩色多普勒检测周围滋养细胞血流已被证明并不比灰度超声诊断异位妊娠要好。

12 甲状腺

解剖

横断面

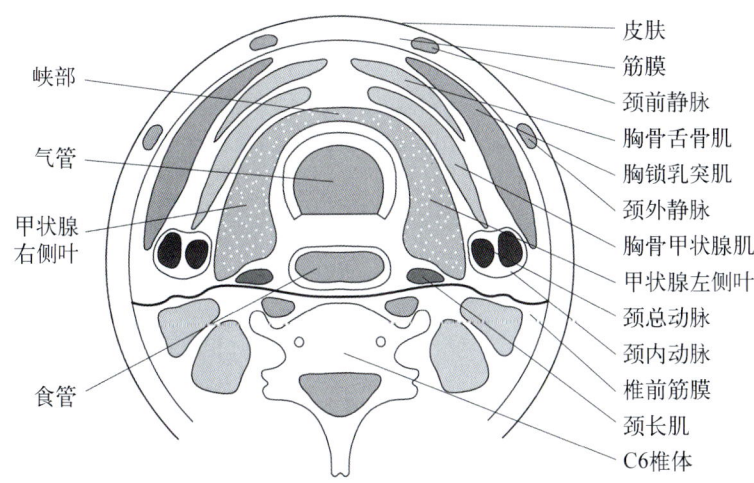

前面观

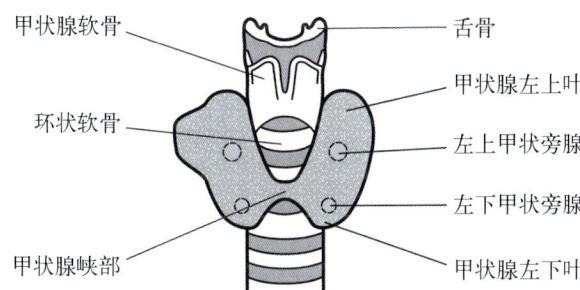

甲状腺表面标志

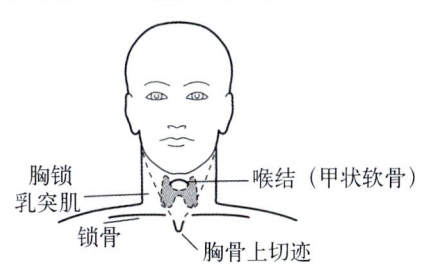

● 要点

1 甲状腺有两个侧叶和一个峡部。
2 侧叶通常是不对称的；右叶往往有更多和更粗的血管。
3 每个叶都有一个上极和下极。
4 甲状腺的正常长度为 < 4 cm。
5 甲状腺后部有四个甲状旁腺。
6 每个甲状旁腺的正常长度为 < 6 mm。

超声扫描

- **患者体位**：仰卧位，颈项伸直。
- **准备**：无。
- **探头**：高频（7.5 MHz）线阵探头。
- **机器**：选择机器上预设的"小器官"。如果信噪比较差，请使用组织谐波。使用复合成像和至少两个焦点，其中一个位于甲状腺的后方。
- **方法**：不要对探头施加任何压力，因为这可能会让患者感到不舒服。

探头位置	操作说明

1 TS

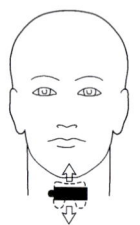 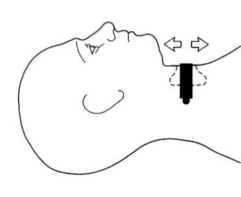

- 将探头放在甲状软骨的下方。
- 横向检查甲状腺。
- 正常甲状腺：
  — 比胸锁乳突肌（SCM）更具有回声性
  — 具有均匀的回声
  — 血流丰富
- 请注意：
  — 回声
  — 表面轮廓
  — 结构
  — 大小
- 检查是否有：
  — 钙化（微观或宏观）
  — 实质病变（大小、占位）
  — 囊肿
- 根据临床病史和超声检查结果，打开彩色/能量多普勒评估：
  — 充血
  — 任何实质病变的新生血管
- 获取具有代表性的图像。

2 LS

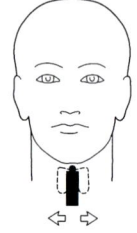 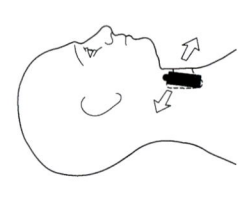

- 将探头顺时针旋转至90°。
- 纵向检查甲状腺。
- 正如第一步所描述的观察甲状腺的特征。
- 如果整个甲状腺未在屏幕上，它有可能被放大了；检查甲状腺肿时测量上下径。如有必要，请使用双屏幕。
- 正常的甲状腺长度<4 cm。
- 获取具有代表性的图像。

图像解析

1

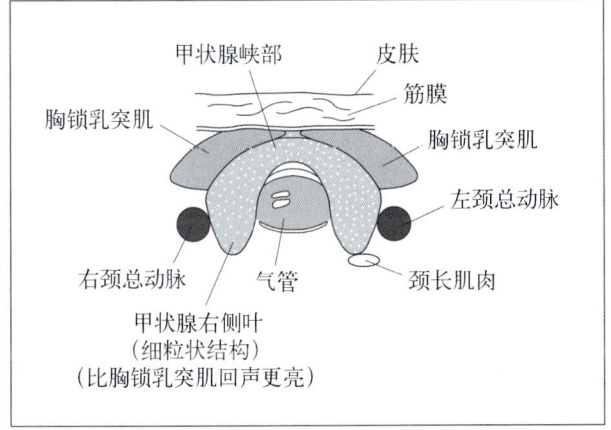

超声图像

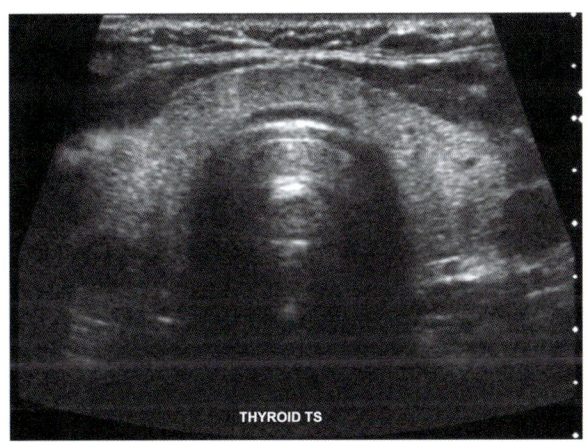

2

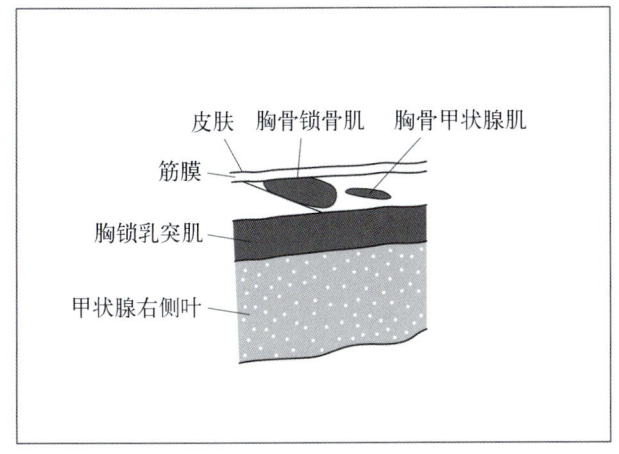

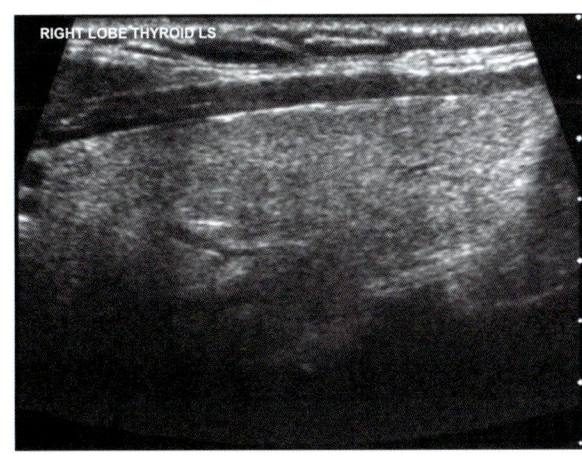

病理学

1 Graves'病

这是一种自身免疫性疾病,女性与男性的比例为8∶1,常见于20~40岁。通常与甲状腺功能亢进有关。

超声特征

- 甲状腺弥漫性肿大
- 均匀的,细颗粒状回声消失
- 正常的回声或回声稍强
- 使用彩色/能量多普勒显示血流量增加

2 桥本甲状腺炎

这是一种自身免疫性疾病,女性与男性的比例为12∶1,常见于30~50岁。通常有甲状腺功能减退。

超声特征

- 甲状腺弥漫性增大
- 非均质性,回声粗糙
- 回声减弱

3 多结节甲状腺肿

女性与男性的比例为3∶1,年龄范围为50~70岁。通常甲状腺功能正常。

超声特征

- 不规则甲状腺肿大
- 不均质性,多发结节
- 结节可以是实性的,囊性的或囊实混合性的
- 结节＞7 mm

| 图像解析 | 超声图像 |

1 Graves'病

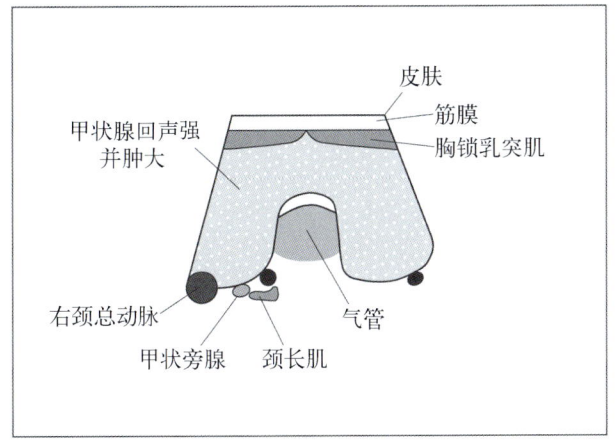
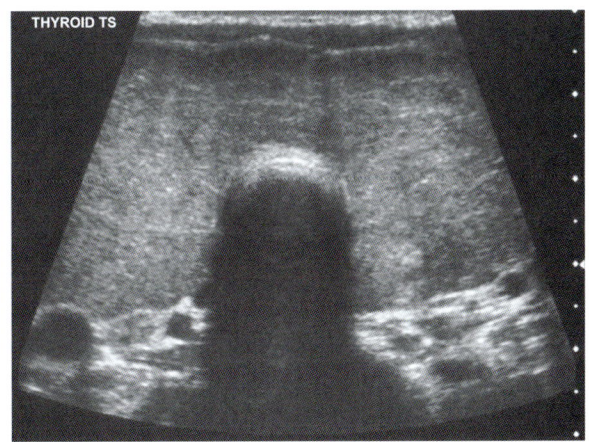

2 桥本甲状腺炎

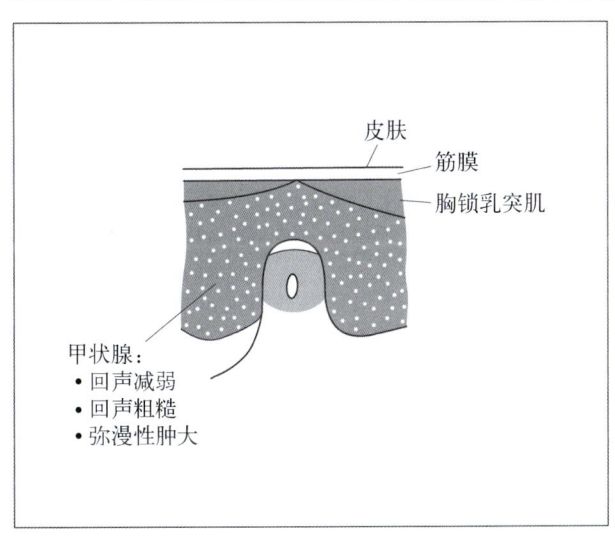
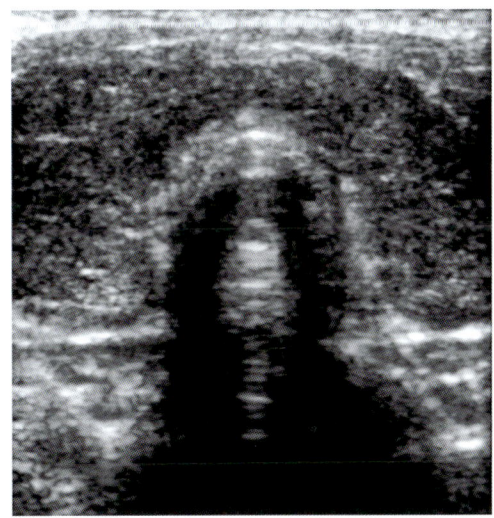

3 多结节甲状腺肿

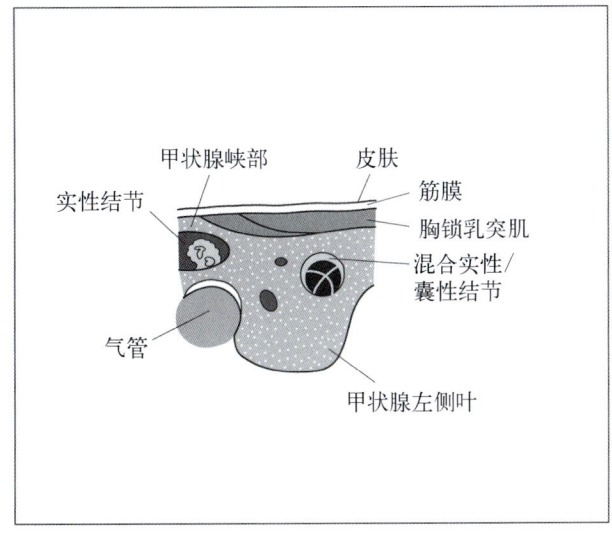
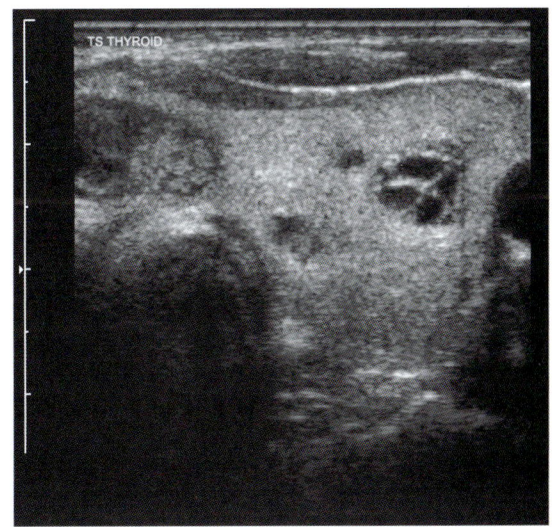

4 甲状腺癌

有5种类型：乳头型、滤泡型、未分化型、髓样型和淋巴瘤型。女性与男性的比例为3∶1。乳头型和滤泡型常见于年龄20~40岁，以及未分化型常见于年龄＞60岁。请注意，钙化有助于确定结节是恶性的还是良性的：

- 微钙化（＜2 mm）：恶性肿瘤的阳性预测值高
- 大钙化（＞2 mm）：退行性/炎症后，通常是边缘钙化

超声特征

- 主要是单个，但可能是多个
- 大小通常＞7 mm
- 实性或部分囊性
- 不规则边缘
- 有占位
- 回声差
- 微小钙化
- 血流丰富（彩色/能量多普勒）

| 图像解析 | 超声图像 |

4a 甲状腺癌

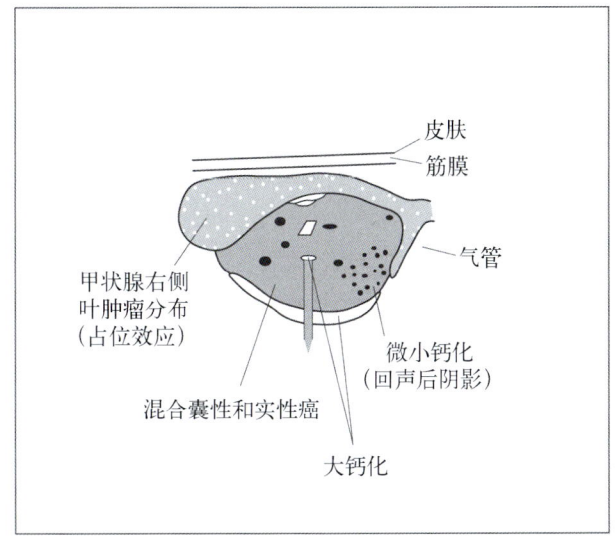
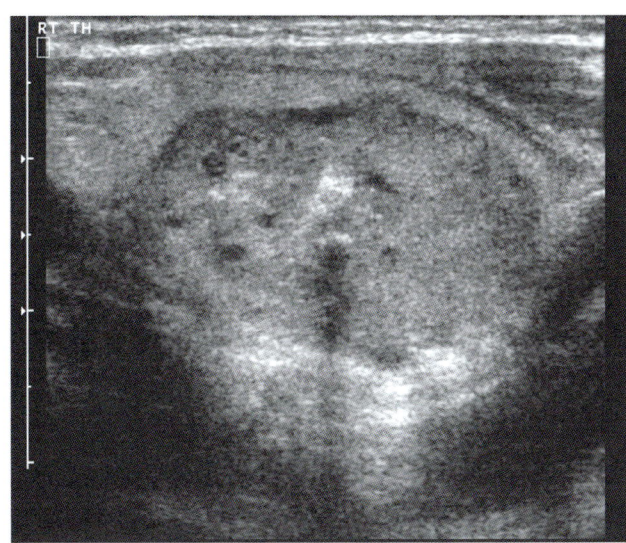

4b 甲状腺癌

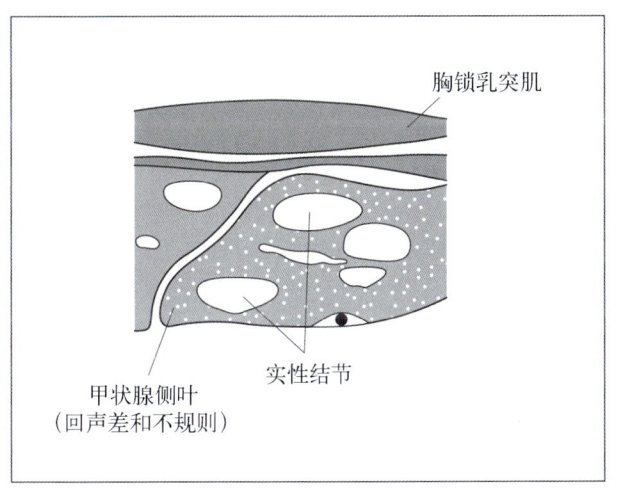
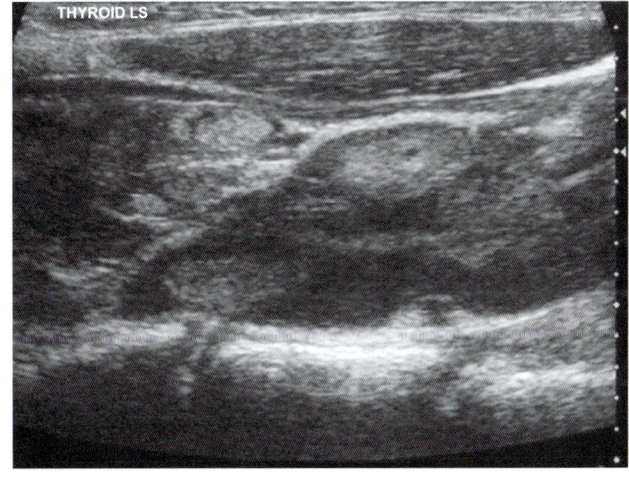

5 甲状旁腺肿

病因包括腺瘤、癌症和增生[例如,在长期慢性肾衰竭(CRF)患者中]。

超声特征

- >6 mm
- 回声比甲状腺差
- 血供丰富(彩色/能量多普勒)
- 弥漫性肿大(增生)
- 非均质的(伴腺瘤或癌)

注意:不要混淆颈长肌与扩大的甲状旁腺。通过在横向和纵向扫描中确认它是甲状旁腺。

6 颈部淋巴结病

病因包括感染、转移和淋巴瘤。

反应性淋巴结的超声特征

- 椭圆形
- 长轴<10 mm,短轴<7 mm
- 回声强的脂肪中心
- 回声减弱的皮质区

病理淋巴结的超声特征

- 球形
- 长轴>10 mm
- 缺少强回声的中心
- 可能对周围结构产生占位效应

| 图像解析 | 超声图像 |

5 甲状旁腺肿

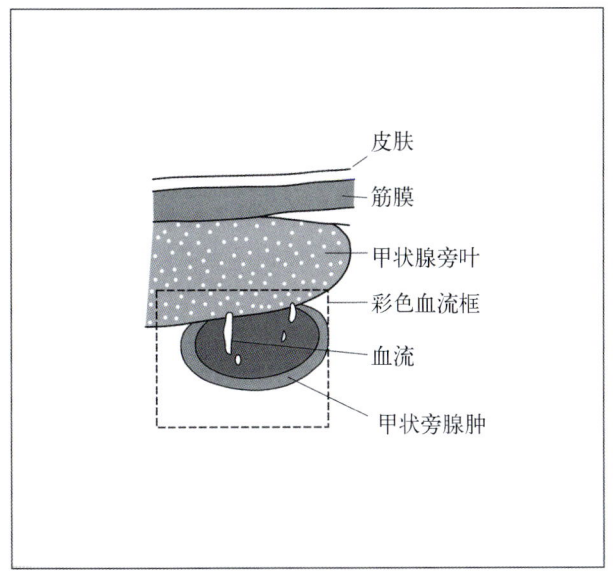
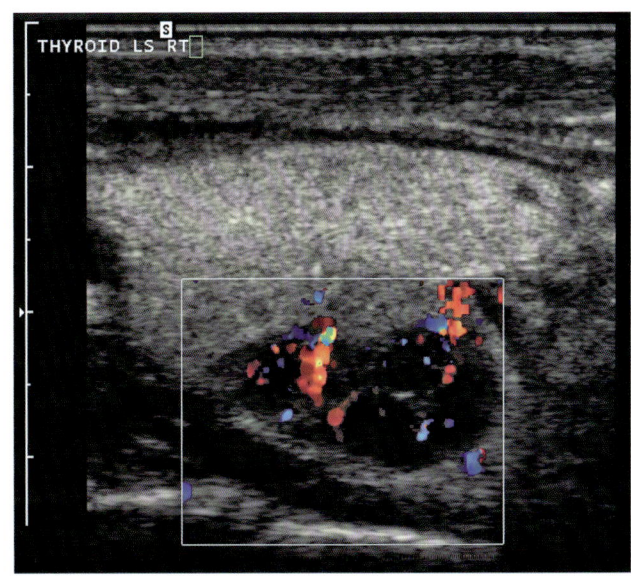

6 颈部淋巴结病

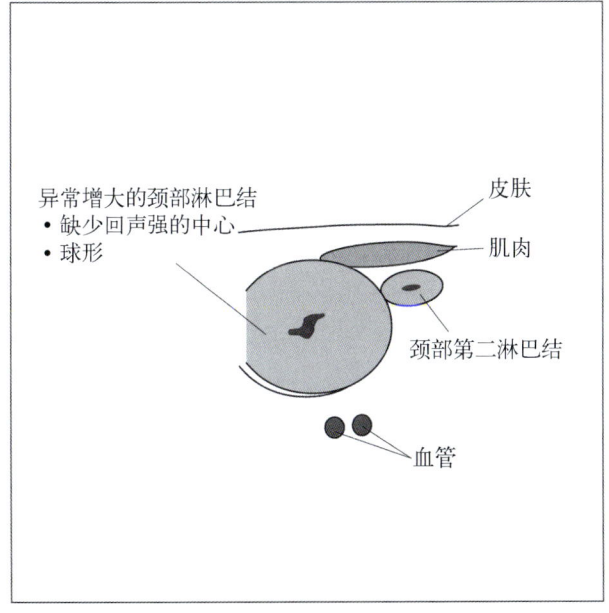
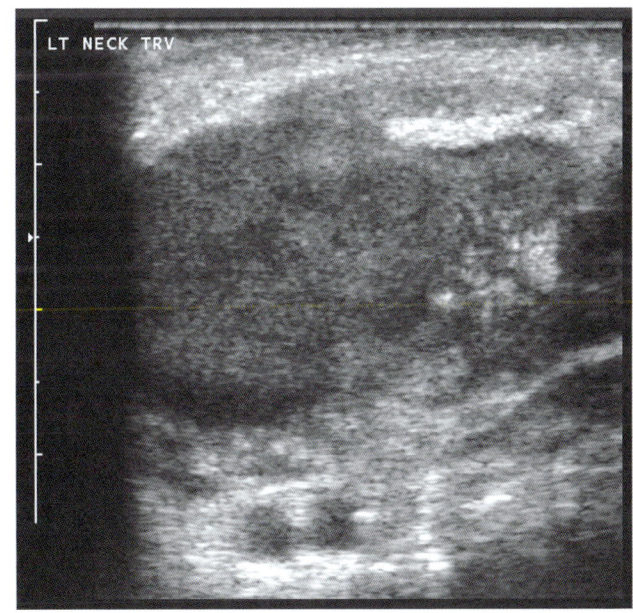

13 创伤超声的重点评估（FAST）

- FAST检查是一项有针对性的超声研究，用于检查大多数创伤患者。
- 这项研究的目的是寻找大量腹腔内游离液体聚集，为可能需要紧急手术干预的实质脏器损伤提供间接证据。
- FAST也可用于寻找心包积液作为心脏损伤的间接征象。
- 需要注意的是，超声对检测实质器官损伤的敏感性较低；相反，如果游离液体呈阳性，FAST应被视为一种筛选工具，如果患者血流动力学不稳定，通常会进行多排螺旋CT的检查，以确定出血或剖腹手术的确切来源。
- FAST通常在急诊科进行，并且通常使用便携式超声机器进行，这可能会使扫描在技术上难以执行和解释。例如，照明条件通常不理想，无法使用超声波，声学窗口可能会受到患者特殊体位和生命支持/监测设备的限制。
- 并不总是能够以标准的方式进行检查，操作人员必须使用任何可用的声学窗口。重要的是不要浪费太多时间试图获得高质量的图像。
- FAST检测游离液体的灵敏度取决于液体的体积及其分布，而阴性的FAST扫描不能排除明显的内脏损伤。

超声扫描

- **患者体位**：仰卧位
- **准备**：无
- **探头**：低频（3~5 MHz）凸阵探头
- **机器**：选择腹部预设模式。如果信噪比差或肥胖的患者，使用组织谐波和复合成像。
- **方法**：扫描四个关键区域，以确定游离液体和心包积液（见下文）。

探头位置

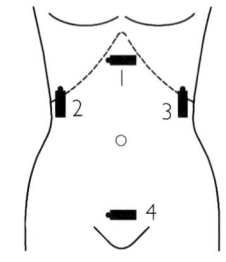

操作说明

1 剑突下
2 右上腹区冠状面
3 左上腹区冠状面
4 骨盆

1 剑突下：心脏 TS

- 将探头以横切面放置在上腹部的中线处，角度向上朝向患者的头部，即在肋缘下向上扫描。
- 随着右心室出现在左心室前方（更靠近屏幕顶部）寻找心室，比左侧有一个更长的外观。相应地调整深度和视角。将焦点区域设置为左心室中央。
- 在声窗允许的范围内，尽可能多地扫描心脏，特别注意周围的区域，如果存在心包积液，就会看到这个区域。
- 如果存在心包积液：
  — 测量其垂直于心脏的最大宽度。
- 获取具有代表性的图像。

2 右上腹部：莫里森陷凹 LS

- 将探头纵切放置在右上腹部，将右肾和右肝叶一起成像。
- 可能有必要沿着一个较低的肋间进行扫描，以获得一个良好的声学窗口。
- 寻找肝肾间隙的任何液体（莫里森陷凹）。
- 获取具有代表性的图像。

13 创伤超声的重点评估（FAST） 203

图像解析

超声图像

1

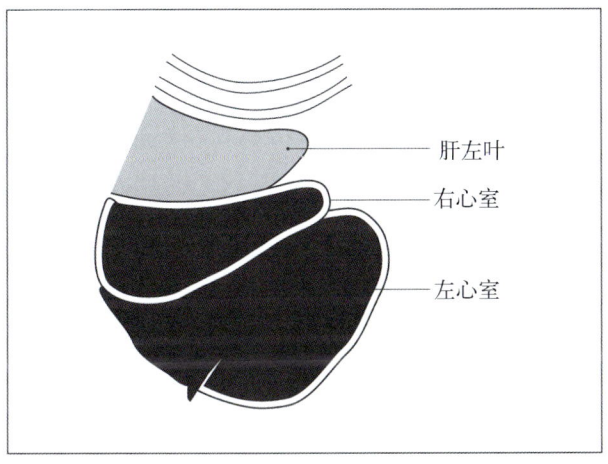

- 肝左叶
- 右心室
- 左心室

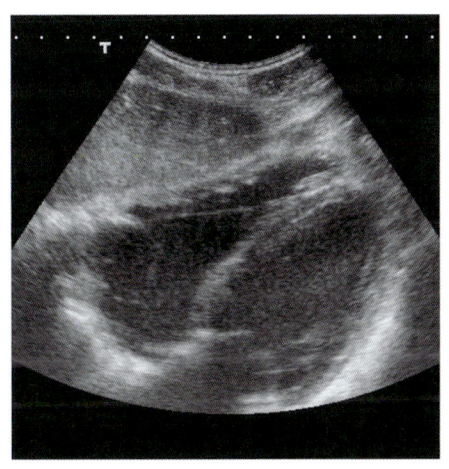

2

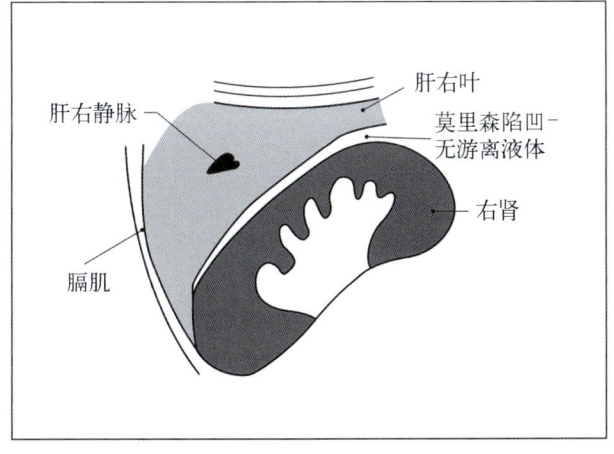

- 肝右静脉
- 肝右叶
- 莫里森陷凹－无游离液体
- 右肾
- 膈肌

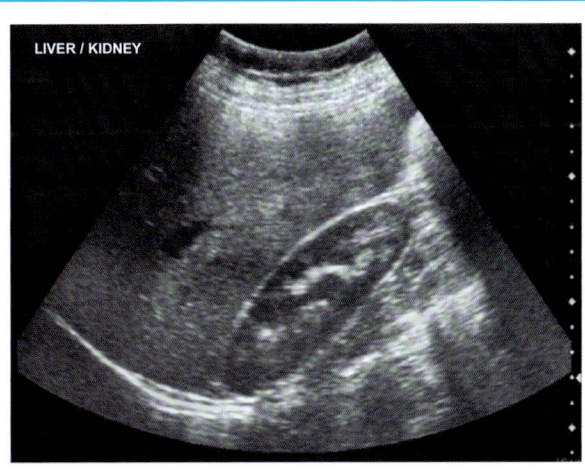

探头位置	操作说明
3 左上象限：纵切面脾肾	
	- 将探头以纵切面放置在左上腹部，将左肾和脾脏一起成像。
- 可能需要沿着一个较低的肋间隙进行扫描，以获得一个良好的声学窗口。
- 寻找脾肾中的游离液体。
- 获取具有代表性的图像
4 横切面骨盆	
	- 将探头放在耻骨中线上区域
- 寻找膀胱（可能大部分塌陷），并调整深度和视角，以定位膀胱后面的邻近区域。
- 在女性中，子宫位于膀胱后面，需要评估的是子宫直肠陷凹（道格拉斯腔）。
- 在道格拉斯腔（女性）或直肠膀胱陷凹（男性）中寻找游离液体。
- 道格拉斯腔中少量的液体在育龄女性可以是一个正常的现象，这取决于月经周期的阶段。
- 获取具有代表性的图像。

图像解析　　　　　　　　　　　　　　　　　超声图像

3

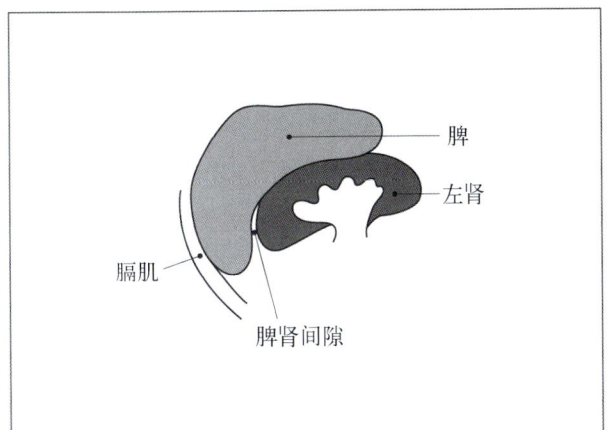
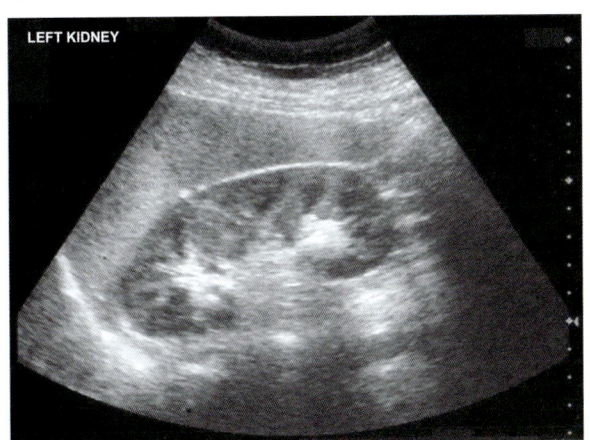

4

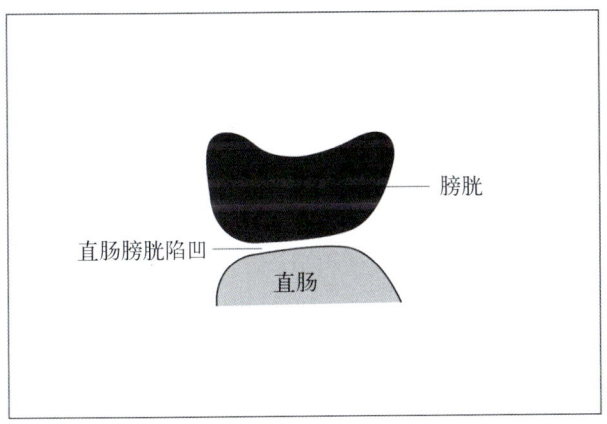
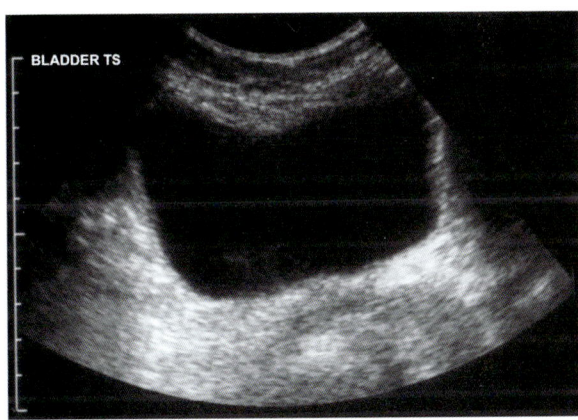

病理学

● 1 心包积液

这是在心包腔内的液体积聚，其可通过对心脏的压迫作用而损害心脏功能。心包积液伴有心包填塞的临床症状（吸气时颈静脉压力升高）需要紧急引流（心包穿刺术）以缓解症状。心包积液可以根据其深度进行分级，但应该注意的是，迅速增加的小量积液往往比由于心包腔的适应性拉伸而缓慢增加的大量积液产生更多的临床症状。

超声特征

- 心包腔内的无回声液体聚集
- 液体分级系统的深度：
  — 少量：最大深度＜1 cm
  — 中等量：最大深度1~2 cm
  — 大量：最大深度＞2 cm
- 提示心脏压塞的特征是心动周期中舒张期右心房和心室游离壁的塌陷。

● 2 腹部-盆腔游离液体

当患者处于仰卧位时，液体往往会在腹部（两侧）和盆腔（道格拉斯腔中的直肠囊/袋）内的可预测位置积聚。它显示为没有明确边界的无回声积聚。游离液体可由多种病理状况引起，包括内脏或肠道损伤、肝硬化、肾衰竭和右心衰竭。在接受腹膜透析治疗的患者中，也可以被视为一个正常的现象。虽然在主要创伤原因中游离液体最常见的原因是内脏器官损伤继发的腹腔内出血，但仍不能忽视其他原因。

超声特征

- 在肝肾、脾肾、盆腔间隙内无回声液体积聚

图像解析　　　　　　　　　　　　　　　　　超声图像

1 心包积液

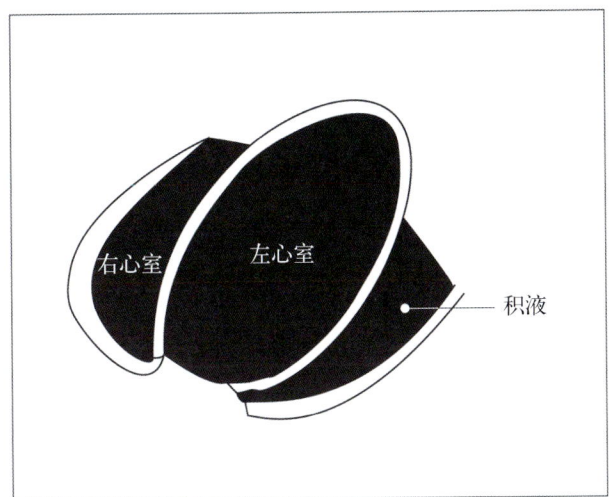
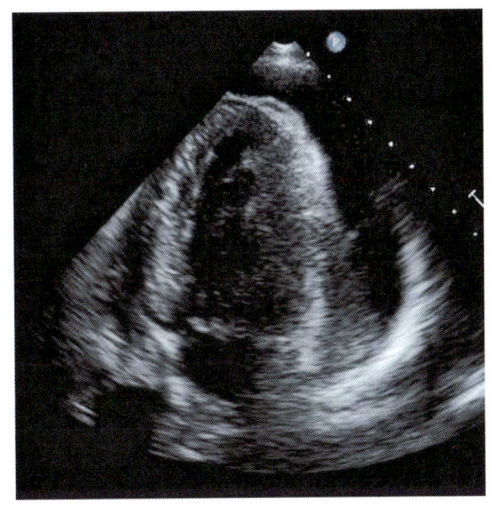

2 腹盆腔游离液体

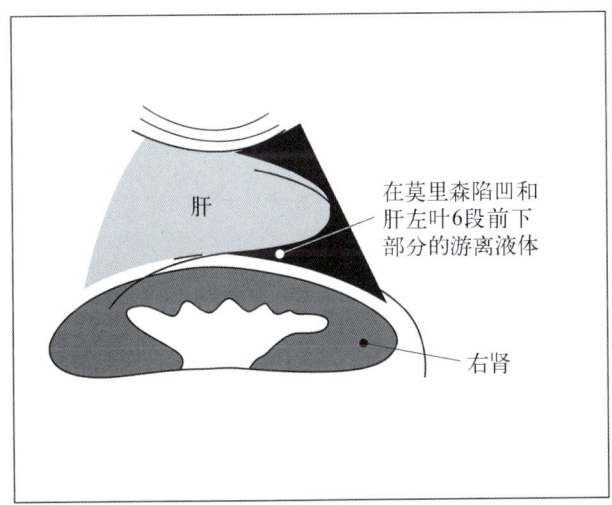
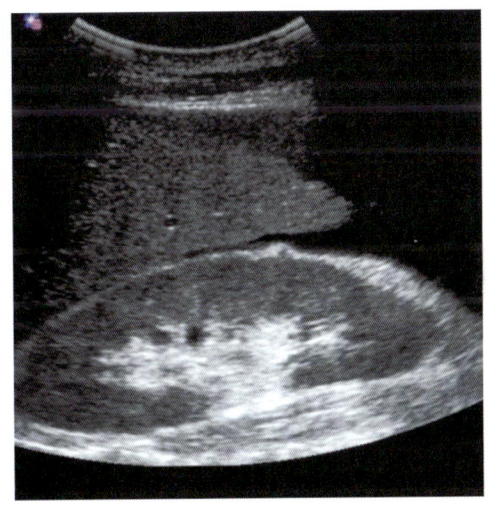

和（或）

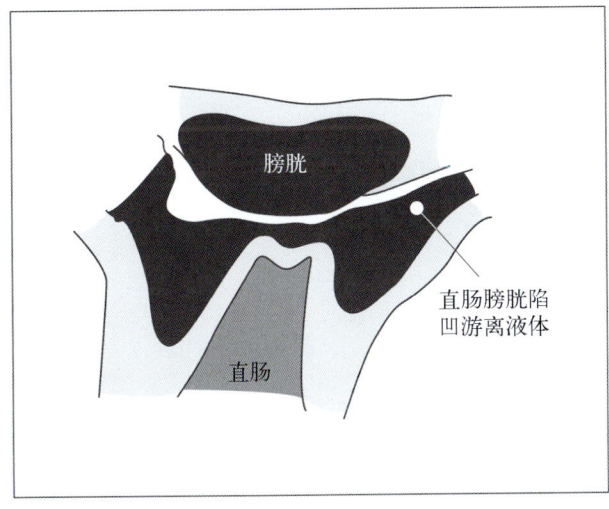
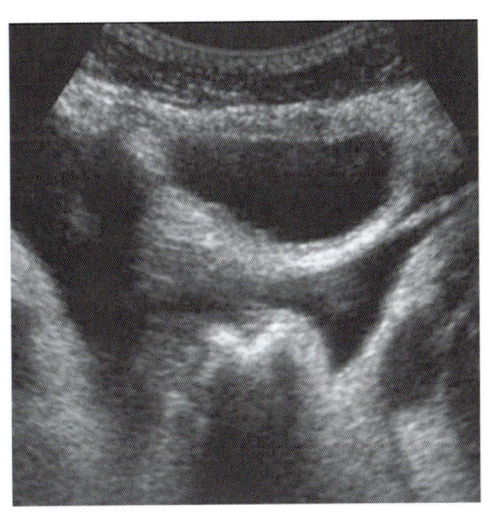

14 乳腺

解剖

- 正常乳房在脂肪和腺体组织的组织成分差异很大。
- 细回声—明亮的韧带（Coopers 韧带）穿过乳房，将其分割成小叶。
- 深部结构，包括胸壁肌肉组织和肋骨回声差，但应定期评估。
- 正常的腺体组织具有中等回声，可包含低回声淋巴结。
- 哺乳期女性的腺体组织表现出肥大的腺体成分。

矢状切面通过乳房和正常乳房的解剖

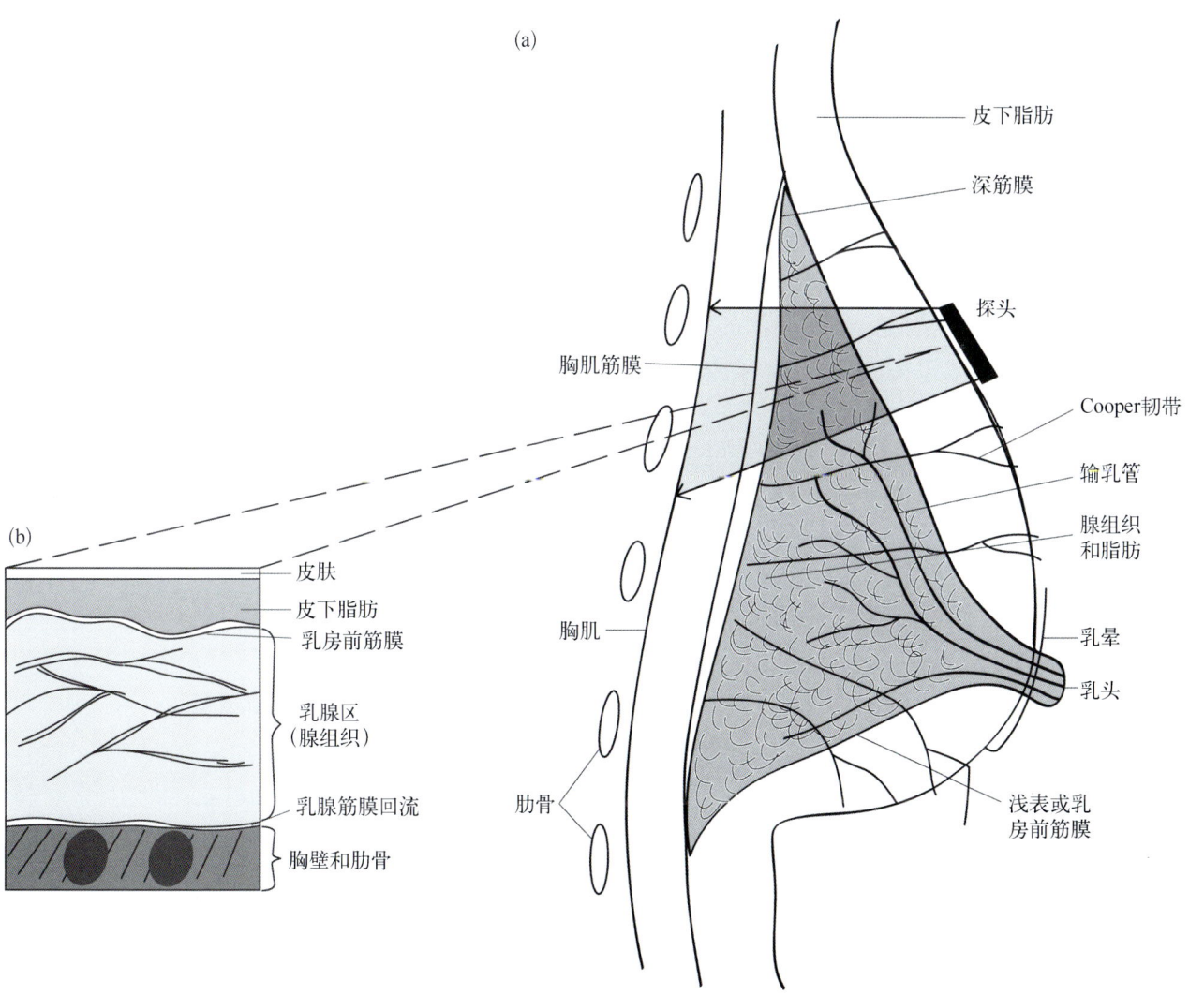

超声扫描

- **患者体位**：仰卧，同侧双臂外展，肘部弯曲，双手托在脑后。
  - 为了评估外象限，患者可能需要采取前倾姿势。
  - 通过使用楔子或靠垫支撑将扫描的乳房提升30°~45°。
  - 倾斜度取决于乳房大小、下垂和病变位置。
  - 目的是均匀地分布乳房组织，以最大限度地提高分辨率。

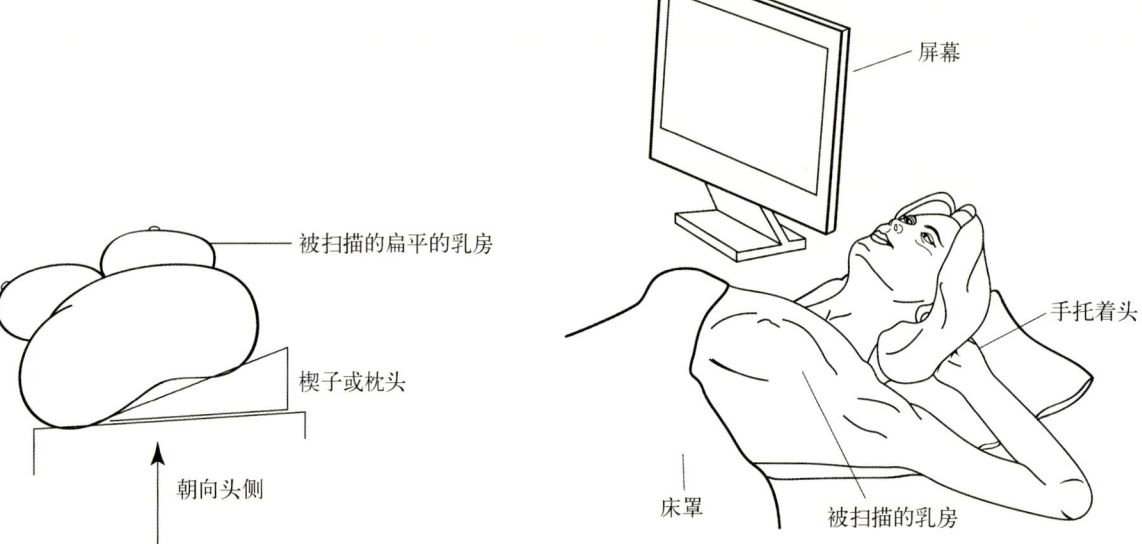

- **准备**
  - 建议在检查过程中有一名陪护人员（如乳房护理护士）在场。
  - 确认患者的详细信息，解释检查的性质，并征得口头同意。
  - 无论哪个乳房要检查，操作人员均站在患者的右侧，屏幕在桌子左上角。

> 有最新的乳房钼靶检查可用于指导体格检查和超声检查

- 患者脱下胸罩打开衣服。
- 暴露乳房和腋窝（保持另一个乳房有床罩覆盖）。
- 在示指和中指之间触诊病变。

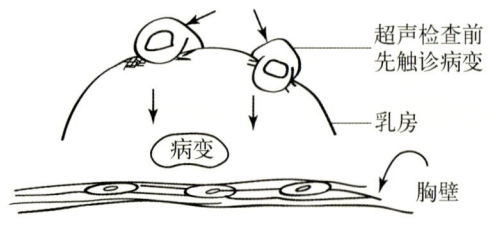

- **探头**：7.5~12 MHz 高频线阵探头可穿透大多数乳房。
- **仪器**：预设模式选择小型器官/乳房。
- **方法**：开始扫描的目标象限应该是乳腺内科或外科医生所标记的可触及的肿块或异常病变。
  — 如果没有可触及的异常病变，请在怀疑有钼靶发现异常病变的象限开始扫描。
  — 与患者确认患侧及异常部位。
  — 只有在目标超声测量下发现多焦点异常病变，才需要扫描整个乳房。
  — 如果怀疑有恶性肿瘤，请扫描同侧腋窝。
  — 在径向及非径向平面扫描时需缓慢进行，纵切面/横切面扫描时需使用重叠技术。

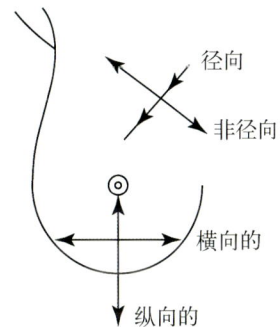

  — 如果有病理学发现，可在两个或多个平面中获取多个代表性图像
  — 如果条件允许，标明患侧的（"左"或"右"）、乳房象限及乳房图标

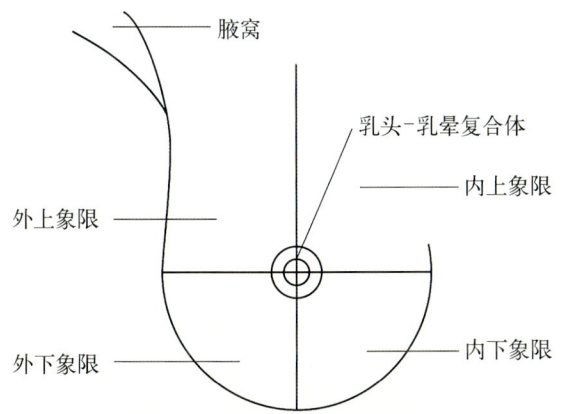
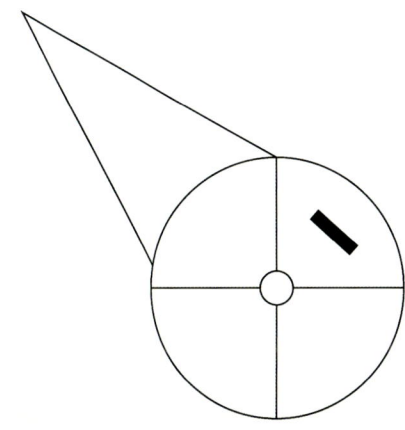

—"钟面"的注释及距乳头距离是有用的辅助手段。
—采用您当地的乳腺疾病治疗方案。

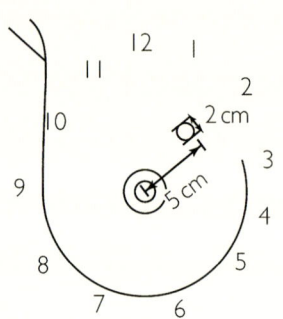

● 提示

- 在评估近场或浅表病变时使用较多的耦合剂。
- 在显示乳头时,可带有一定压力,并使用较多耦合剂,或者使用绝缘技术的耦合剂。
- 在乳头周围倾斜探头角度可有助于乳头下的深部组织显示出来。
- 在较大的乳房中,可能需要中频或低频的变频器以获得足够的穿透力。
- 确保在乳房边界以及与超声束相邻的象限之间的通道有重叠,以减少漏诊的风险。
- 用塑料针帽或圆珠笔在探头根部标记皮肤,以指导活检方法。

* 隔离技术是指使用一层厚厚的超声耦合剂和最小的变频器压力来观察近场或乳晕后病变。

图像解析 **超声图像**

I 正常乳房组织

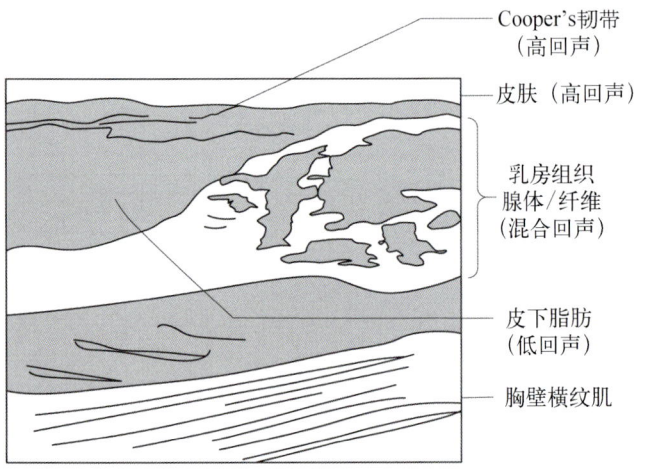
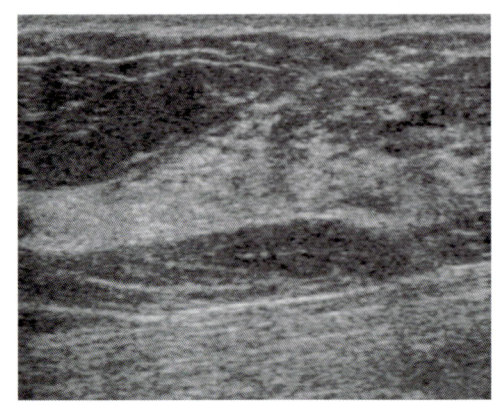

| 图像解析 | 超声图像 |

2 哺乳期正常乳腺组织

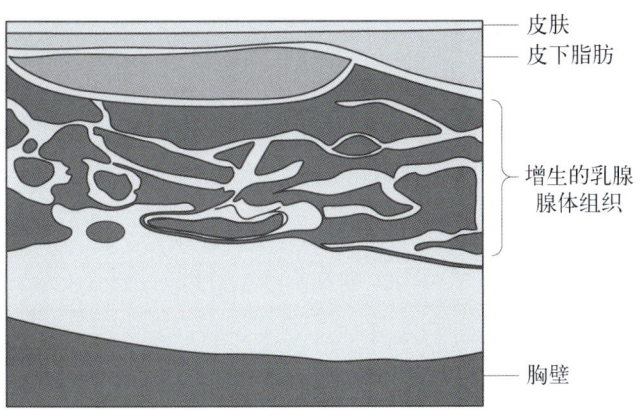
- 皮肤
- 皮下脂肪
- 增生的乳腺腺体组织
- 胸壁

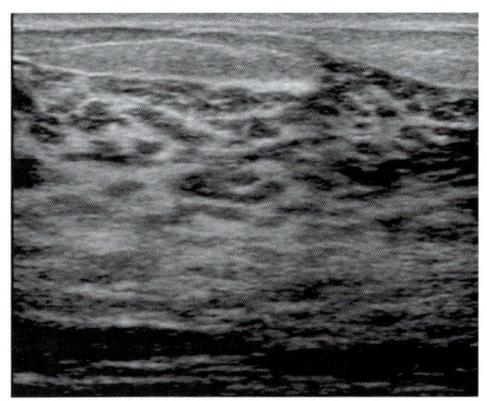

3 正常腋窝

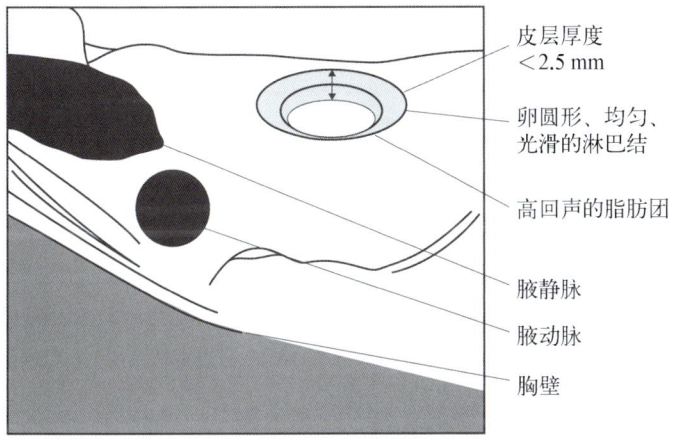
- 皮层厚度 <2.5 mm
- 卵圆形、均匀、光滑的淋巴结
- 高回声的脂肪团
- 腋静脉
- 腋动脉
- 胸壁

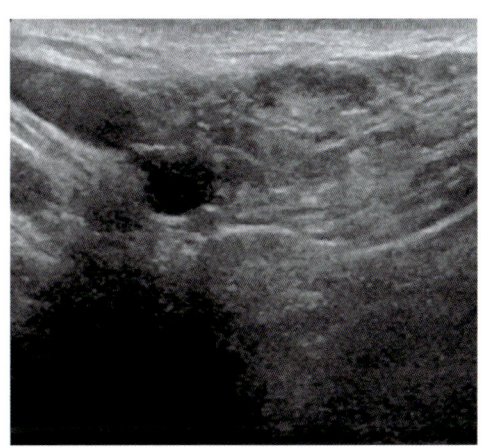

病理学

乳房超声首要解决的目标是：
- 对临床或钼靶检查异常的患者做出更明确的诊断
- 明确恶性疾病的存在和程度
- 指导和加快干预，如活检或囊肿引流
- 常见的表现包括单纯或复杂的囊性病变、伴或不伴有腋窝淋巴结异常的恶性实性病变和良性实性病变

> 临床上可触及或乳房钼靶发现明显肿块的超声特征的患者应在指定门诊（如"乳腺专科"门诊或"筛查评估"门诊）作为"三重评估"的一部分进行，临床、乳房钼靶和超声评估可与护理和临床治疗同时进行。

使用的描述性术语如下：
- **形状**：圆形、卵圆形、不规则形。
- **边界**：边界清、边界不清。
- **密度**：等脂密度、低密度（但不属于等脂密度）、等实质密度、高密度。
- **病变轴**：纵横比，垂直于皮肤或平行于皮肤。
- **回声**：相对于乳房为无回声（囊肿），低回声，等回声或高回声。
- **后回声改变**：增强、阴影或无。
- **活动度**：良好或欠佳。
- **周围组织结构**：完整、移位、变形（如瘢痕或癌）。
- **可压缩性**：好、差。
- **是否有微钙化灶**：有或无。
- **腋窝淋巴结**：不正常/正常。

> **标准乳腺病理学超声评分标准**
> U1 = 正常
> U2 = 良性
> U3 = 不确定/良性可能
> U4 = 恶性可能
> U5 = 确诊恶性

乳腺恶性实质病变

> **恶性特征**
> - 毛刺征
> - 厚回声晕
> - 微分叶（1~2 mm）
> - 完全或部分声像阴影
> - 垂直方向"纵横比"
> - 成角的边界
> - 乳管内扩张
> - 微钙化灶
> - 低回声
> - 不可压缩
> - 变形的周围组织

- 癌症的发病率随年龄增长而增加，而以50岁以上人群居多。
- 最常见的表现是无痛性肿块。
- 许多实体组织病理学以不同的超声表现存在（如低至高级别、导管、小叶、管状、胶体、乳头状等）。
- 恶性肿瘤的超声鉴别如果能基于结合多种特征的表现，那将对其具有较高的敏感性。

图像解析	超声图像

恶性实体病变评分为 U4 或 U5

Ia

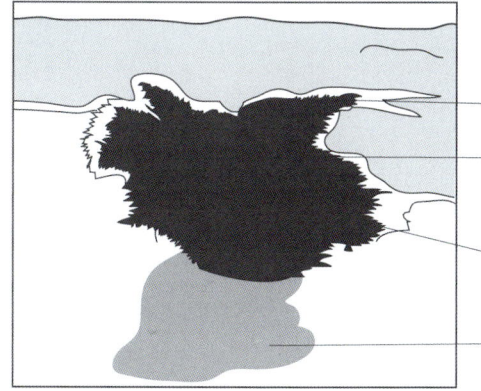
- 带角的、带刺的或"带毛的"边界
- III 不明确的低回声团块
- 炎性组织的高回声"晕"
- 后回声阴影(细微)

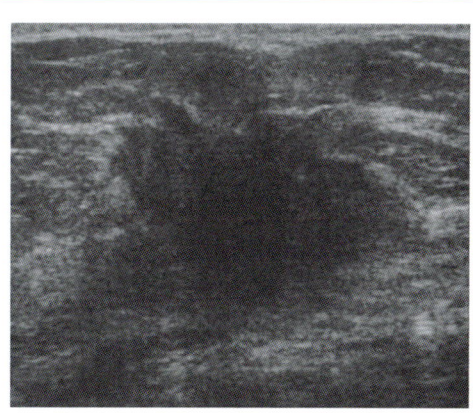

Ib

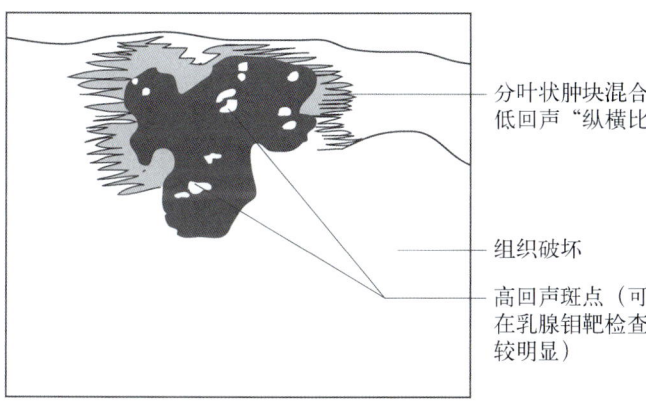
- 分叶状肿块混合／低回声"纵横比>1"
- 组织破坏
- 高回声斑点（可能在乳腺钼靶检查中较明显）

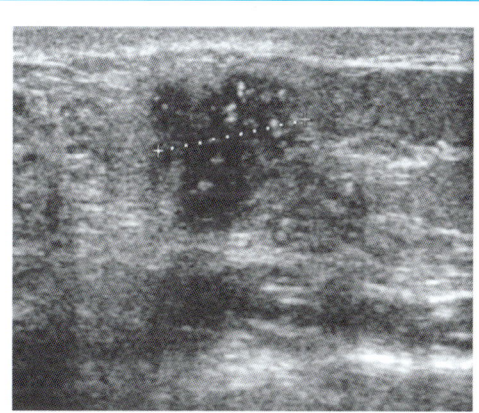

Ic

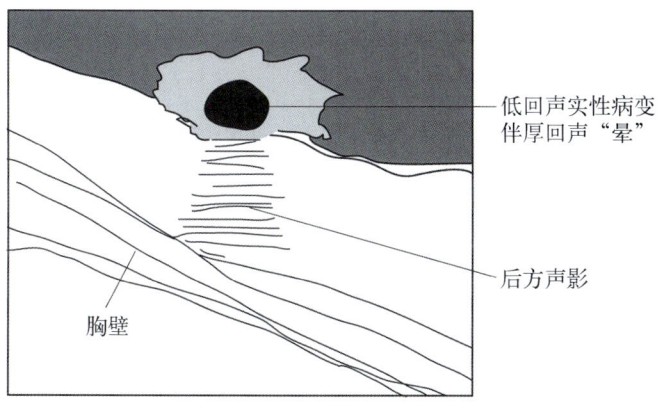
- 低回声实性病变伴厚回声"晕"
- 后方声影
- 胸壁

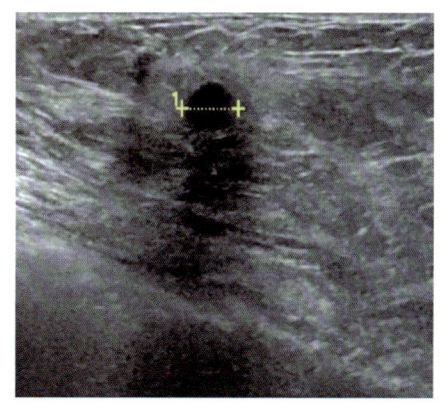

图像解析   **超声图像**

Id

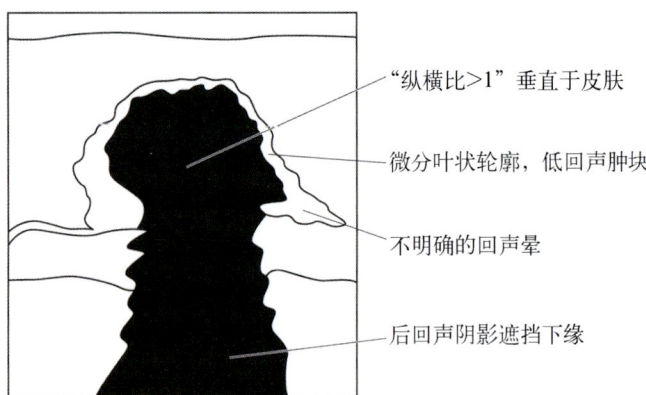 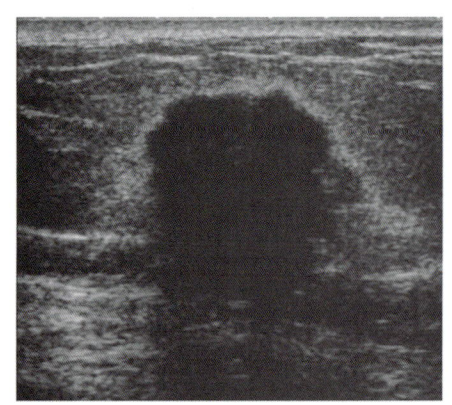

"纵横比＞1"垂直于皮肤

微分叶状轮廓，低回声肿块

不明确的回声晕

后回声阴影遮挡下缘

Ie

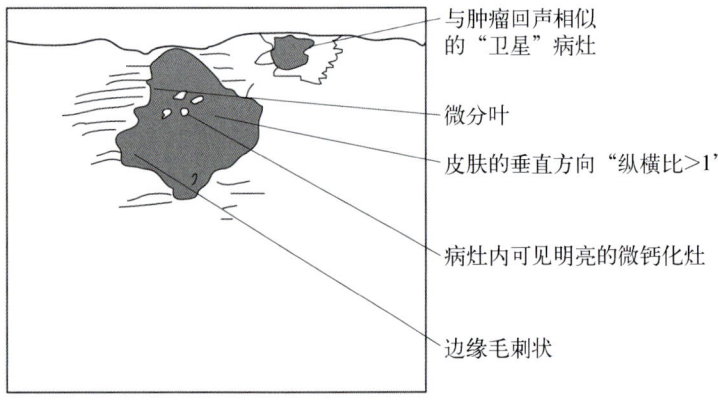 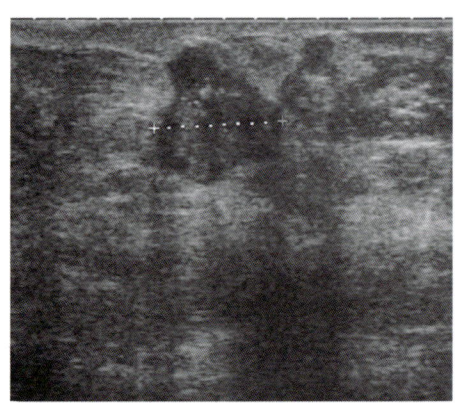

与肿瘤回声相似的"卫星"病灶

微分叶

皮肤的垂直方向"纵横比＞1"

病灶内可见明亮的微钙化灶

边缘毛刺状

If

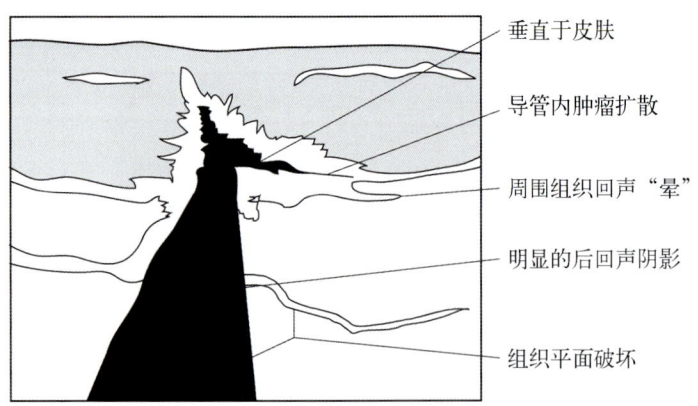 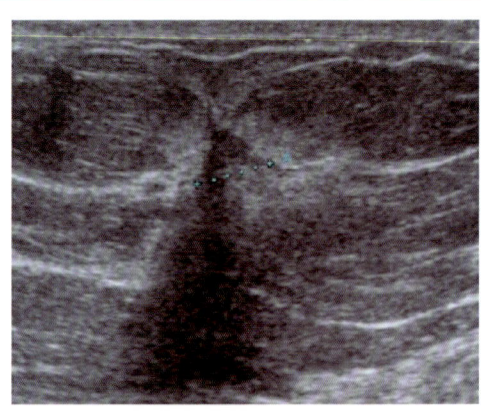

垂直于皮肤

导管内肿瘤扩散

周围组织回声"晕"

明显的后回声阴影

组织平面破坏

图像解析 超声图像

1g

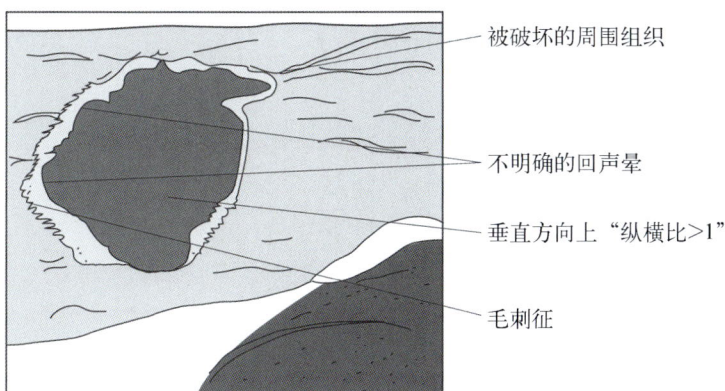
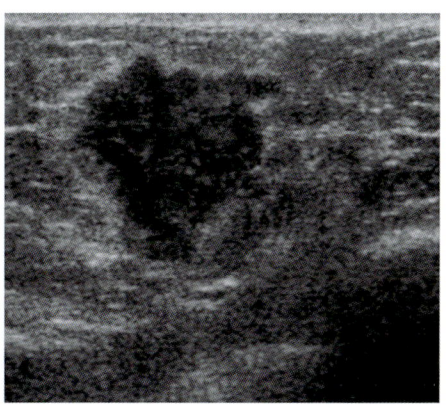

- 被破坏的周围组织
- 不明确的回声晕
- 垂直方向上"纵横比＞1"
- 毛刺征

1h

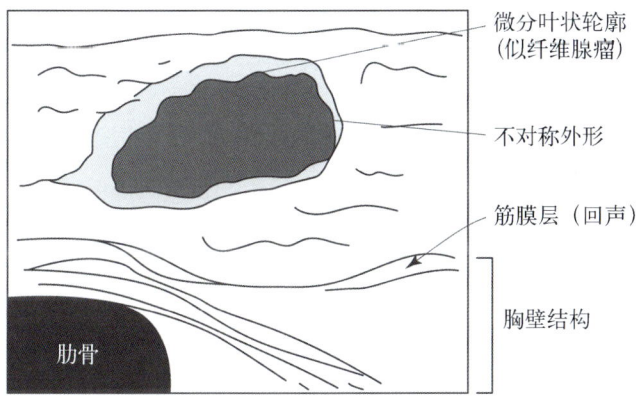
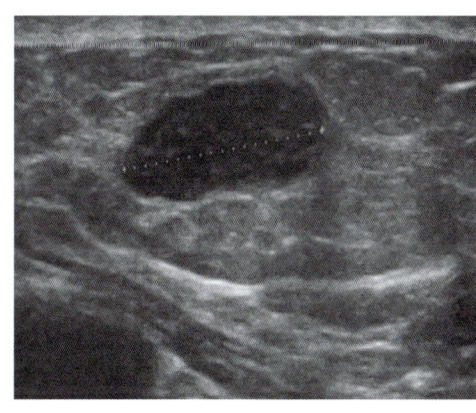

- 微分叶状轮廓（似纤维腺瘤）
- 不对称外形
- 筋膜层（回声）
- 胸壁结构
- 肋骨

常见的良性乳腺癌

1 糖尿病性乳腺病

- 通常表现为绝经前糖尿病患者的硬肿块。
- 非特异性乳腺钼靶结果。
- 通常表现出与浸润性癌相似的恶性超声特征,需要进行活检。

2 脂肪坏死

- 半数以下伴有局部外伤史(如安全带、宠物、运动)或乳房手术史。
- 由炎症组织反应程度引起的超声表现谱。
- 活检如果不是"典型的"(即超反射)。
- 可能出现以下情况:
- 皮下组织回声增强的焦点最为典型。
- 不规则、实性、后部强化的无回声肿块。
- 内部回声或结节的复杂囊肿。

"小心"放射状瘢痕
- 在乳房手术后模拟乳腺癌的低回声病变。
- 乳房钼靶检查评估为最佳。
- 通常发生在乳房手术后5年内。
- 超声检查的非特异性导致超声的使用受限。
- 通常需要活检。

图像解析　　　　　　　　　　　　　　　　超声图像

1 糖尿病性乳腺病

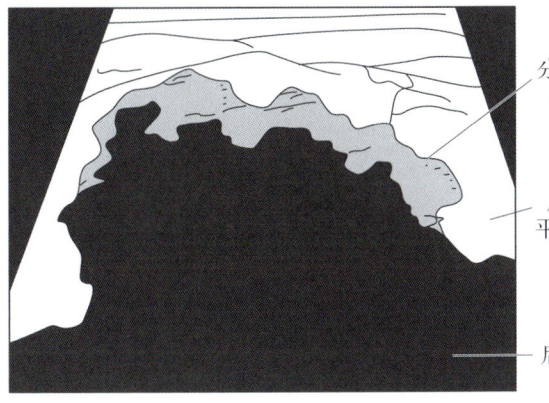

- 分叶状不明确的低回声区（通常较大）
- 周围组织平面的破坏
- 后回声阴影

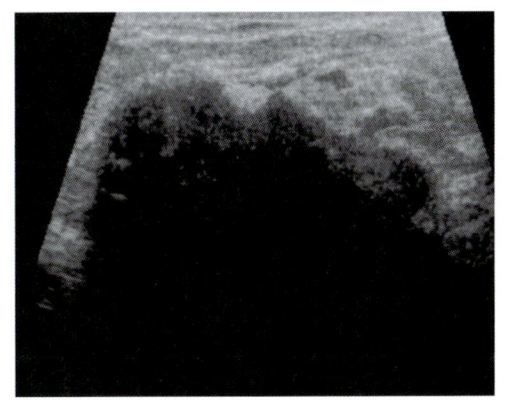

2b 脂肪坏死（典型）

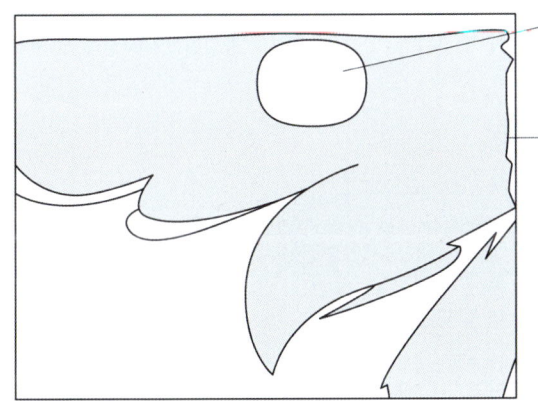

- 回声增强的焦点
- 皮下脂肪的相对低回声

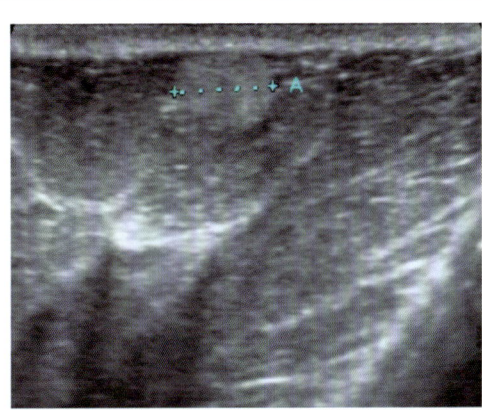

2b 脂肪坏死（非典型）

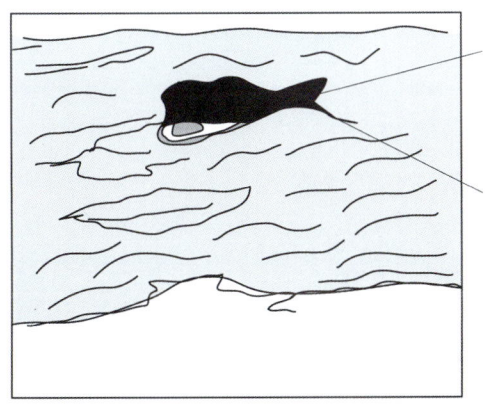

- 不明确的皮下脂肪内混合回声的病灶
- "纵横比<1"

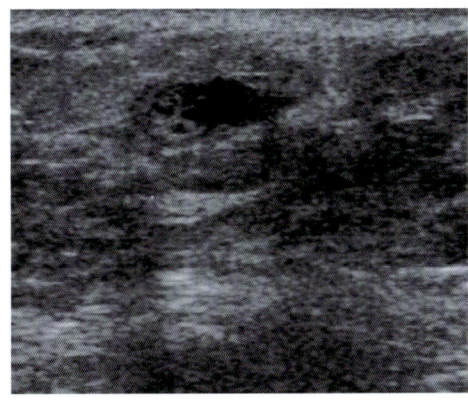

实体的良性病变

没有恶性特征的实体病变应评估为良性病变特征：
- 单纯的高回声组织。
- 椭圆形、纵横比＜1。
- 轻度分叶状。
- 完全性的薄壁回声囊。

1 乳腺纤维腺瘤

- 在年轻人中更常见；雌激素是刺激生长的因素之一。
- 第三个10年发病率最高，绝经后退化。
- 通常为椭圆形，轻度分叶状和等量/轻度低回声如脂肪。
- 典型的有压缩组织的假包膜。
- 固定的"纵横比＜1"。
- 尺寸上通常＜3 cm。
- 可能会迅速生长（如在怀孕期间），并成为巨大的乳腺纤维腺瘤（6~10 cm）。
- 可能是多重和双边的声像。
- 通常探头下可移动和轻微受压。
- 可能会发生硬化、透明化或钙化，从而改变回声纹理（1∶1 000发生恶变）。
- 确诊活检通常是在女性35岁以后。

2 脂肪瘤

- 脂肪组织良性过度生长，定义明确，生长缓慢。
- 可能含有腺组织或毛细血管组织。
- 对周围脂肪等或低回声。
- 可能有平行于皮肤的内部回声间隔。
- 使用较低的传感器压力显示出前后径减小。
- 通常在皮下脂肪层或腋下脂肪。

图像解析	超声图像
1a 图像对应	

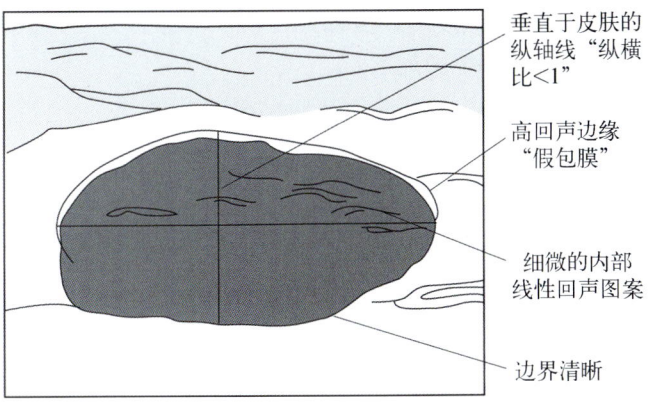

- 垂直于皮肤的纵轴线"纵横比<1"
- 高回声边缘"假包膜"
- 细微的内部线性回声图案
- 边界清晰

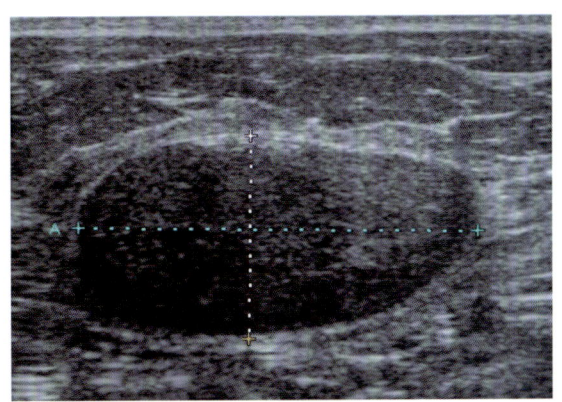

1b 乳腺纤维腺瘤

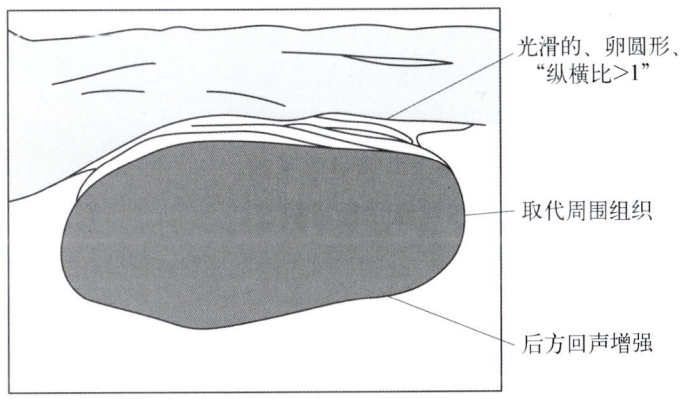

- 光滑的、卵圆形、"纵横比>1"
- 取代周围组织
- 后方回声增强

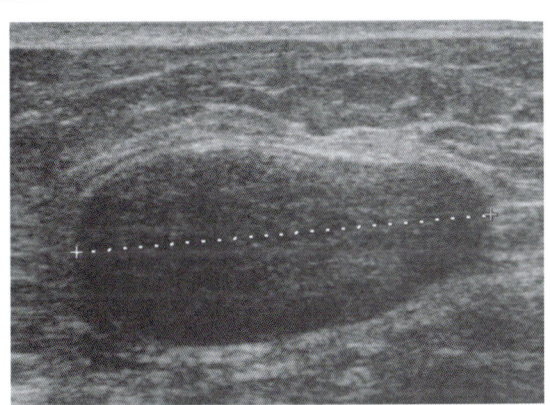

2 脂肪瘤

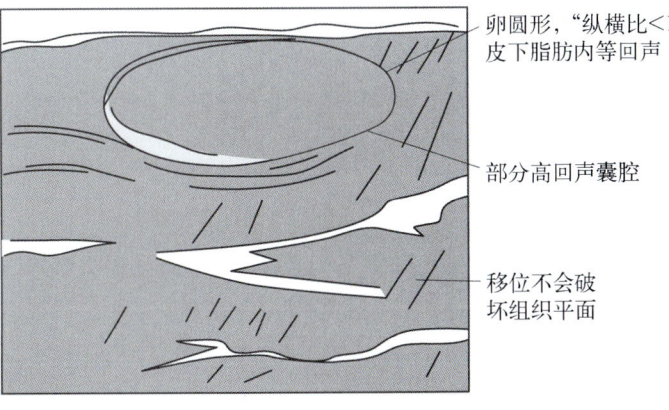

- 卵圆形,"纵横比<1",皮下脂肪内等回声
- 部分高回声囊腔
- 移位不会破坏组织平面

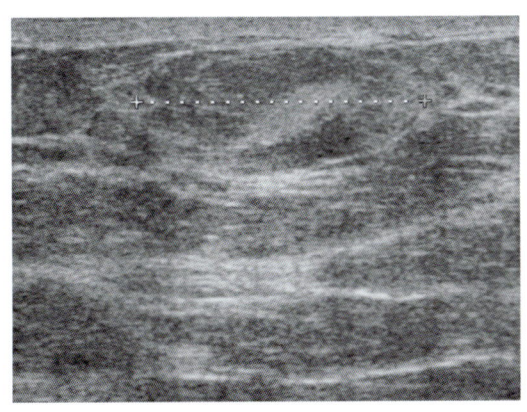

3 乳房内淋巴结

- 椭圆形,低回声,<10 mm,皮质厚度<2.5 mm。
- 通常位于外上象限或腋窝"后部"。
- 多普勒将显示超声框内的血流,这也将证实诊断。

4 表皮样包涵囊肿(或皮脂腺囊肿)

- 通常位于乳房的下缘或内侧(靠近胸罩边线)。
- 小的,低回声的,位于皮肤内或接近皮肤表面。
- 若是在皮肤内:高回声皮肤周围有"蟹爪征"。
- 相关的"轨迹"延伸到皮肤表面可能是可见的。
- 提示:使用"离体"凝胶技术可显示近场病变。

图像解析	超声图像

3 乳房内淋巴结

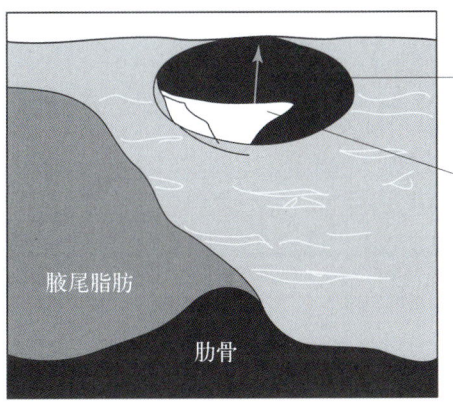

- 光滑、卵圆形、横切面直径<10 mm
- 淋巴结门回声
- 腋尾脂肪
- 肋骨

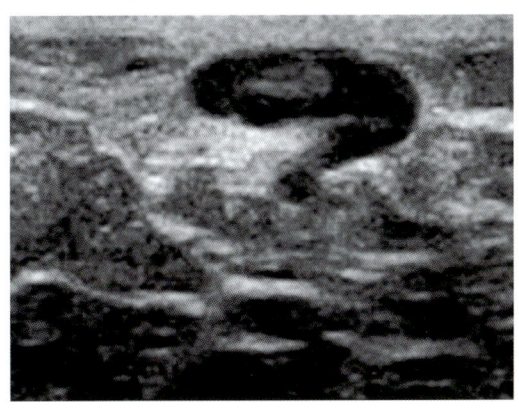

4 表皮样包涵囊肿

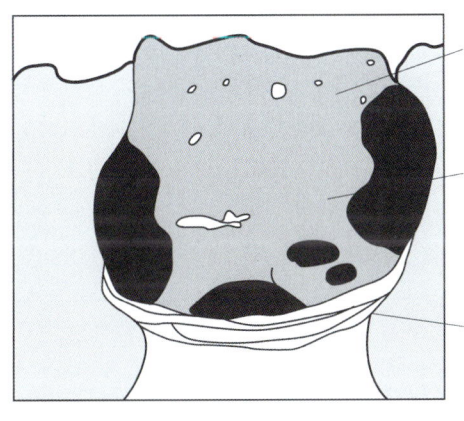

- 在皮肤内部或涉及皮肤"蟹爪征"(±)
- 混合囊性/实性回声与高回声片段(碎片)
- 后方回声增强

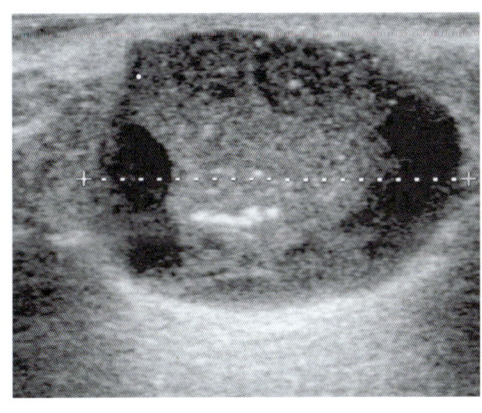

14 乳腺 223

囊性病变

- 典型表现为肿块、结节或乳房疼痛
- 激素依赖于对月经周期的敏感性
- 经常破裂、萎缩或消失
- 最常见于外上象限
- 可能是简单的,也可能是复杂的

单纯性囊肿

- 完整的无回声区域
- 边界清,有薄的回声壁
- 通过传输增强回声
- 可出现聚集现象
- 可有薄的无血管间隔或内部碎片
- 可有点状壁钙化
- 不需要活检
- 通常若＞1 cm且有症状者,在征得同意后可行引流处理

14 乳腺

图像解析　　　　　　　　　　　　　　超声图像

Ia 单纯性囊肿

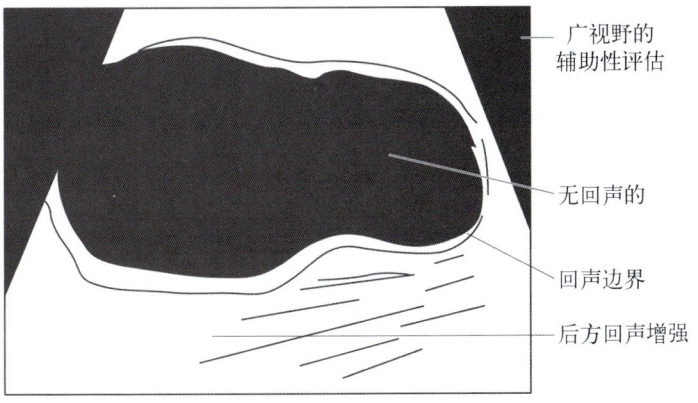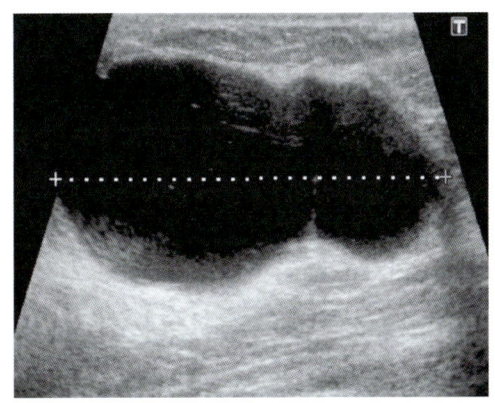

- 广视野的辅助性评估
- 无回声的
- 回声边界
- 后方回声增强

Ib 单纯性囊肿

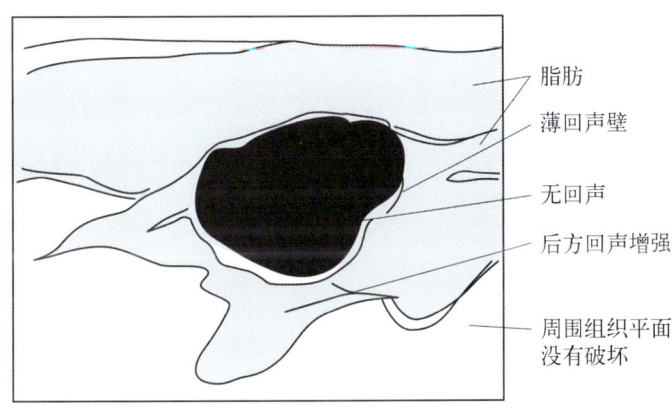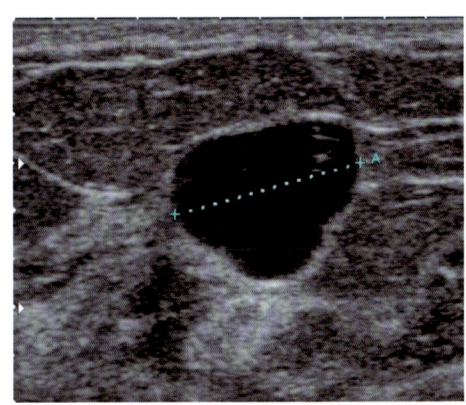

- 脂肪
- 薄回声壁
- 无回声
- 后方回声增强
- 周围组织平面没有破坏

Ic 单纯性囊肿

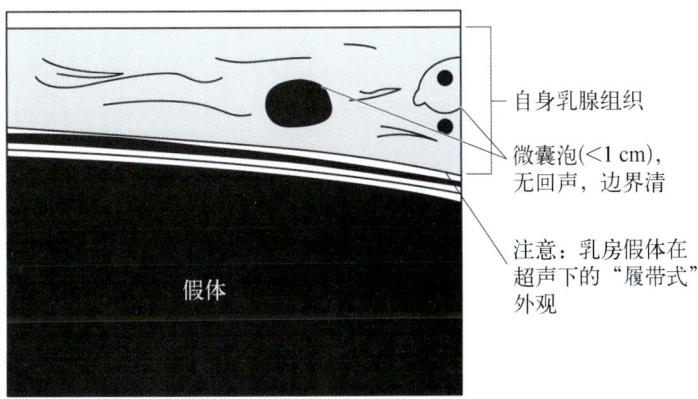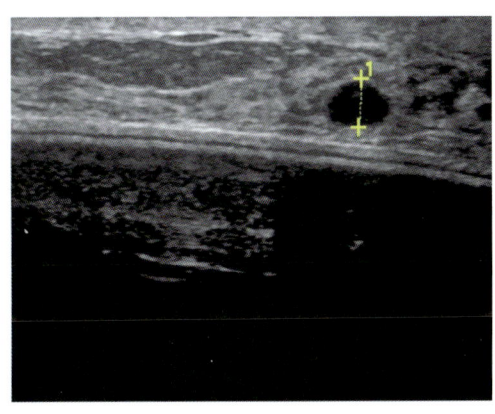

- 自身乳腺组织
- 微囊泡（<1 cm），无回声，边界清
- 注意：乳房假体在超声下的"履带式"外观
- 假体

2 复杂性囊肿

展示出炎症改变的超声特征：
- 很少发生恶变
- 内部碎片（脓液或出血）
- 液体/液平
- 囊壁增厚或形成包膜血管
- 附壁结节
- 厚的血管间隔或血管束
- 如果存在任何固体成分，通常用细胞学方法进行引流

图像解析	超声图像

2a

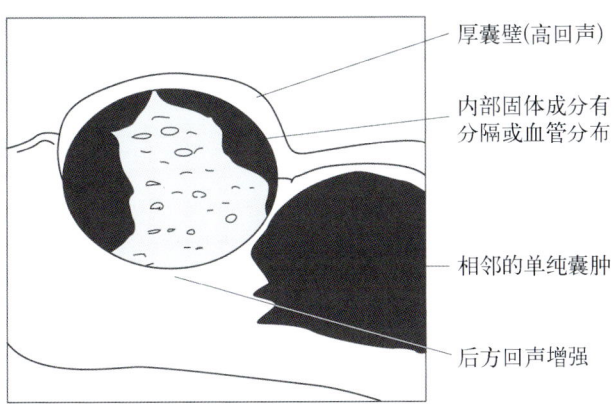 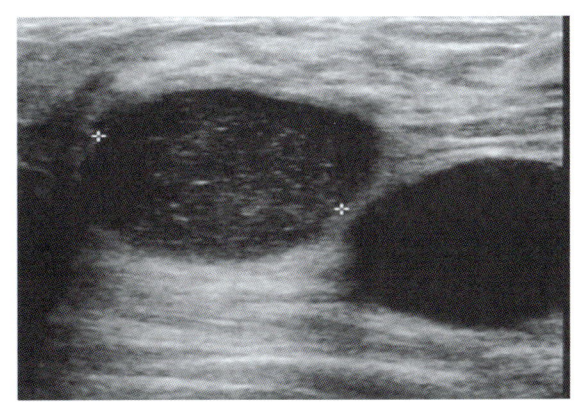

- 厚囊壁（高回声）
- 内部固体成分有分隔或血管分布
- 相邻的单纯囊肿
- 后方回声增强

2b

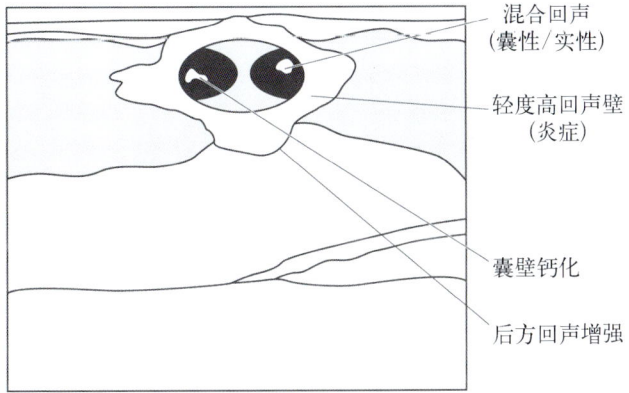 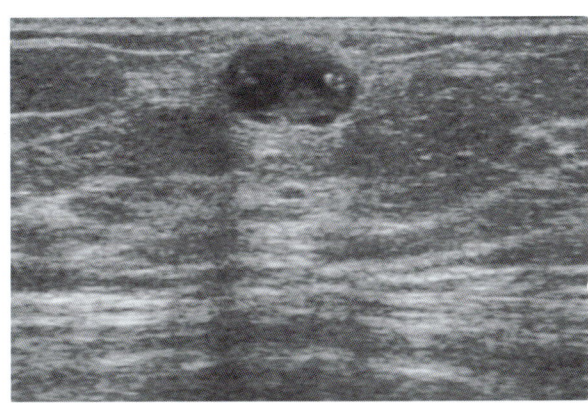

- 混合回声（囊性/实性）
- 轻度高回声壁（炎症）
- 囊壁钙化
- 后方回声增强

其他良性囊性病变

1 乳腺脓肿

- 通常发生在糖尿病、免疫功能低下的女性中
- 通常是乳腺炎/乳腺囊肿或感染囊肿的并发症
- 急性发作伴有局部炎症改变
- 由于水肿引起的皮下脂肪回声增厚
- 可能与乳晕下导管扩张有关
- 超声引导是可供选择的引流方法,这样可获得微生物学所需的标本

图像解析

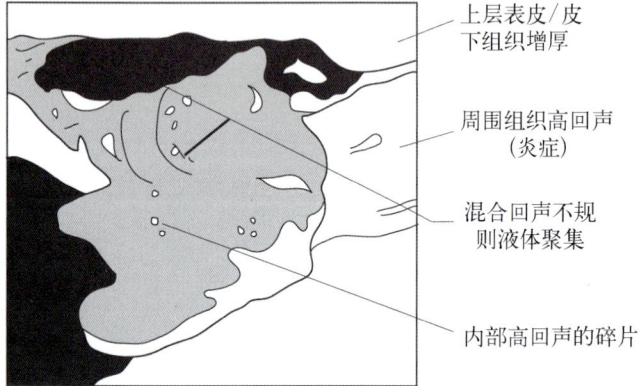

- 上层表皮/皮下组织增厚
- 周围组织高回声（炎症）
- 混合回声不规则液体聚集
- 内部高回声的碎片

超声图像

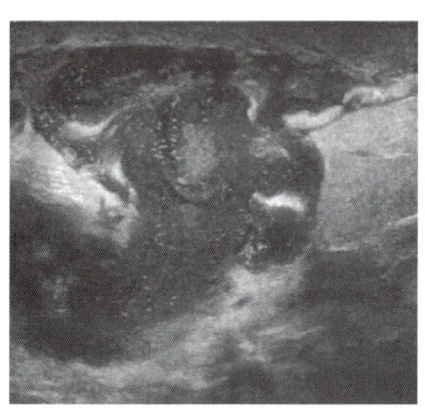

2 乳性鞘膜积液

- 外观上与乳腺脓肿基本相同
- 哺乳期无痛性肿块
- 含有乳化脂肪滴,因此显示无回声
- 外周和多房的或中央和单房的
- 低水平的内部回声或脂肪/液体水平
- 抽吸诊断与治疗

3 乳腺炎

- 常伴有脓肿或乳腺囊肿。
- 由于水肿引起皮下脂肪回声增强。
- 表皮厚度＞3 mm。

图像解析

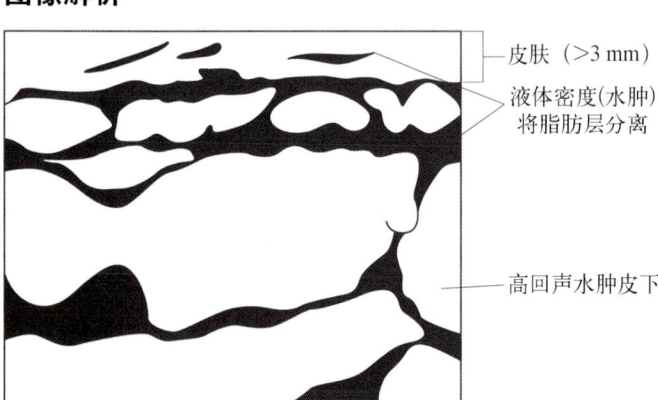

- 皮肤（>3 mm）
- 液体密度(水肿)将脂肪层分离
- 高回声水肿皮下组织

超声图像

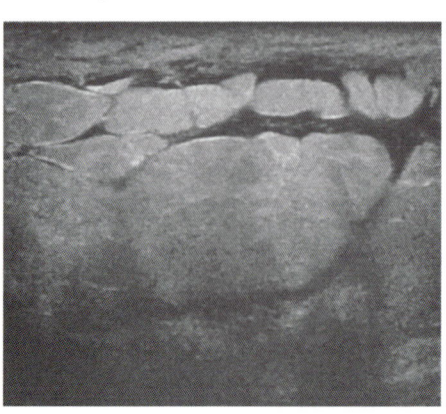

乳管扩张

- 超声上扩张的乳腺导管 > 3 mm
- 更常见于中年吸烟者
- 通常在乳晕后区域
- 引起非周期性乳房疼痛或乳头溢液的原因

图像解析

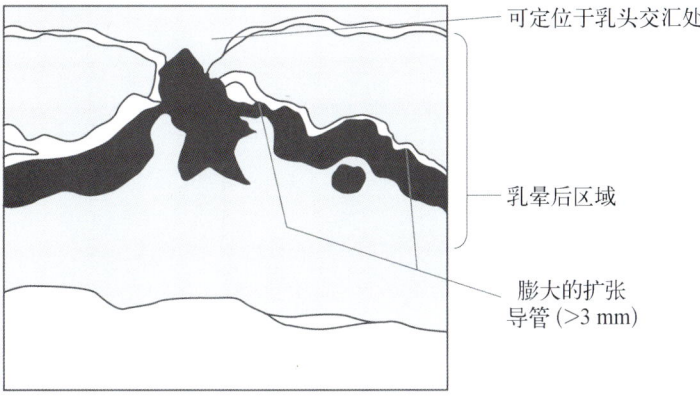

- 可定位于乳头交汇处
- 乳晕后区域
- 膨大的扩张导管（>3 mm）

超声图像

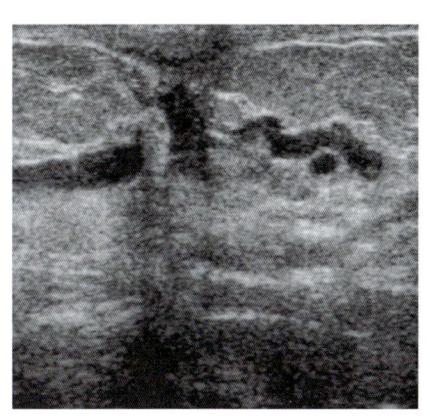

单发的导管内乳头状瘤

- 扩张/囊性导管内界清、坚实、光滑的低回声病变
- 基底部宽或是带血供的蒂
- 更常见于围绝经期/绝经后女性
- 单发性病变多为良性
- 注意：多发性乳头状瘤患乳腺癌的风险增加7倍
- 警告标志：乳头溢血

图像解析

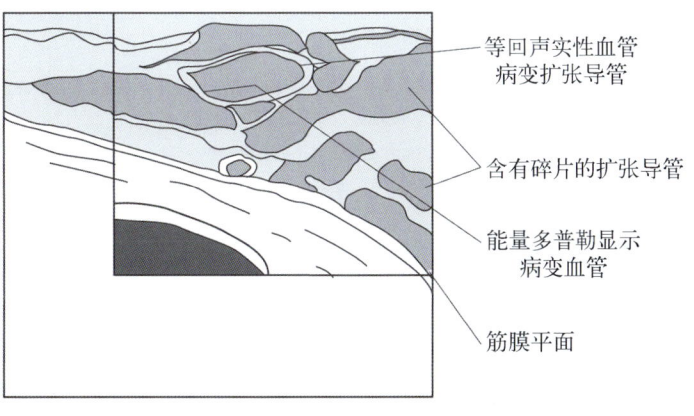

- 等回声实性血管病变扩张导管
- 含有碎片的扩张导管
- 能量多普勒显示病变血管
- 筋膜平面

超声图像

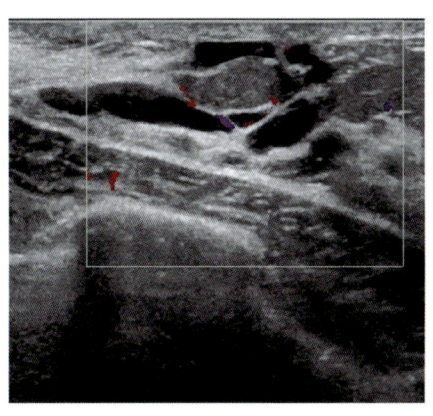

血肿/皮下积液

- 手术后/创伤后低回声聚集,可能有包裹
- 常见方法是引流或定期行超声随访
- 如果液体黏稠,可使用14G型号的针引导排液

图像解析

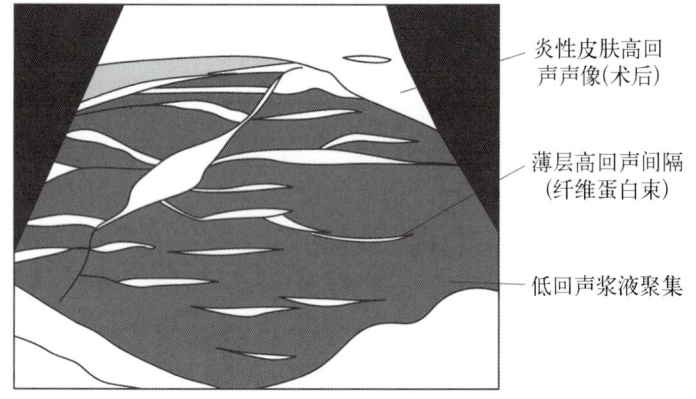

- 炎性皮肤高回声声像(术后)
- 薄层高回声间隔(纤维蛋白束)
- 低回声浆液聚集

超声图像

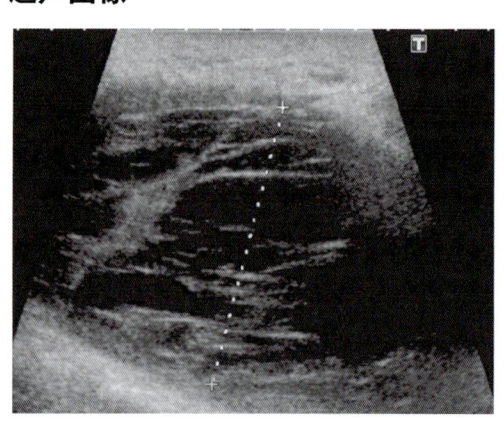

纤维囊性乳腺疾病

- 30岁以上的女性乳房疼痛的常见原因,与激素变化有关
- 声谱的非特异性发现:小囊肿、异常结构回声、无法定性的小结节

> **注意:** 可能会增加小型乳腺癌诊断的困难,因此乳腺的钼靶检查的相关性是至关重要的。

图像解析

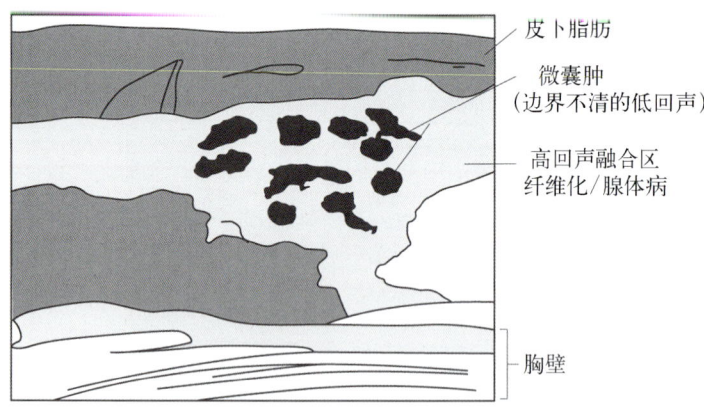

- 皮卜脂肪
- 微囊肿(边界不清的低回声)
- 高回声融合区 纤维化/腺体病
- 胸壁

超声图像

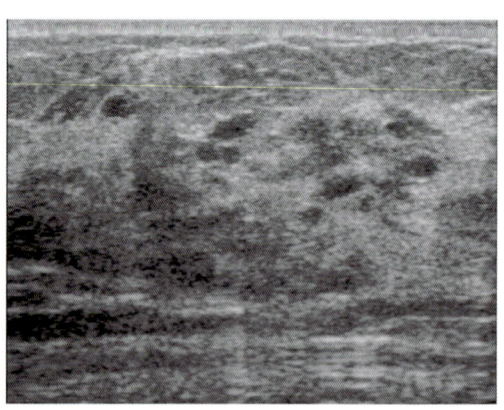

乳房植入物

- 主要是硅胶,通常见于年轻或乳房切除术后患者
- 高回声的植入体应光滑,没有"皱褶"
- 植入体破裂可见植入体碎片
- 活性高回声腋窝淋巴结肿大可能提示硅胶是否有泄露

图像解析

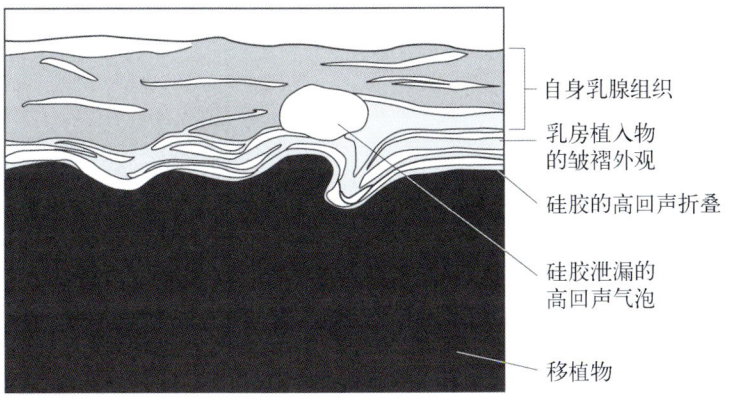

自身乳腺组织
乳房植入物的皱褶外观
硅胶的高回声折叠
硅胶泄漏的高回声气泡
移植物

超声图像

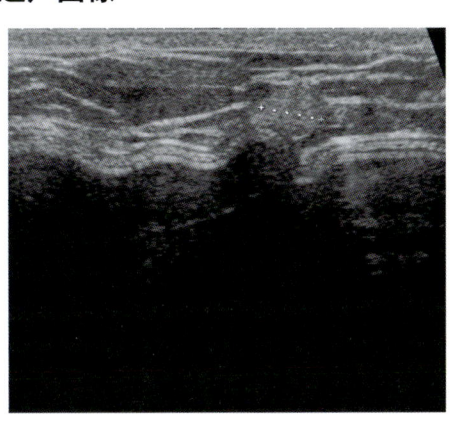

腋窝病理学

- 任何可疑乳房U3或以上病变的,都应该提示同侧腋窝的常规超声检查。

淋巴结异常的超声标准

- 非对称的形状
- 脂肪脐的缺失
- 局部增大
- 不规则外形
- 在横切面中皮质厚度＞2.3 mm

图像解析

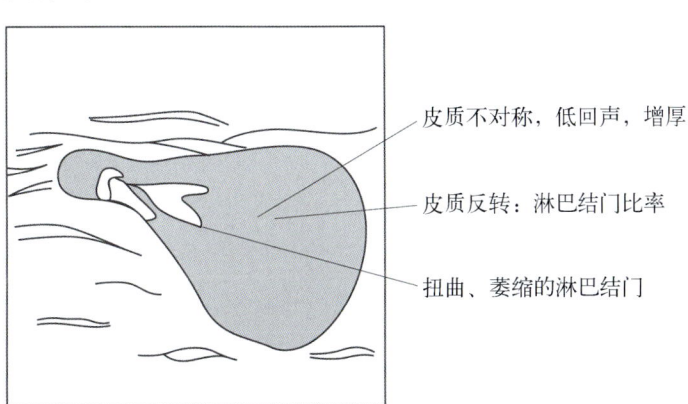

皮质不对称,低回声,增厚
皮质反转:淋巴结门比率
扭曲、萎缩的淋巴结门

超声图像

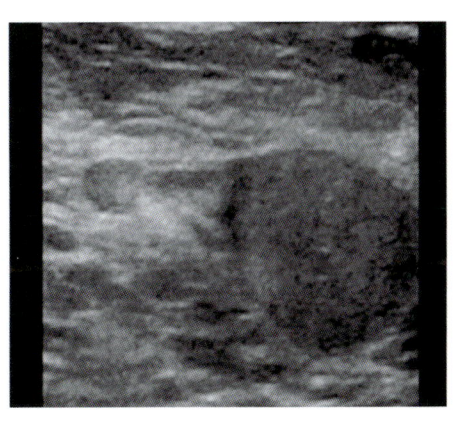

● 提示

- 应用多普勒彩色血流定位腋窝血管和淋巴结门
- 如有困难,请改用小脚踏板/肌骨超声探头作穿刺或活检
- 扫描时将患者的手臂向下,以便更好地观察腋窝顶端

15 肌肉骨骼系统

超声已成为肌肉骨骼成像的一项重要技术。近年来，随着高频探头的使用，成像分辨率有了显著提高，使其成为许多肌肉骨骼问题的首选研究工具。它允许动态检查和有机会进行诊断和治疗干预。肌肉骨骼（MSK）超声需要对附肢区域的解剖结构有很好的理解，就像对身体其他部位的扫描一样。

最常见的肌肉骨骼成像区域如下：
- 肩部
- 臀部
- 膝盖
- 关节
- 软组织肿块

肩部

由于肩部疾病的高发生率，以及可以显示多种异常，肩部是最常见的肌肉骨骼超声检查部位。肩关节超声检查可用于肩袖、肩峰下囊、肩锁关节、长头肱二头肌腱及肱盂关节积液的评价。

该检查的常见适应证如下：
- 肩袖疾病
- 肩峰下滑囊炎和肩峰下撞击综合征
- 肩锁关节病
- 长头肱二头肌断裂

如果病史和临床检查怀疑关节内紊乱，则选择MRI检查。

实用肩部解剖

● 肩袖部

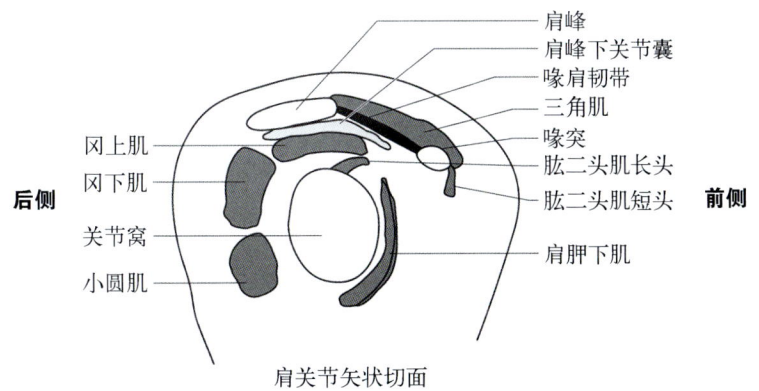

肩关节由冈上肌、冈下肌、小圆肌和肩胛下肌四根肌腱融合而成。它覆盖了肩部的前、上、后3个部分。肩胛下肌向前插入小结节，其余的袖带肌插入大结节。

● 肱二头肌长头肌腱

它起源于肩胛门上结节和上盂唇以及关节内进入二头肌沟的肌腱。

超声扫描

● 肩部

- **患者体位**：坐位。
- **准备事项**：无。
- **探头**：高频（6~17 MHz）线阵探头。
- **机器**：大多数机器都有专门的肩部检查设置。如果没有，则选择肌肉骨骼。使用最高频率、复合成像和多个聚焦区域来提高图像质量。
- **方法**：在开始检查前，对患者进行简要的病史记录。系统地获取如下所述的图像。

探头位置	操作说明

1 肱二头肌长头（LHB）肌腱

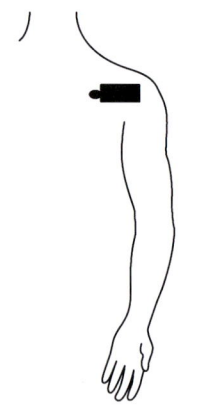

- 被检查侧的手保持在同侧膝盖上，手掌朝上。
- 将探头横向放置于前肩上，定位肱二头肌沟，肱二头肌沟为光滑缺损。在沟内，肱二头肌长头肌腱被认为是一个光滑、圆形、轮廓分明的结构。它的回声可以根据探头与肌腱的角度而变化，如果它们彼此垂直，肌腱的回声就会很高。然后，纵向转动探头，观察肌腱从其进入肌沟到肌腱区域的长度。沿着探头尾部的压力可以帮助伸直肌腱以便于更好的可视化。
- 肌腱检查的目的：
  — 定位
  — 完整性
  — 厚度及新生血管
  — 腱鞘积液及滑膜炎

2 肩胛下肌腱

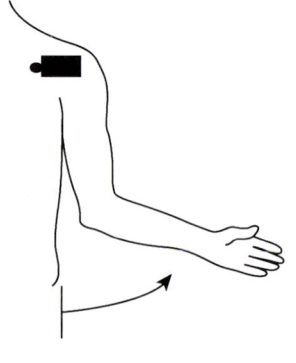

- 将肘部靠近胸部，前臂平行于大腿，向外旋转前臂。
- 将探头横置于前肩上方。
- 肩胛下肌腱位于肱二头肌沟内侧。
- 探头可在纵向平面内转动，在矢状面内显示出其多重结构。肌腱可以追溯到它的插入处。
- 肌腱检查目的：
  — 完整性
  — 在外旋动态检查期间任何肱二头肌长头肌腱的内侧半脱位

图像解析　　　　　　　　　　　超声图像

Ia

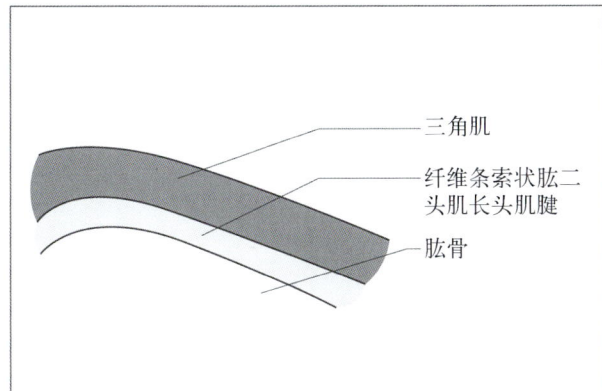
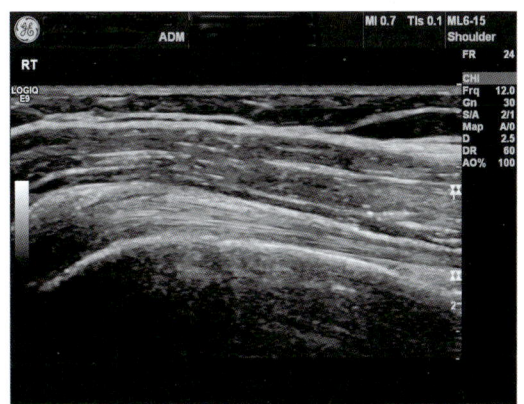

Ib

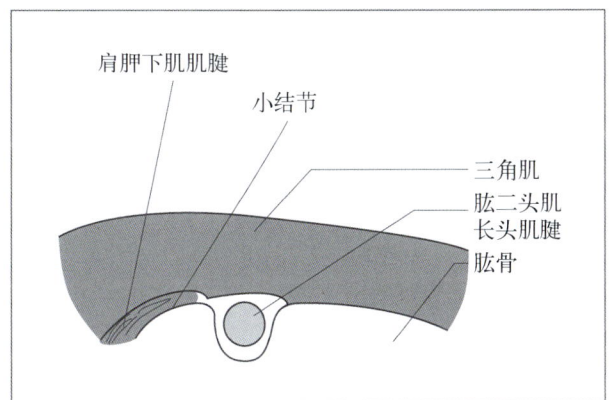
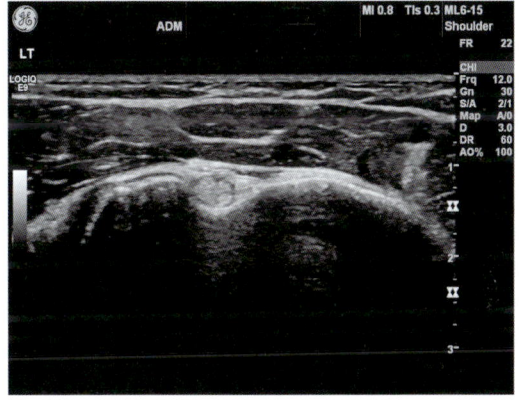

2

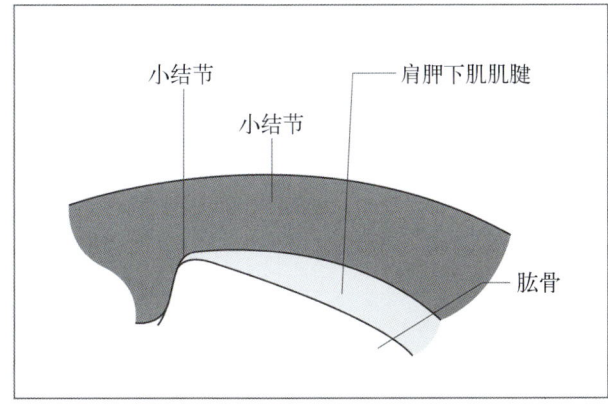
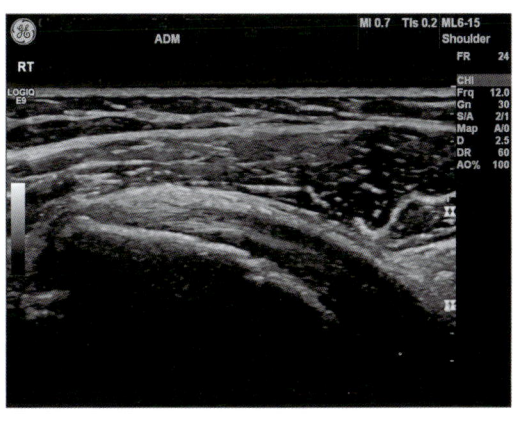

探头位置

操作说明

3 冈上肌及冈下肌肌腱

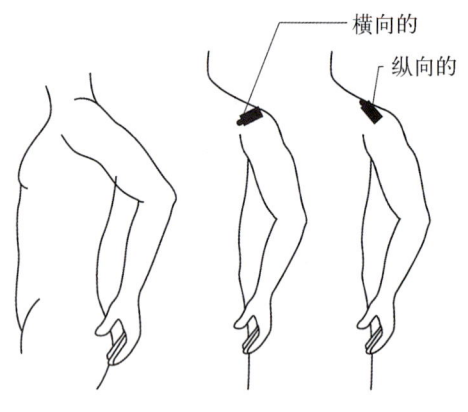
横向的
纵向的

- 请患者将手放在同侧背部口袋或下背部/臀部区域，手掌朝前。
- 尽量保持肘关节在矢状面上而不是向外。
- 大多数患者都能完成这个动作，但在一些困难的情况下，可以尝试以下做法：
  — 在矢状面上向后推肘部，不是试图将肘部放于背部或是腰部
  — 将手臂挂在患者一侧，并向内侧旋转手掌
- 将探头置于前肩上方的横切面中，以便在图像边缘能看到喙突。外侧是关节内肱二头肌长头肌腱（LHB），呈圆形、清晰的高回声结构。冈上肌肌腱的游离前缘或前缘位于肱二头肌长头肌腱的外侧。然后，探头在横向平面上进一步横向移动，以显示肩袖的中部和后部。随后，矢状面的肩袖检查是探头在冠状面完成的。
- 肌腱检查目的：
  — 肌腱病变
  — 肌腱撕裂
  — 肌腱钙化

4 肩峰下关节囊

- 检查肩峰下囊的位置与冈上肌腱和冈下肌腱相同（如上 3 所示）。详见与 3a 和 3b 相反。
- 这是由冈上肌、冈下肌和小圆肌肌腱形成的覆盖在肌腱套上的薄囊。它表现为两个回声强的周围脂肪层之间的薄的无回声液体层。
- 同时检查冈上肌和冈下肌肌腱。
- 检查目的：
  — 囊性增厚
  — 囊性积液
  — 滑膜炎

15 肌肉骨骼系统

图像解析　　　　　　　　　　　　**超声图像**

3a 横断面

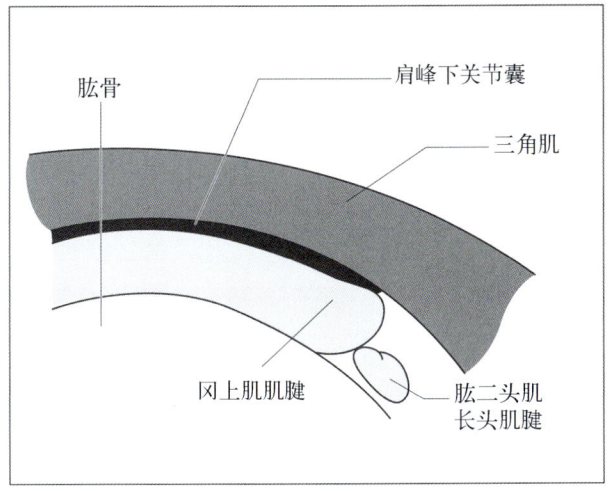
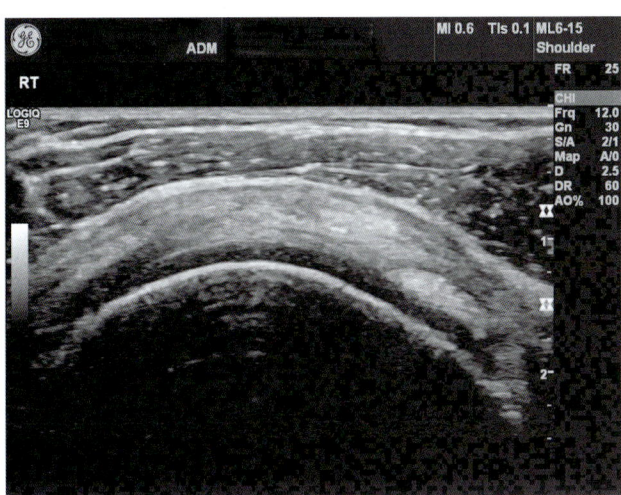

3b 纵切面

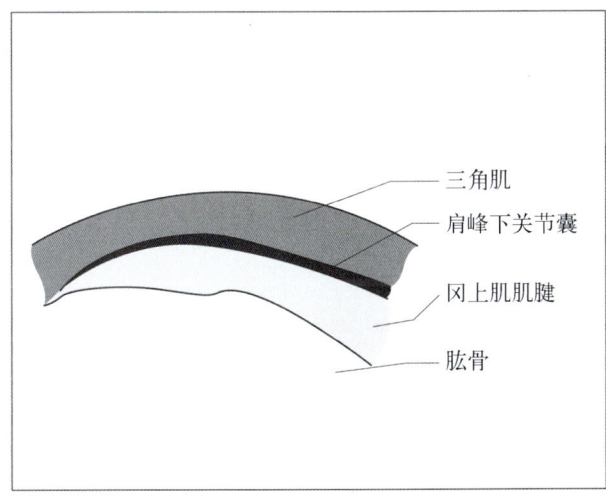
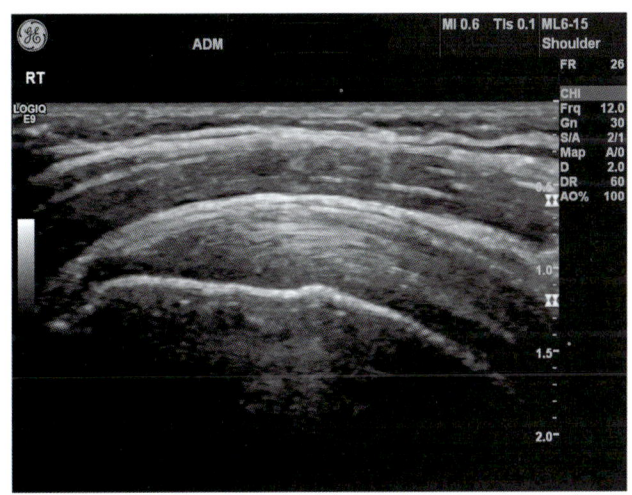

探头位置　　　　　　　　　　　**操作说明**

5 肩锁关节

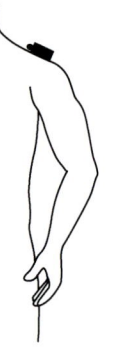

- 将探头置于冠状面上的上肩部,并与锁骨远端对齐。
- 可以要求患者将同侧手放在对侧肩膀上来进行动态检查。
- 定位:
  —关节囊增厚
  —关节间隙
  —骨质增生
  —关节积液
  —囊肿形成

6 肩峰下撞击综合征

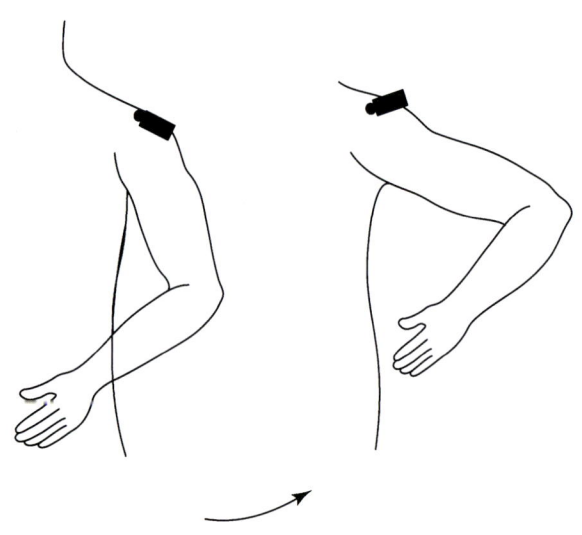

- 将探头置于喙峰韧带平面内,喙峰韧带向前延伸至喙峰后,转动探头90°,让患者将肩部外展到90°。即前臂在肘关节处保持在90°的矢状面,然后尽可能远离身体外展肘部。
- 检查肩峰下位置的任何液体移位,或是黏液囊对喙峰韧带或肩峰侧缘的粘连。

图像解析　　　　　　　　　　　　　　超声图像

5

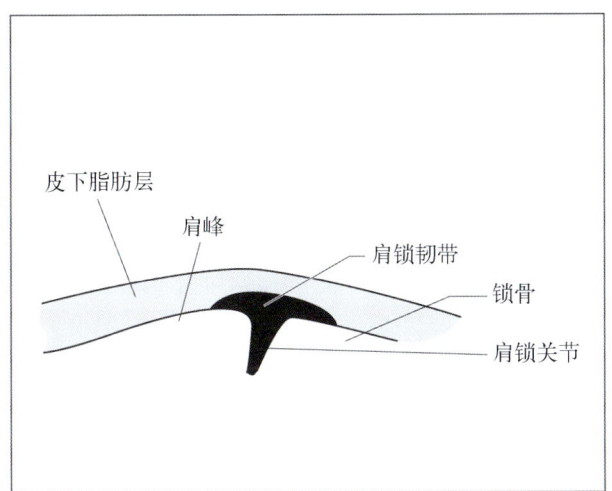
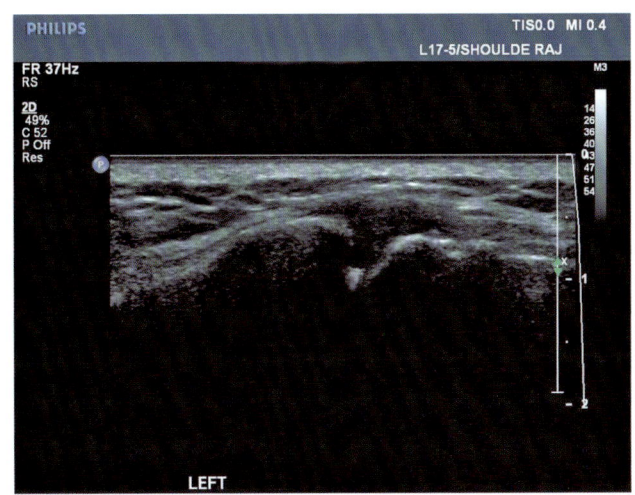

皮下脂肪层　肩峰　肩锁韧带　锁骨　肩锁关节

6

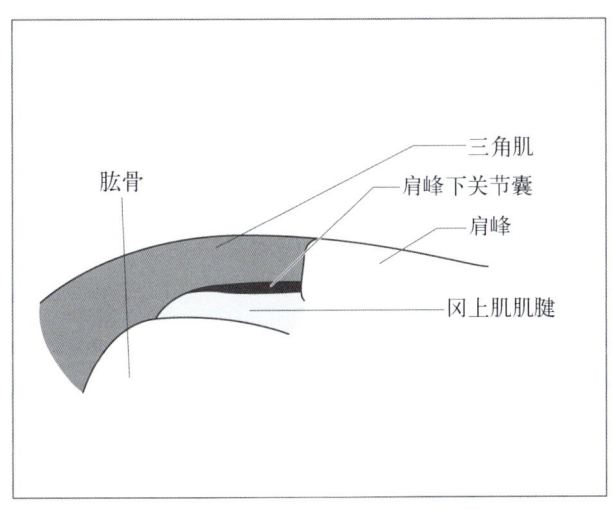
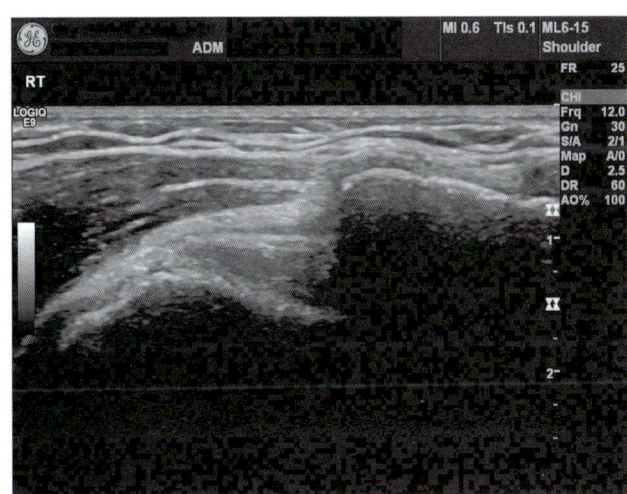

肱骨　三角肌　肩峰下关节囊　肩峰　冈上肌肌腱

病理学

1 肩袖病理学

I（a）(i)

（a）撕裂伤

（i）完全性撕裂伤

超声诊断全层撕裂伤的准确率为96%。撕裂伤最常见于冈上肌肌腱，它大致构成于大结节上方袖带的前1.5 cm。裂口可根据其位置分为前游离边缘、中间物质或肿块（当裂口跨越冈上肌的全部宽度并延伸至冈下肌时）。

超声特征

- 撕裂从关节延伸到肌腱的关节囊表面
- 局灶性低回声缺陷，可充满积液
- 肩峰下关节囊的正常上凸以及三角肌的局灶性突起撕裂形成的区域消失
- 肱骨头剥脱直接覆盖三角肌
- 撕裂部位大结节骨质不规则

I（a）(ii)

（ii）局部撕裂和肌腱病变

这些约占肩袖撕裂的15%。局部厚度性撕裂和肌腱病变在超声上很难区分，但由于它们的临床治疗方法相似，不应该花太多时间去鉴别它们。部分撕裂可分为关节面（更常见）或关节囊表面。

超声特征

- 至少在两个平面上扫描局灶性无回声区，不能延伸至肌腱的全层
- 肌腱病变表现为不均匀回声，伴相关的肌腱增厚

图像解析

I (a)(i)

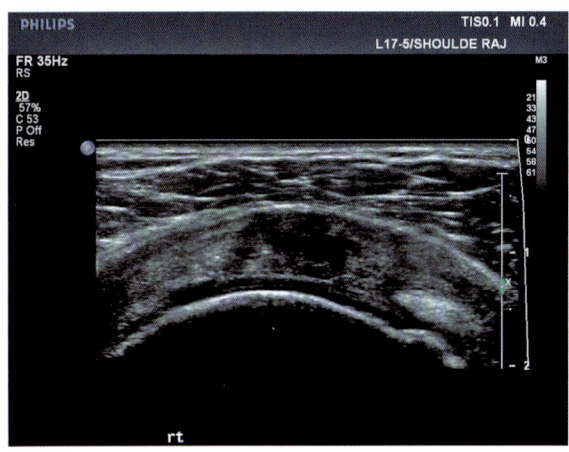

（图示标注：三角肌、关节软骨、冈上肌肌腱全层撕裂、肱二头肌长头肌腱、肱骨）

I (a)(ii)

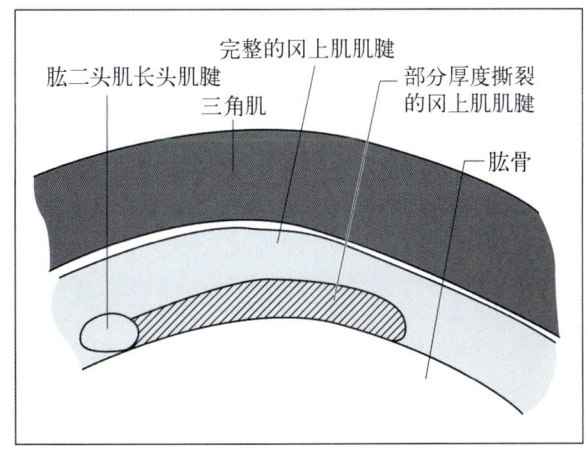

（图示标注：肱二头肌长头肌腱、三角肌、完整的冈上肌肌腱、部分厚度撕裂的冈上肌肌腱、肱骨）

超声图像

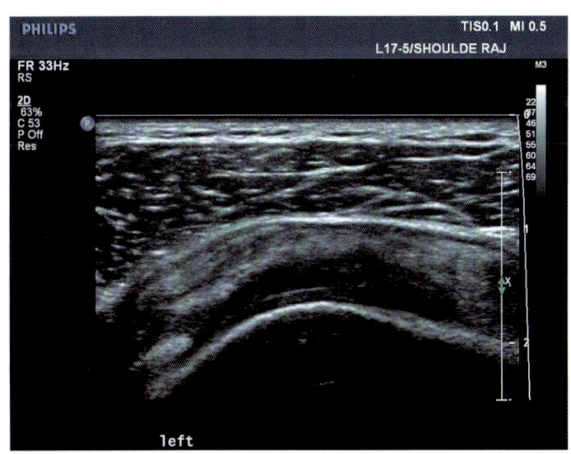

1（b）

（b）钙化性肌腱病

这些是影响肩袖肌腱的常见发现，主要由羟基磷灰石沉积组成。最常见的受累肌腱是冈上肌。对于早期的钙化，超声波检查比普通平片更敏感。患者可能无症状或出现急性或慢性疼痛。

超声特征

- 颅内回声明亮的病灶，可能是均匀的高回声或可能有相关的声学阴影（如腹部结石所见）

● 2 肱二头肌长头肌腱

2（a）

（a）断裂

肱二头肌长头撕裂是与"大力水手征"相关的临床诊断，其中在中臂的前部可注意到肿胀。肌腱最常见的是关节内撕裂，肌腱连接处撕裂是罕见的。肱二头肌长头撕裂常与包括冈上肌和肩胛下肌肌腱在内的肩袖撕裂有关。

超声特征

- 肌腱纤维的不连续性
- 肌腱鞘内可见液体和碎屑

15 肌肉骨骼系统　243

图像解析　　　　　　　　　　　　　　　**超声图像**

1（b）

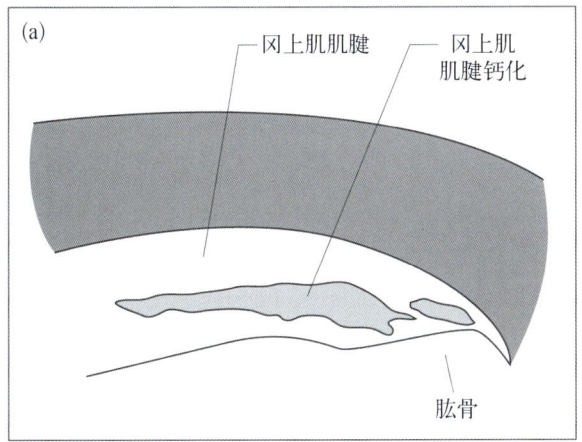

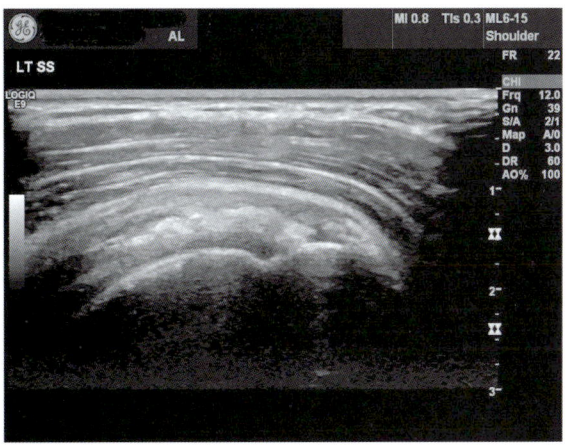

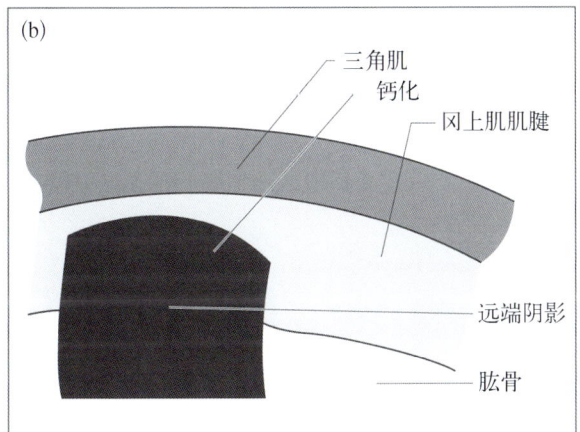

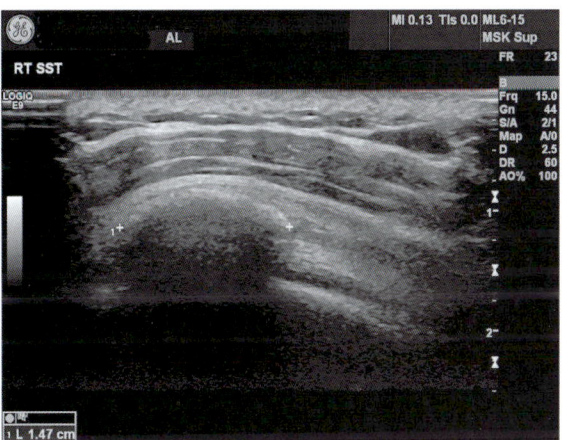

2（a）

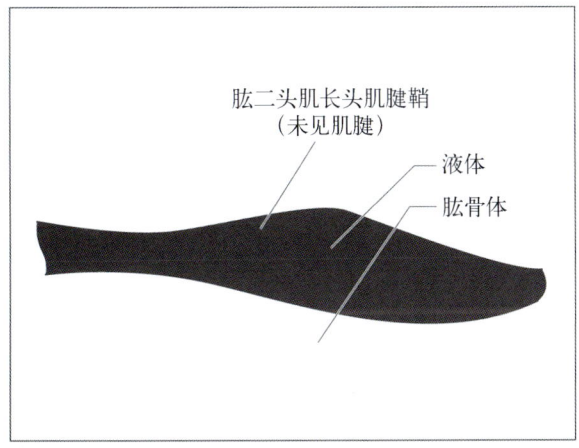

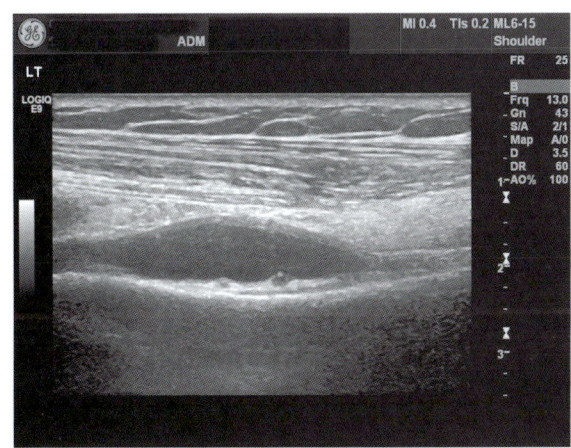

2（b）

(b) 肌腱病变

可能由于慢性重复性微创伤而发生，并且由于其关节内过程而更易受损。经常伴随肩袖疾病发生。

超声特征

- 肌腱增厚和异质性
- 内在肌腱撕裂可被视为回声不足或无回声区域

2（c）

(c) 不稳定肌腱

肱二头肌长头可以部分地或完全地（脱位）与二头肌沟一起向内移位，使得它可以位于肩胛下肌腱的浅表或深处。后者发生在伴有肩胛下肌腱断裂时。

超声特征

- 空的二头肌沟
- 肌腱可以在肩胛下肌肌腱上方或下方看到

● 3 肩峰下三角肌法氏囊病和撞击

滑囊炎发生在许多肩部疾病中，最常见的是因撞击而发生。患者通常表现为肩外展疼痛。法氏囊液也可能存在，并且应该怀疑全层肩袖撕裂，因此应该仔细检查肌腱。

超声特点

- 法氏囊的滑膜壁（回声不足区域）增厚
- 在法氏囊内存在液体，主要在法氏囊的相关部分，沿着大结节的侧缘聚集
- 冲击的动态检查表明法氏囊或肩峰侧面的液体的聚集

图像解析	超声图像
2（b）	

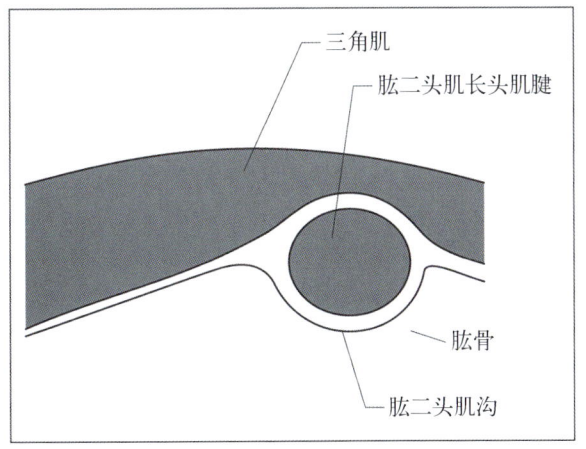
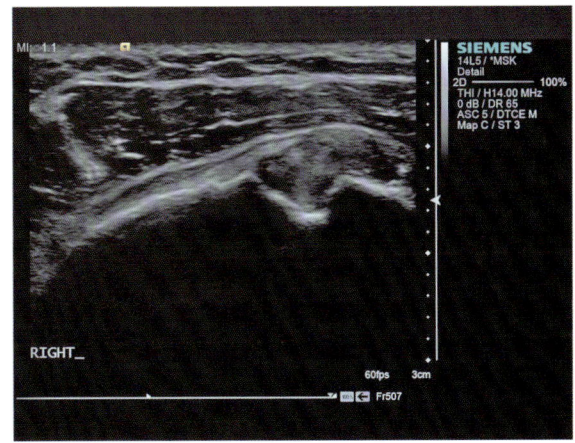

2（c）

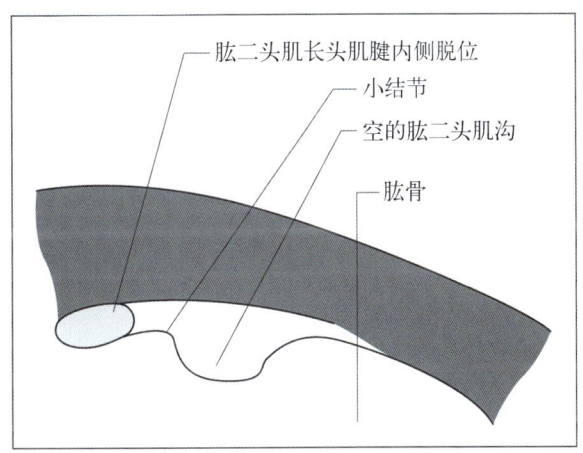
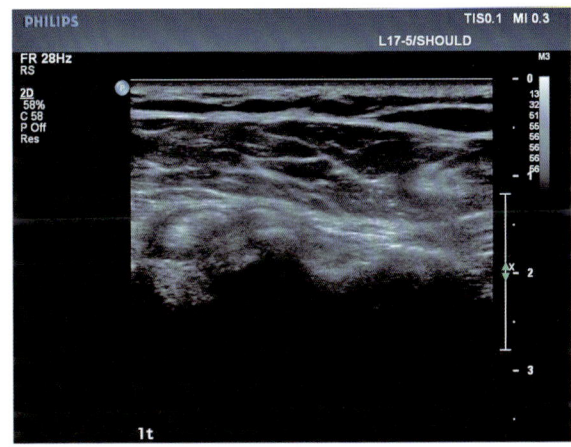

3

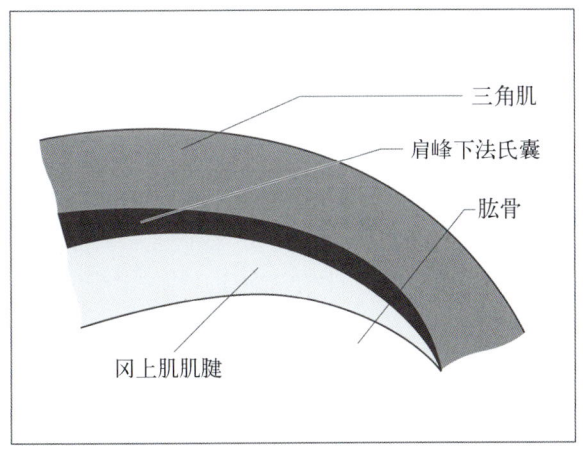
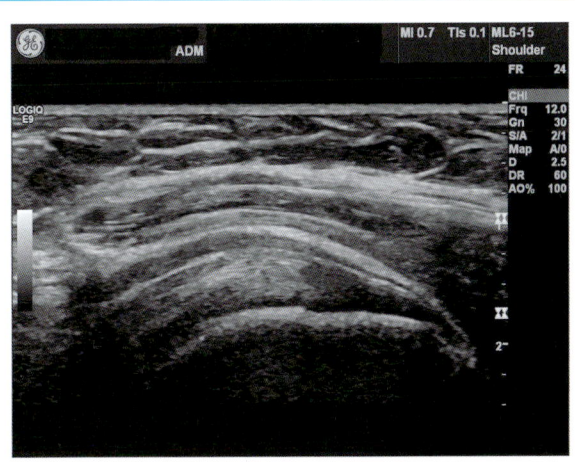

4 肩锁关节病理

4（a）

（a）骨关节炎

肩锁关节（AC）是一种易于退行性改变的滑膜关节。

超声特征

- 关节间隙减少，骨赘形成，关节愈合变差，囊膜膨胀增加

4（b）

（b）半脱位/脱位

关节半脱位是由于关节韧带扭伤和脱位引起的严重损伤，伴有喙锁韧带的额外破坏。超声波检查和普通X线片具有相同的可靠性。

超声特征

- 肩锁关节（AC）关节间隙扩大
- 随着关节和关节囊的增厚和水肿，回声变差

4（c）

（c）肩锁关节（AC）关节囊肿（间歇泉现象）

这些表现为覆盖肩锁关节的无痛肿块。最常见的是患者有一个潜在的巨大肩袖撕裂

超声特征

- 覆盖肩锁关节的囊性异常可能是多囊的
- 检查肩袖撕裂

15 肌肉骨骼系统

图像解析　　　　　　　　　　　　　　**超声图像**

4（a）

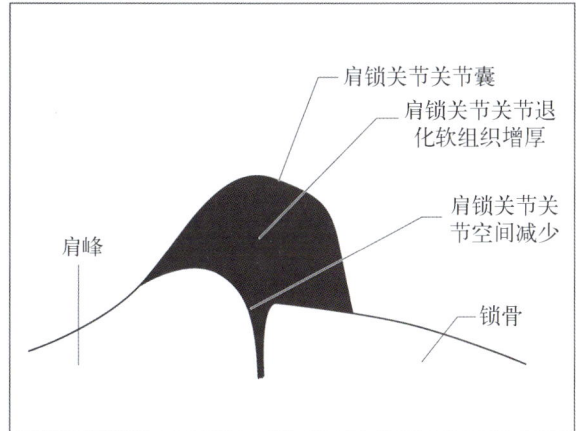
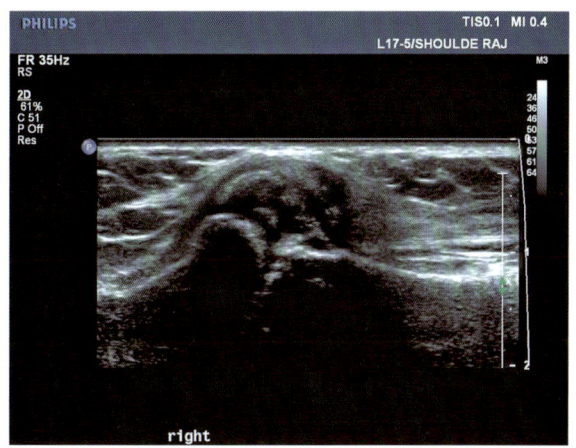

4（b）

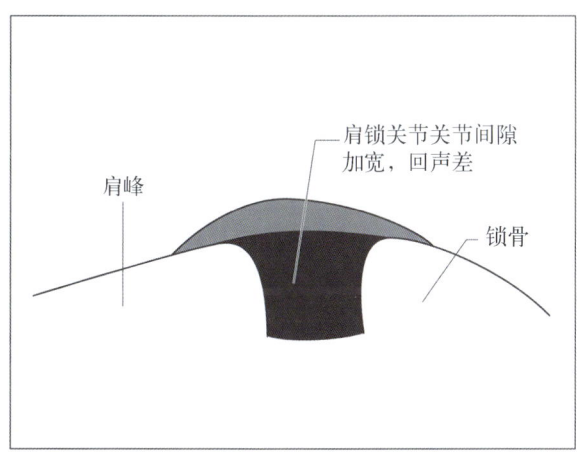
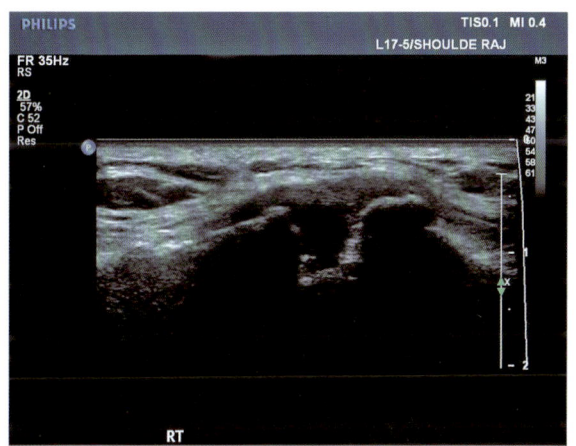

4（c）

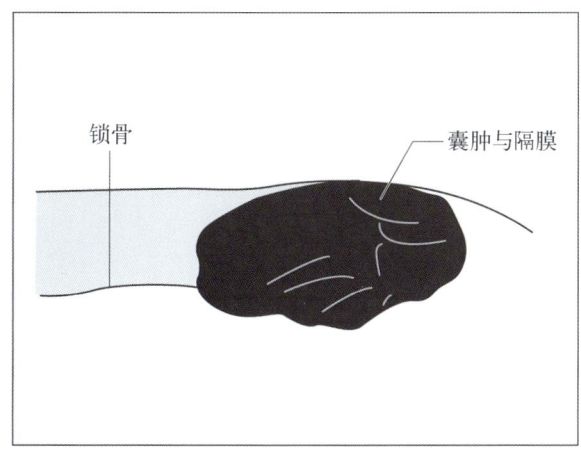
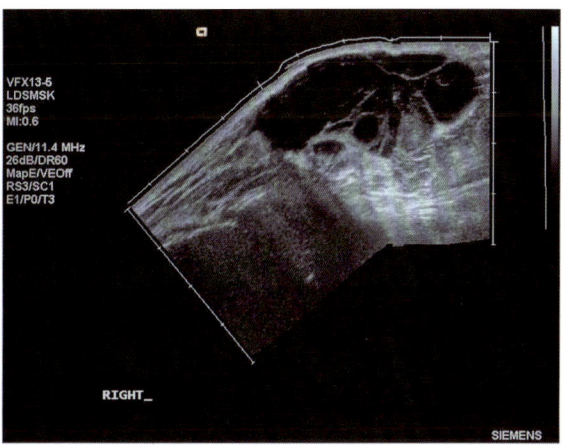

5 肩关节积液

超声对关节积液是一种敏感的检查方法，但不能将脓毒症病因与其他关节积液病因区分开来。临床相关和分析关节液是必要的最终病因诊断。

超声特征
- 二头肌腱鞘中的液体完全包围肌腱并延伸穿过肌腱的长度
- 在冈下肌的纵轴上检查关节的后部，显示关节和关节囊内有液体渗出

6 粘连性囊炎（肩周炎）

这是一种自限性疾病，包括减少肩部运动和疼痛。第一个受影响的动作是外旋，也是最后恢复的动作之一，围绝经期女性更常见，与糖尿病，某些药物（如异烟肼）和创伤有关。

超声特征
- 超声检查相对正常，特别限制外旋（难以获得肩胛下肌腱视图）
- 偶有肱二头肌腱鞘内液体略有增加，前区软组织回声不均匀

图像解析　　　　　　　　　　　**超声图像**

5

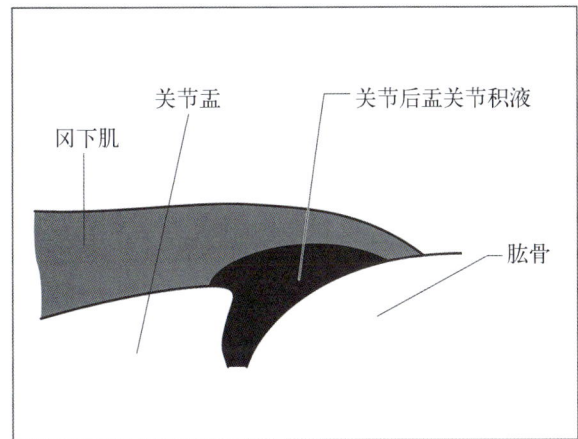

冈下肌　关节盂　关节后盂关节积液　肱骨

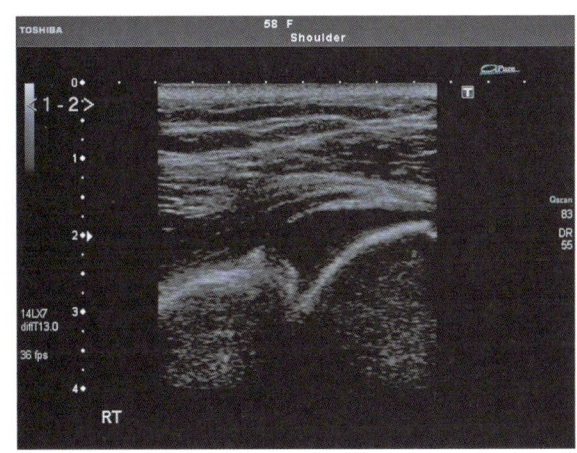

6

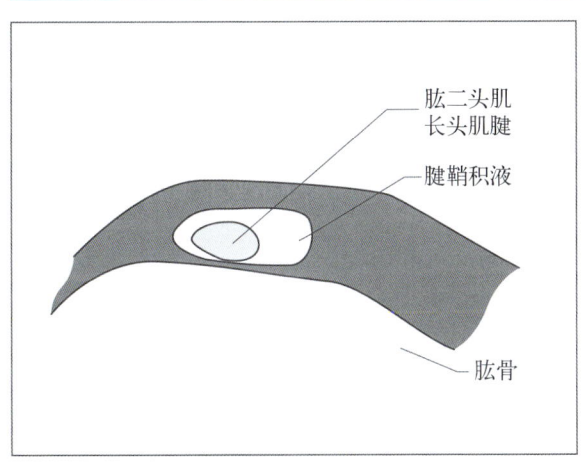

肱二头肌长头肌腱　腱鞘积液　肱骨

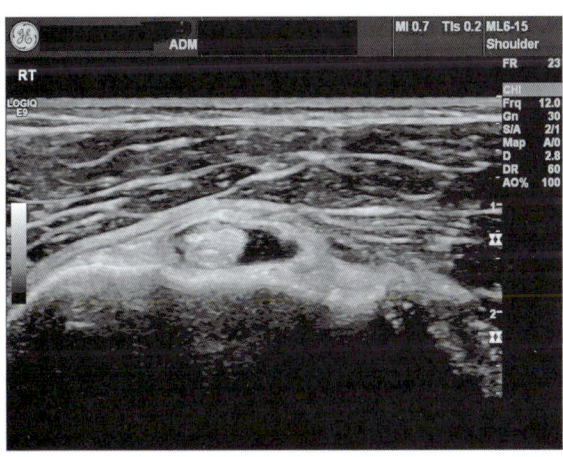

超声扫描

● 臀围

- **患者体位**：仰卧。
- **准备**：无。
- **探头**：高频（6~17 MHz）线阵；在肥胖患者中，可以使用较低频率的探头。
- **器械**：从肌肉骨骼设置中选择；可以选择宽扫描或梯形视野设置。
- **方法**：(a)检查髋关节前方的髋关节积液或其他病变；(b)检查髋关节的侧面是否有更大的转子法氏囊病。

探头位置	操作说明

1

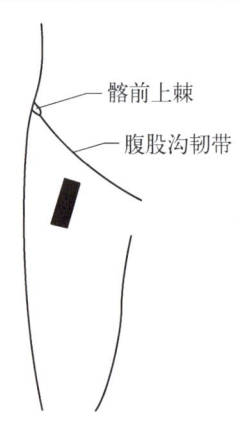

髂前上棘
腹股沟韧带

- 通过将探头的长轴放在旁矢状平面并沿着股骨颈对齐，从髋关节前部检查关节积液。关节前隐窝表现为股骨颈缘前高回声前囊的凹性隆起。可以检查对侧髋关节囊扩张的任何不对称性。

2

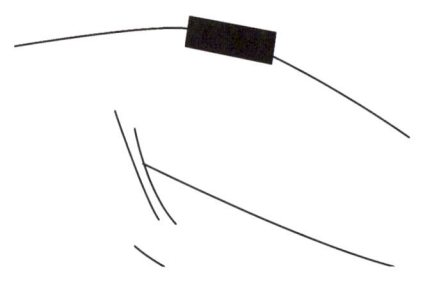

- 检查髋部是否为转子法氏囊病，患者侧卧位，待检查侧上卧。将探头纵向置于大转子上方，避免过大压力，并检查大转子后外侧和后部。在前大转子上方是臀大肌、小肌肌腱和外侧高回声带组成臀中肌肌腱。大转子的后外侧侧面臀大肌肌腱直接覆盖在中肌肌腱上。大转子周围的黏液囊在正常个体中是不可见的，因为液体的量太小。

图像解析

超声图像

1

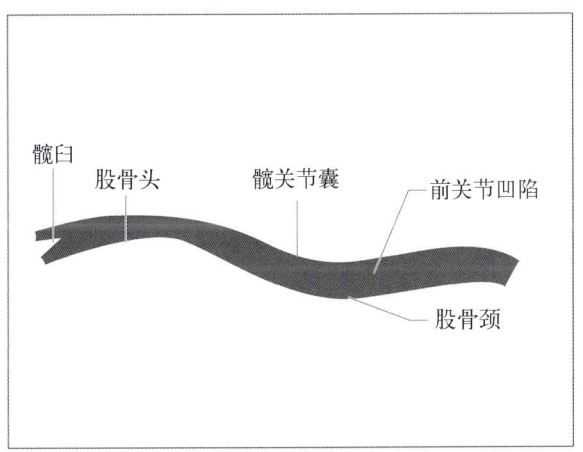

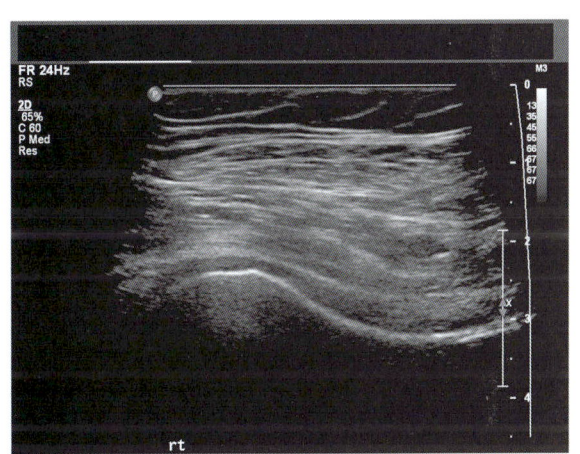

2

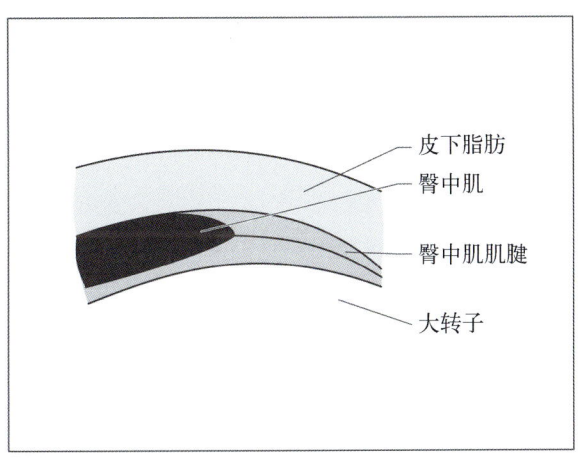

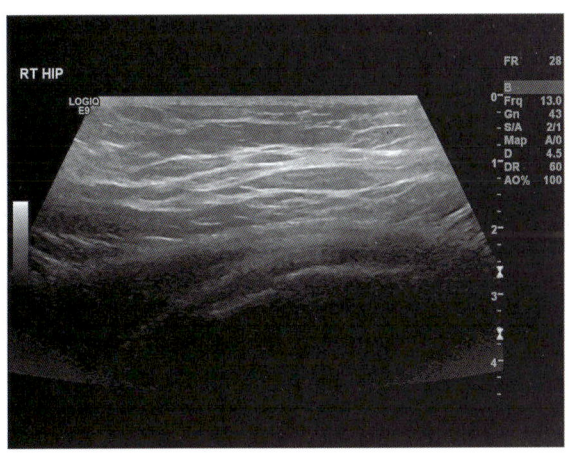

髋关节病理学

● 1 髋关节积液

这可能是继发于短暂性滑膜炎（见于儿童），炎症原因或感染。化脓性关节炎可能会产生严重后果，因此必须进行早期诊断。需要临床和生物化学相关性，如果存在积液，则必须进行抽吸或手术干预以确定诊断。

超声特征

- 囊体在股骨颈上方关节前隐窝处膨出，呈凸出而非通常的凹陷
- 凹陷中增加了回声不足的变化和（或）可以见到液体
- 与对侧关节相比，凹陷处的前关节凹陷厚度 ≥ 7 mm 和（或）凹陷之间的差异 ≥ 2 mm

● 2 大转子滑囊炎

患者通常在大转子的外侧和后外侧的深触诊时出现疼痛和触痛。中年和老年女性最常受到影响。研究结果包括滑囊炎，臀中肌腱钙化或法氏囊和肌腱病变。

超声特征

- 转子囊不会因液体而明显膨胀，在滑囊炎病例中，黏液囊增厚或边缘变薄可见于臀中肌腱浅表，位于臀大肌外侧和后外侧大转子深部
- 该区域也是超声引导下的类固醇注射的目标

图像解析　　　　　　　　　　　　　　超声图像

1

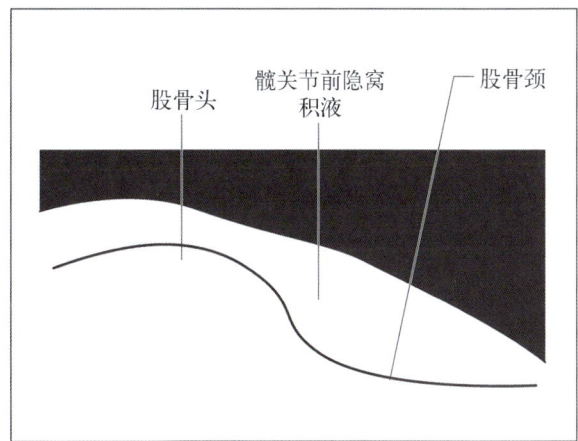
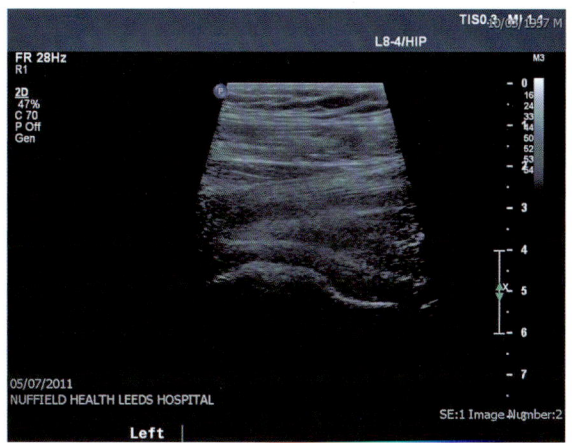

2

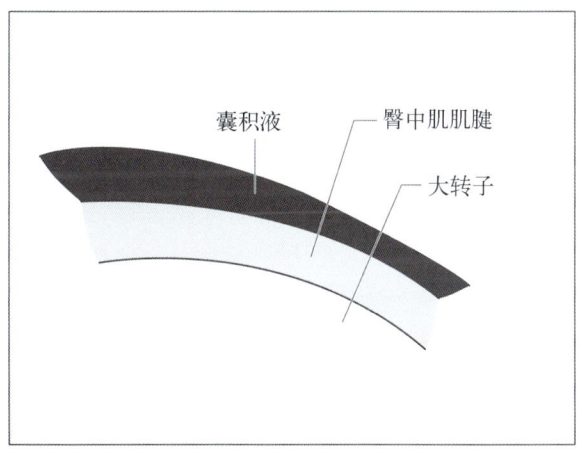
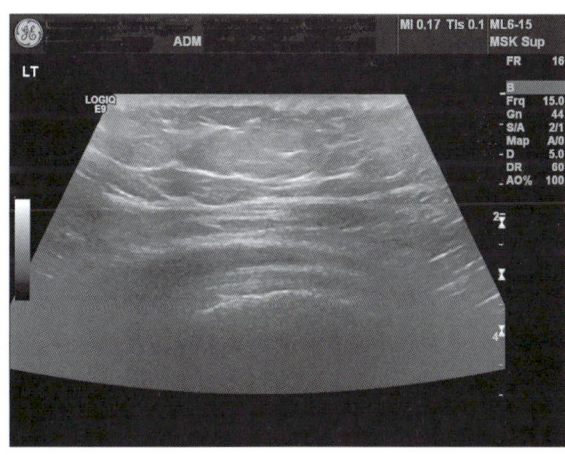

超声扫描

● 膝关节

- **患者体位**：仰卧位。
- **准备**：无。
- **探头**：高频（6~17 MHz）线阵探头。
- **机器**：选择肌肉骨骼设置。
- **方法**：检查前膝关节时，患者取仰卧位并在膝盖处进行膝关节部分屈曲（20°~30°），这可以在膝关节处通过将枕头保持在关节下方来获得，这样可以拉伸股四头肌和髌骨肌腱并进行检查，从而消除由于凹形轮廓而在伸展状态下看到的任何各向异性。患者俯卧位检查后膝关节，并取横断面和矢状面检查腘窝。

探头位置	操作说明

1 股四头肌肌腱

- 将探头放置在髌骨中线膝盖的矢状平面中，使得探头的远端边缘显示股四头肌插入髌骨的上极。
- 观察股四头肌腱的多层纤维状结构，其通过四个肌腱的融合形成。
- 沿着肌腱的长度在纵向和横向平面上扫描并沿股骨扫描至腱交界处。

2 髌腱

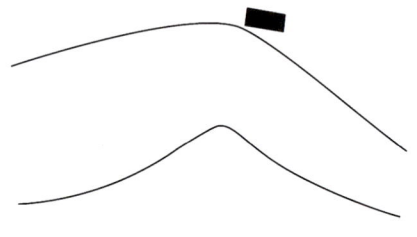

- 将探头直接放在髌腱上方的中线上，并从髌骨下极的原点扫描到胫骨结节的远端插入。
- 在纵向和横向平面上扫描并观察其厚度，纤维结构的均匀性，完整性以及远端插入深处的任何突出的囊。

图像解析　　　　　　　　　　　　　　超声图像

1 股四头肌肌腱

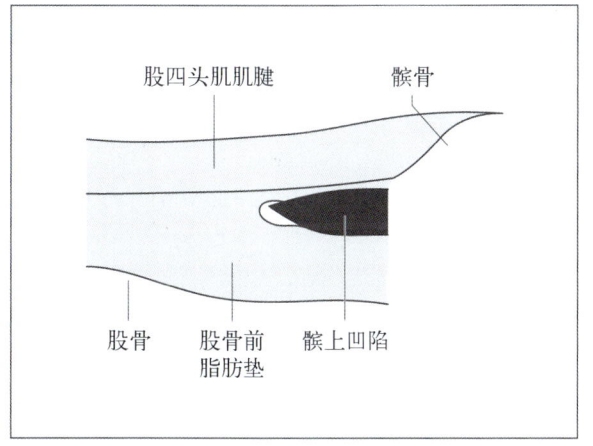
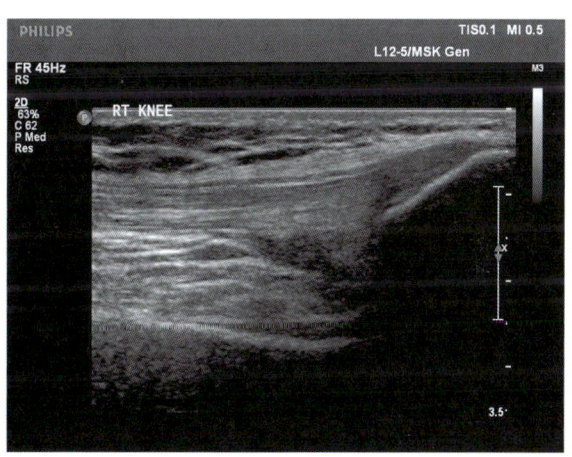

2 髌腱

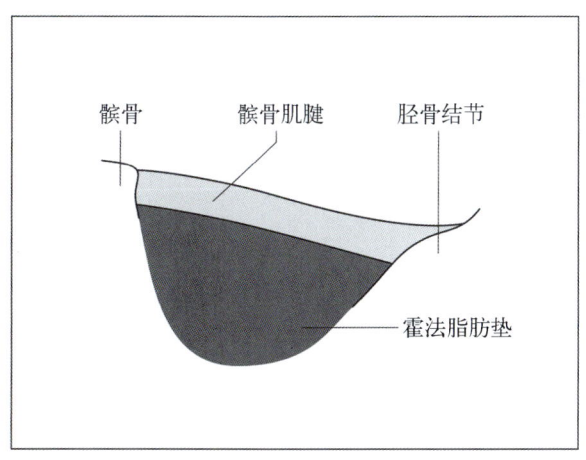
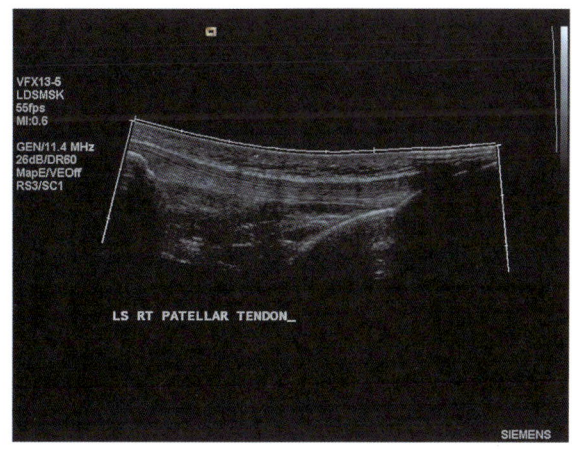

膝关节病理学

1 股四头肌肌腱断裂

大多数撕裂发生在髌骨附着处或附近，临床上可在髌骨上方触诊到间隙。膝关节主动伸展功能丧失是临床最一致的发现。病因学包括创伤或继发性疾病，如红斑狼疮，类风湿关节炎，糖尿病。大多数撕裂是不完全性的。

超声特征
- 肌腱的完整性部分或完全丧失
- 撕裂部位因肌腱收缩而产生的间隙可见于完全撕裂
- 在急性病例中，可在撕裂处看到血肿和水肿的变化

2 髌腱疾病

髌骨肌腱病是由于长期过度使用，主要发生在参与跳跃运动的运动员，如篮球，排球和短跑，因此替代名称"跳高者的膝盖"。患者通常表现为前膝关节疼痛。

超声特征
- 失去正常的纤维样结构，伴有回声差的改变和近端中央髌腱靠近其起始部位的肌腱增厚
- 彩色多普勒显示新生血管形成

3 贝克(pop)囊肿

起源于充满液体的滑膜内衬从后内侧膝关节外凸，特征性地起源于腓肠肌内侧头和半膜肌肌腱之间。通常在横向平面上具有典型的"对话气泡"结构。这些通常是无症状的，但在增大时可能比较明显。

15 肌肉骨骼系统

图像解析　　　　　　　　　　　　**超声图像**

1

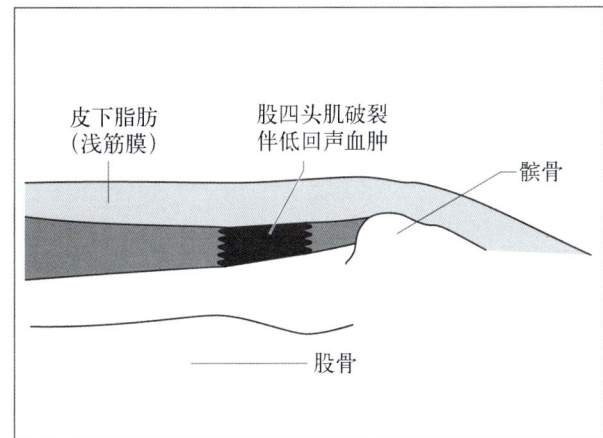

皮下脂肪（浅筋膜）
股四头肌破裂伴低回声血肿
髌骨
股骨

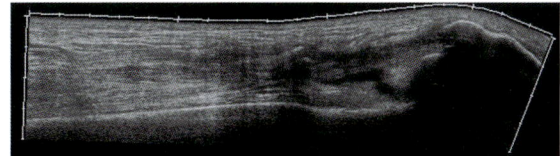

2

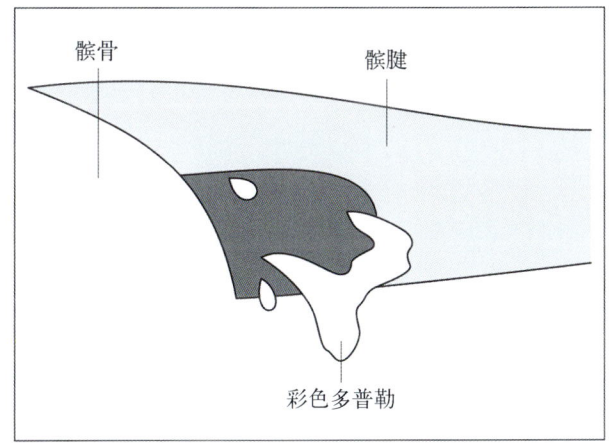

髌骨
髌腱
彩色多普勒

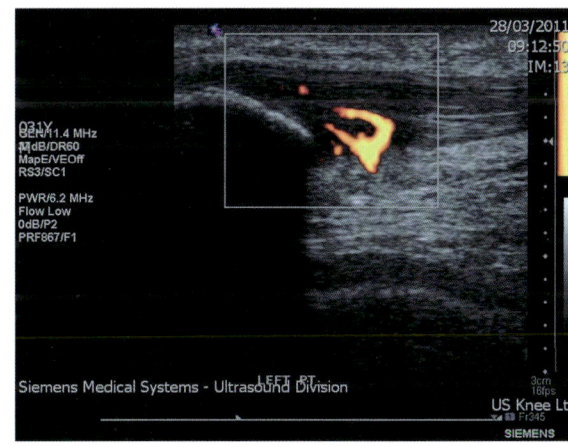

3

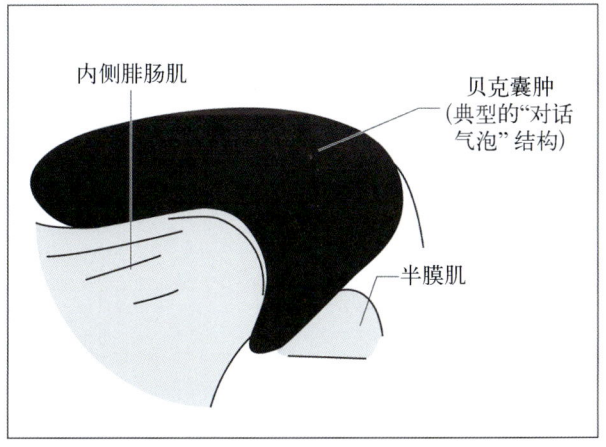

内侧腓肠肌
贝克囊肿（典型的"对话气泡"结构）
半膜肌

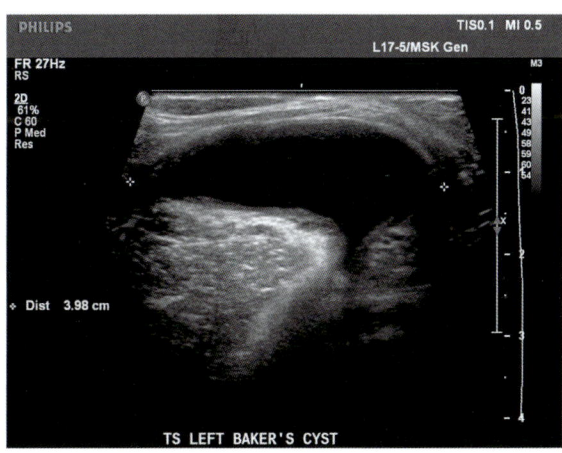

超声扫描

● 脚踝和足

跟腱

- 患者体位：容易发生。
- 准备：无。
- 探头：高频（6~17 MHz）线阵探头。
- 机器：从肌肉骨骼设置中选择。
- 方法：检查时患者俯卧，足悬吊于检查台外。

探头位置

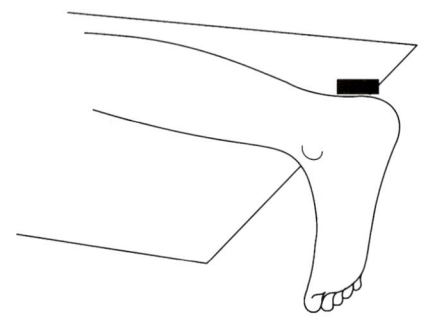

操作说明

- 探头放置在矢状和轴向平面的后中线远端腿部，检查从跟骨上肌腱的肌腱连接处插入。
- 检查肌腱的纤维形态、厚度和完整性。
- 在横向扫描的同时测量前后平面中的肌腱尺寸。正常肌腱厚度为 5~6 mm。

病理学

● 1 跟腱病

跟腱病是足跟部疼痛的常见原因，并且在大多数情况下与过度运动（例如跑步）有关。肌腱病可能是弥漫性或局灶性的并可能与撕裂有关。比较常见的受到影响的是肌腱的近端2/3。

超声特征

- 肌腱弥漫性或局灶性肿胀（总肌腱厚度＞6 mm）伴低回声表现
- 在肌腱腱内可看到代表严重肌腱变性或部分撕裂的无回声区域
- 彩色多普勒检查中可以看到新生血管

图像解析

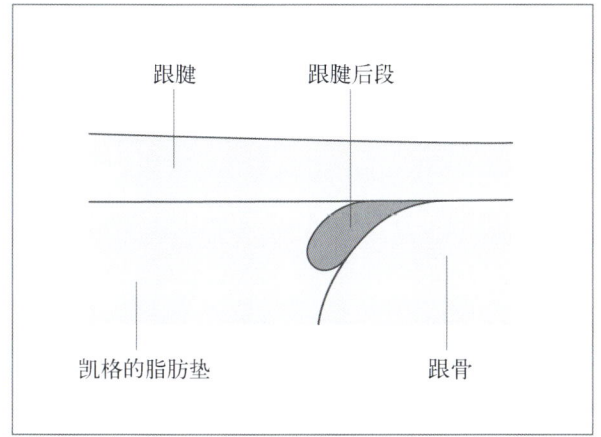

超声图像

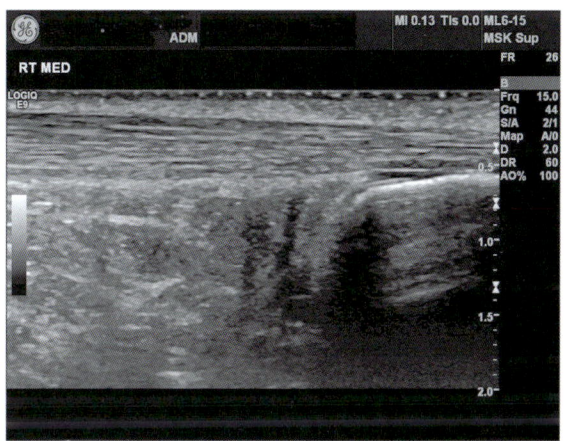

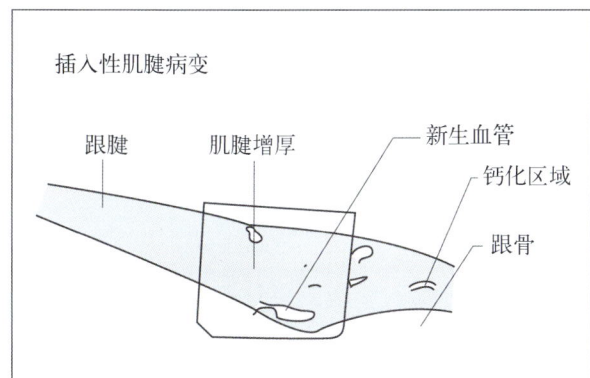

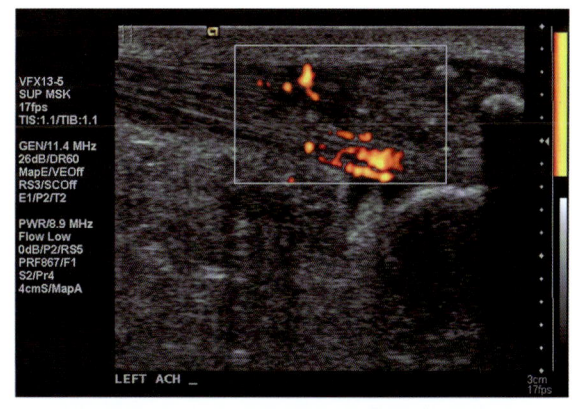

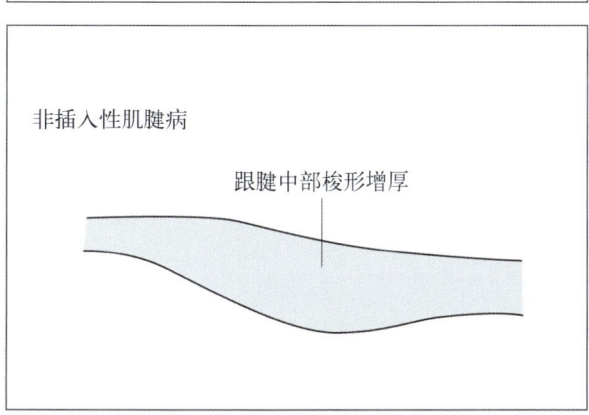

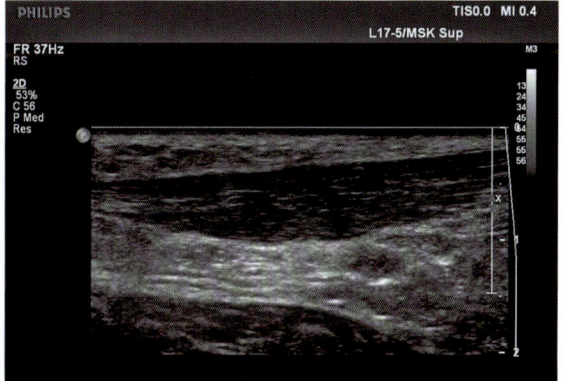

2 跟腱断裂

通常发生在30~50岁，以男性多见。主要来自急性创伤，常见的原因是像羽毛球等球拍运动。既往的肌腱病变易导致肌腱断裂。破裂的位置可能是跟骨近端2~6 cm的中部区域（最常见），在肌腱连接处或其附着的撕脱处（最不常见）。撕裂可能是部分或完全的，重要的是要在报告中说明这一点。

超声特征

- 全层撕裂：
  — 在急性病例中，肌腱完全断裂或缺损处常充满液体或血肿伴低回声
  — 应尽可能进行动态检查足底和足背屈，检查撕裂部位是否有增大的间隙（这有助于区分高级别部分撕裂和完全撕裂）
  — 其他症状包括足底肌腱的可视化增强，以及来自撕裂端的后声学阴影
- 部分撕裂：
  — 撕裂在肌腱的厚度上不完全延伸
  — 如上所述的动态检查可以帮助区分高级部分和完全撕裂

软组织肿块

肌肉骨骼系统的软组织肿块非常常见。绝大多数为良性，良恶性病变比例为1∶100。近期/相对快速增加病灶大小的临床病史、疼痛的存在和潜在的恶性肿瘤病史应引起对肉瘤的怀疑。临床医生想了解的是：① 是否有病变？② 病灶在哪里？③ 病变是什么？

高分辨率超声和多普勒检查成本低，应用广泛且无创；它形成了对大多数软组织肿块的首选检查，并且能够提供所需的信息，特别是对于表面定位的肿块。它还有助于区分假性肿瘤（如血肿，囊肿，脓肿）和真正的病变。如果无法提供特定诊断并且存在临床问题，可以超声引导下经皮活检。

根据其产生的结缔组织软组织肿瘤可大致分类：脂质、纤维、神经、血管、滑膜和肌肉。

良性软组织肿瘤具有更典型的特征，可进行特定的诊断。然而，大多数肉瘤外观相似，通常具有不均匀低回声纹理，位置较深，坏死区域具有内部血管的扩张。

图像解析

超声图像

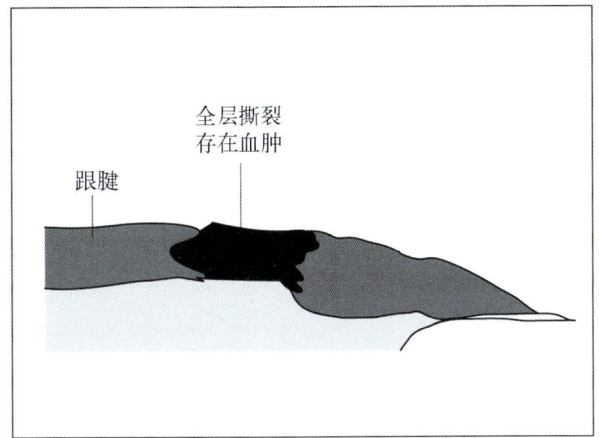

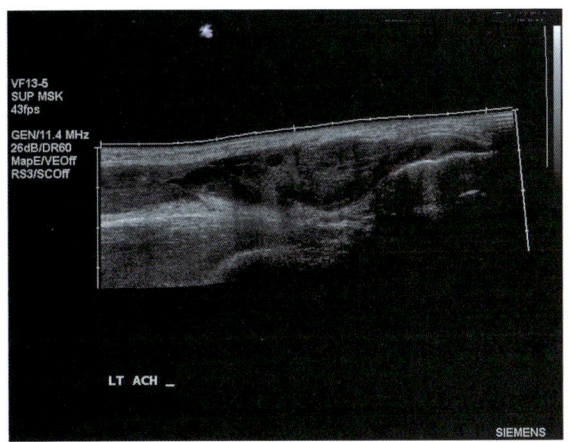

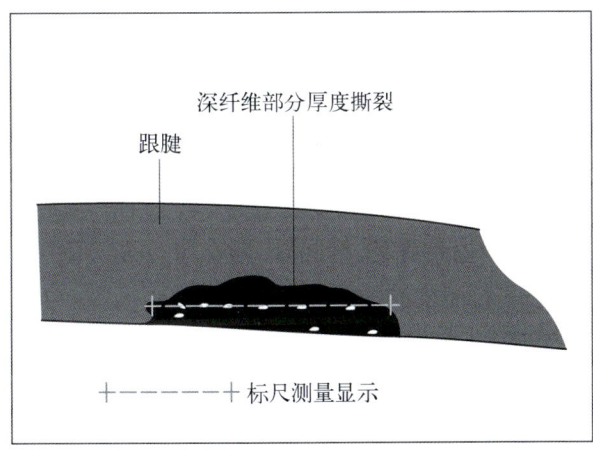

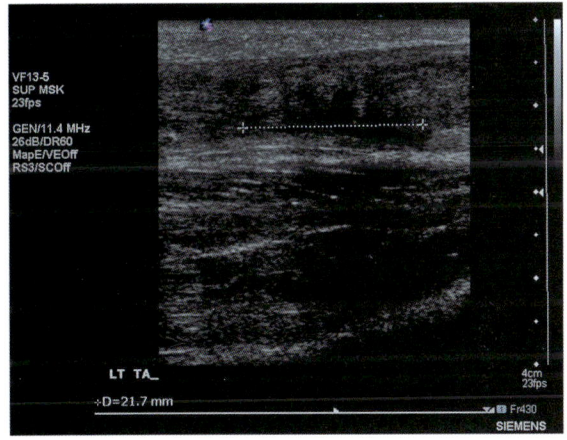

超声扫描

- **患者体位**：取决于软组织中肿物的位置。
- **准备**：无。
- **探头**：高频（6~17 MHz）线阵探头。
- **机器**：从骨骼肌肉设置中选择。
- **方法**：目的是充分显现出肿块的解剖位置、回声、三个平面的大小、多普勒上的任何血流、与神经血管束等重要结构的关系，并尝试给出明确或鉴别诊断。如果病变较大或较长，扩展的视野有助于评估。

常见良性软组织肿瘤的病理学研究

1 脂肪瘤

脂肪瘤

为最常见的软组织肿瘤，几乎可发生在身体的任何部位。5%~15%的患者可患有多种脂肪瘤。一些非囊性脂肪瘤（无包膜）可以具有（＜2 mm）的薄的隔膜。

超声特征

- 典型的皮下脂肪瘤是一种边界清楚、椭圆形、具有均匀的高回声的可压缩的病变，并含有平行于皮肤的线性反射条纹。
- 可能是浅表（皮下）或深部（筋膜下，肌间室）。

注意：有时仅凭影像学可能无法区分良性脂肪瘤和高分化脂肪肉瘤。目前的指南建议，任何超过＞5 cm且位置较深的脂肪瘤病变都应向肉瘤专家咨询。

2 血管瘤

血管瘤和血管畸形

这些常见病变，可能位于皮肤，皮下或肌肉。

超声特征

- 血管畸形在血管瘤中相对较多，由迂曲的血管和之间的腔隙组成，其间间质很少。

15 肌肉骨骼系统　263

图像解析　　　　　　　　　　　超声图像

1 脂肪瘤

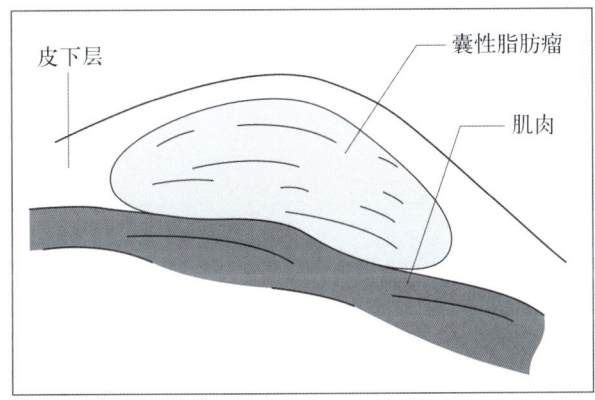

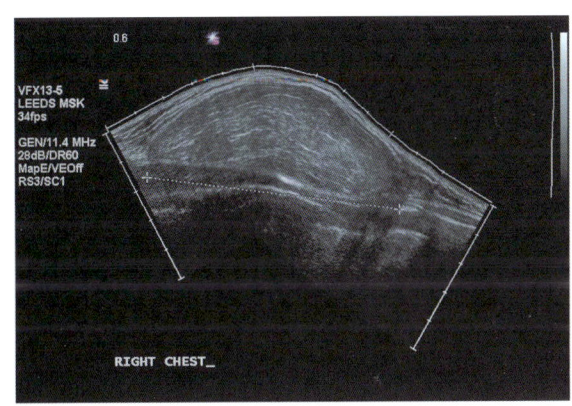

2 血管瘤

(a)

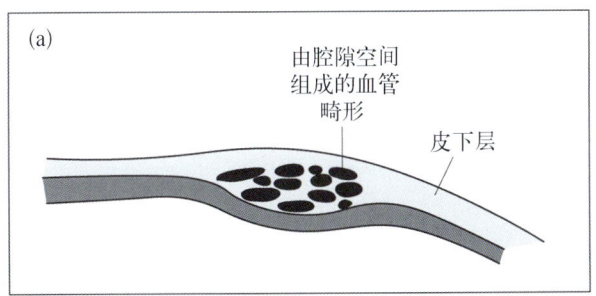

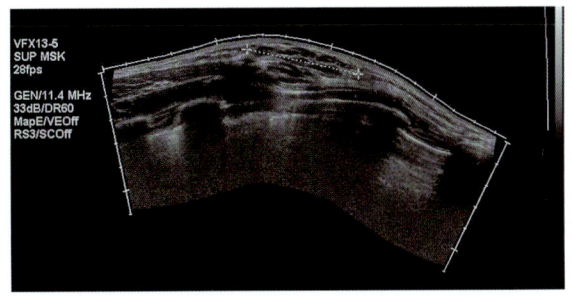

(b)

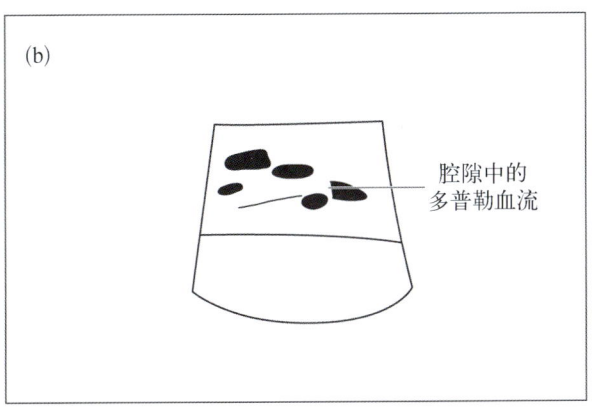

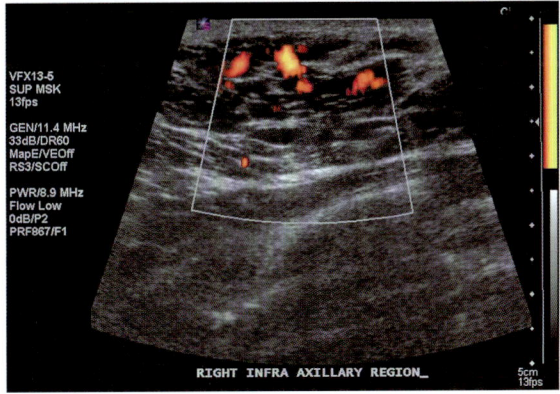

3 神经肿瘤

神经纤维瘤和神经鞘瘤

通常临床特征会提示诊断，如神经纤维瘤病病史或与病变相关的剧烈放射性疼痛。

超声特征

- 轮廓清晰并且有时可以从神经中看到病变
- 通常神经纤维瘤位于神经中央，神经鞘瘤位于神经里，但并不是所有的都是如此
- 彩色多普勒可见血流存在

4 纤维性肿瘤

纤维瘤病可以是浅表的，也可以是深的。浅表性纤维瘤病可以出现在手掌或足底。在手掌中它的其中一个临床诊断是导致杜普泰伦挛缩。

足底纤维瘤病

超声特征

- 与足底筋膜相关的低回声、清晰可见的病变
- 较大的病变可能是异质性的
- 有时在彩色多普勒中可见血流

硬纤维瘤

发生在腹壁的深部纤维瘤病称为硬纤维瘤，如图所示：

图像解析　　　　　　　　　　超声图像

3

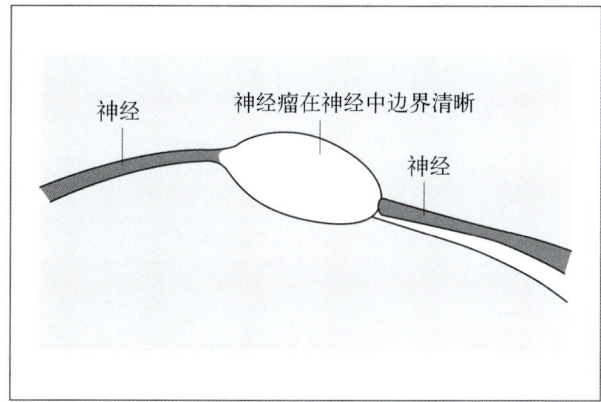
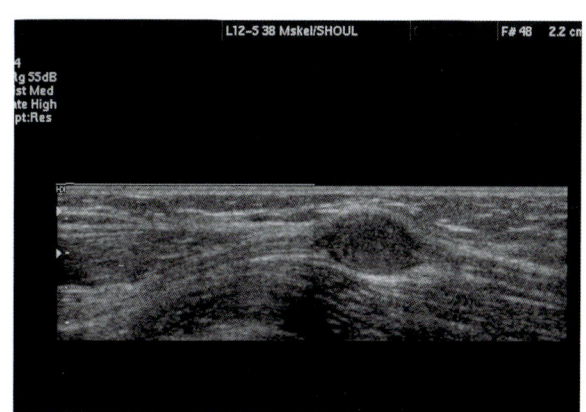

4

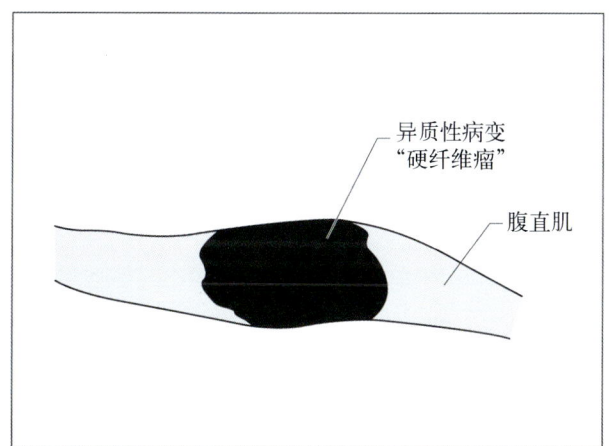
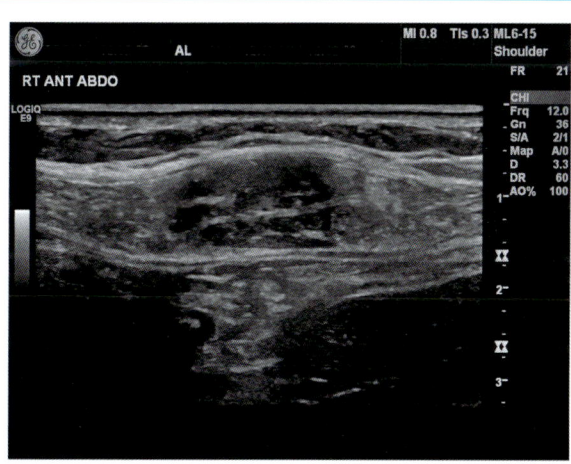

恶性软组织肿瘤

在影像上很难鉴别肉瘤的分型,例如脂肪肉瘤,恶性外周神经鞘瘤(MPNST),纤维肉瘤,平滑肌肉瘤或血管肉瘤。然而,肉瘤有以下共同的特征:
- 主要表现为低回声,有时是异质性
- 位置较深
- 彩色多普勒可见血流存在
- 坏死区域
- 侵犯邻近组织

瘤样病变

● 1 血肿

超声特征
- 多种类型超声改变,从由血凝块组成的高回声肿物到无回声的异常液化肿物

● 2 脓肿

超声特征
- 囊性包裹的无回声脓性液体

图像解析

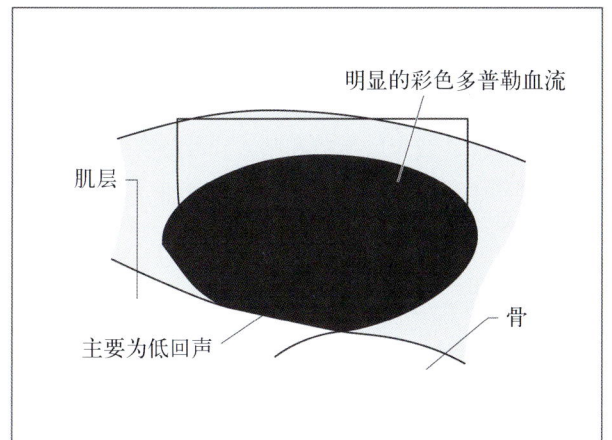

超声图像

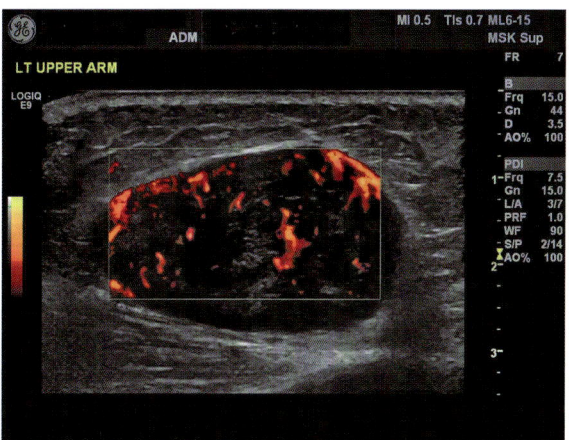

1

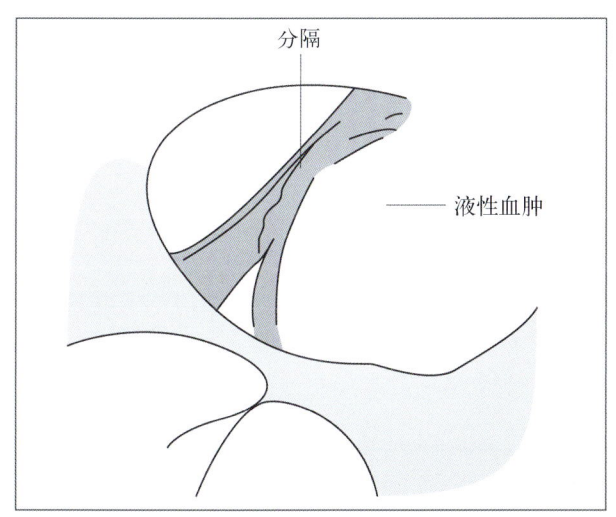

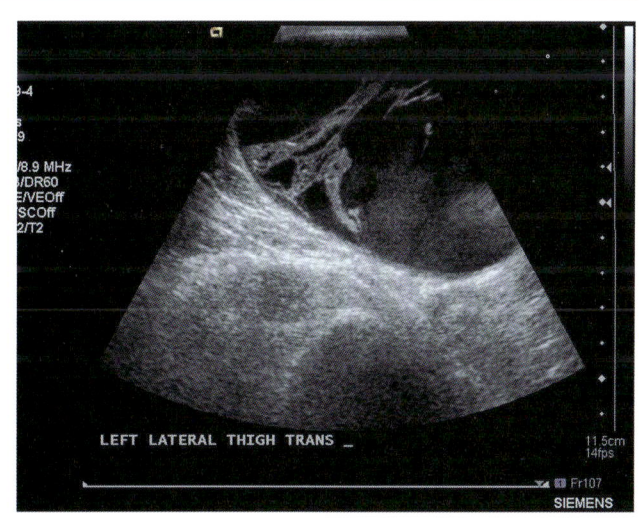

2

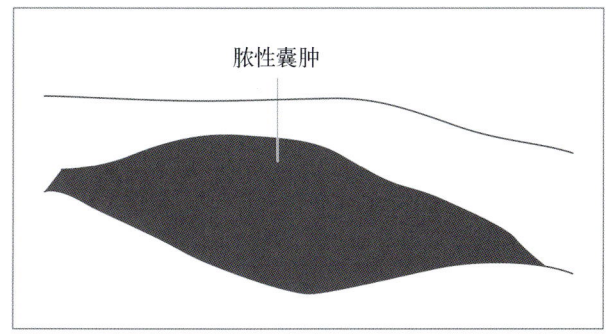

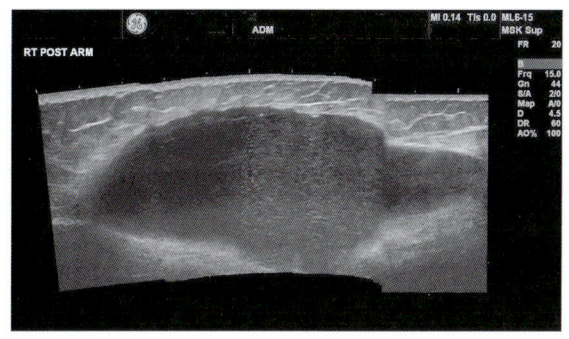

3 皮脂腺囊肿

超声特征
- 边界清晰的病灶其内部回声是因为角蛋白和脂质碎片的存在而形成
- 通常发生在皮肤的位置并且在彩色多普勒检查中无血管分布

4 神经节囊肿

由关节和肌腱病引起的囊性病变，内为凝胶状物质，在影像上并不总是可以证明它们来自肌腱或关节。

超声特征
- 边界清晰的囊性病变可能是多囊性的
- 靠近关节和肌腱

图像解析　　　　　　　　　　　　　　超声图像

3

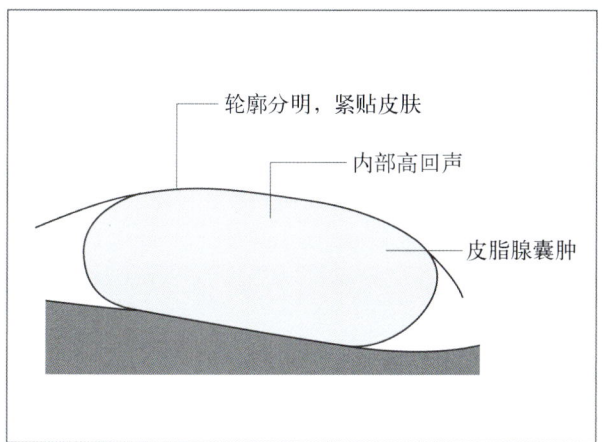
- 轮廓分明，紧贴皮肤
- 内部高回声
- 皮脂腺囊肿

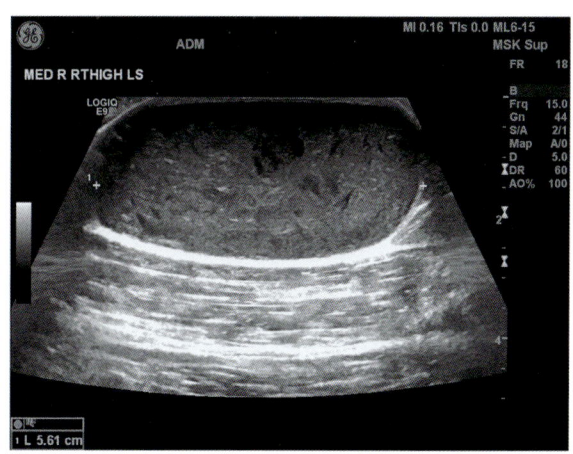

4

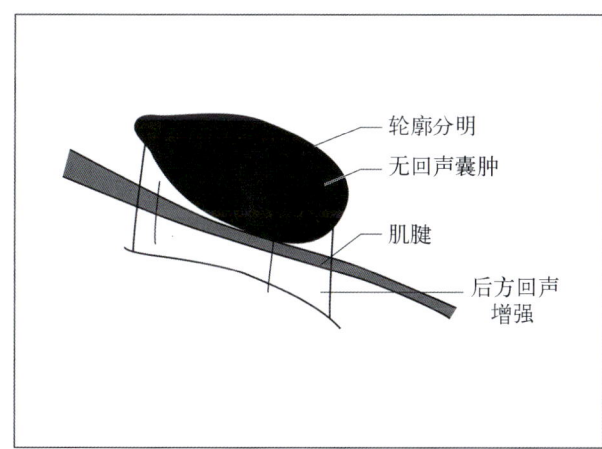
- 轮廓分明
- 无回声囊肿
- 肌腱
- 后方回声增强

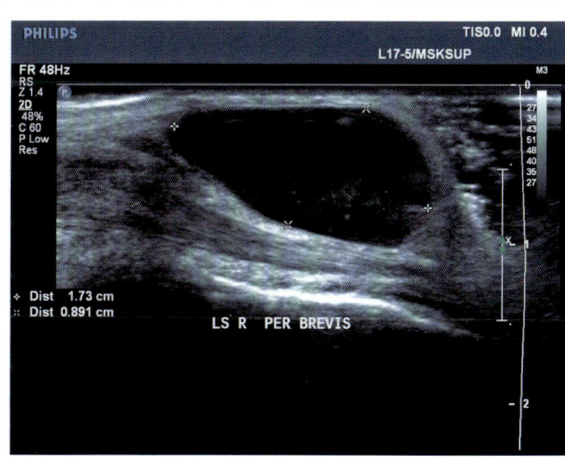

索引

B

布加综合征 96, 97

C

肠气 2
超声检查仪器 3
成人多囊肾病 64, 65
重复肾 62, 63

D

单驼峰 62, 63
胆道梗阻 40, 41
胆道积气 42, 43
胆结石 38, 39, 42
胆囊癌 42, 43
胆囊息肉 40, 41
胆囊腺肌瘤病 42, 43
胆囊炎 38, 39
胆汁淤积 39
胆总管测量 16
顶臀径 180, 181
动脉粥样硬化 12, 70, 84, 144, 271
动脉粥样硬化斑块 84
多囊卵巢综合征 162, 164
多胎妊娠 182

E

恶性特征 1

F

法氏囊病 244, 245
副脾 46, 47

腹部器官超声 10
腹膜间隙 9

G

肝大 28, 29
肝动脉狭窄 104, 105
肝动脉血栓形成 104
肝囊肿 34, 35
肝脓肿 36, 37
肝细胞癌 34, 35
肝血管瘤 36, 37
肝硬化 32, 33
肝脏分段 11
肝脂肪变性 28
肝转移癌 30, 31
隔声窗口 1, 2
跟腱 258, 259, 260, 261, 271
宫内避孕器 170, 171
估算孕龄 178
关节病理 246

J

肩关节积液 248
肩周炎 248
精索静脉曲张 110, 111, 114, 115
局灶性脂肪缺失 30, 31

K

髋关节病理学 252

L

里德耳叶 28, 29

良性特征 1
淋巴瘤 46, 47
卵巢囊肿 166, 167

M
马蹄肾 62, 63
门静脉高压症 94, 95
门静脉血栓形成 94, 95

N
纳氏囊肿 164, 165
囊性病变 1

P
膀胱壁增厚 74, 75
胚胎死亡 186, 187
皮脂腺囊肿 268
脾肿大 46, 47

Q
桥本甲状腺炎 194, 195
鞘膜积液 114, 115

S
三相肝静脉波形 96, 97
扫描方案 26, 27
肾动脉狭窄 56
肾梗死 72, 73
肾结石 64, 65
肾衰竭 70, 71

肾细胞癌 68, 69
肾盂积水 66
肾盂肾炎 72, 73
时间增益控制 3
时间增益控制线调整 55
输尿管膨出 74, 75

T
胎儿心脏搏动 176

X
膝关节病理学 256
心包积液 206, 207
血管肌脂肪瘤 68, 69
血流方向 5, 6

Y
叶间动脉频谱 56, 58
胰腺癌 44, 45
胰腺炎 44, 45
与工作相关的上肢疾病 1, 2
与工作相关的上肢疾病障碍 2
预防重复性劳损 1, 2

Z
早孕异常 182
正常子宫测量值 151
脂肪肝 28, 29
子宫肌瘤 164, 165
子宫内膜增厚 168